中药现代化研究系列

复方血栓通胶囊作用机制的创新研究

苏薇薇 刘宏 龙超峰 姚宏亮 著

中山大学出版社
·广州·

版权所有　翻印必究

图书在版编目（CIP）数据

复方血栓通胶囊作用机制的创新研究/苏薇薇，刘宏，龙超峰，姚宏亮著.—广州：中山大学出版社，2021.6

（中药现代化研究系列）

ISBN 978-7-306-07228-3

Ⅰ.①复…　Ⅱ.①苏…②刘…③龙…④姚…　Ⅲ.①复方（中药）—活血祛瘀药—胶囊剂—研究　Ⅳ.①R283.6

中国版本图书馆 CIP 数据核字（2021）第 095025 号

出 版 人：	王天琪
策划编辑：	曾育林
责任编辑：	曾育林
封面设计：	刘 犇
责任校对：	梁嘉璐
责任技编：	何雅涛
出版发行：	中山大学出版社
电　　话：	编辑部 020-84113349，84110776，84111997，84110779，84110283
	发行部 020-84111998，84111981，84111160
地　　址：	广州市新港西路 135 号
邮　　编：	510275　传　真：020-84036565
网　　址：	http://www.zsup.com.cn　E-mail：zdcbs@mail.sysu.edu.cn
印 刷 者：	广州市友盛彩印有限公司
规　　格：	787 mm×1092 mm　1/16　12.625 印张　355 千字
版次印次：	2021 年 6 月第 1 版　2021 年 6 月第 1 次印刷
定　　价：	58.00 元

如发现本书因印装质量影响阅读，请与出版社发行部联系调换

内 容 提 要

本书呈现在大家面前的,是中山大学苏薇薇教授团队的原创性研究成果。本书开展复方血栓通胶囊作用机制的创新研究,包括:①复方血栓通胶囊网络药理学生物靶标筛选及心血管保护作用验证;②复方血栓通胶囊心血管保护作用与肠道微生态相关性分析。通过上述研究,实现了复方血栓通胶囊科学内涵的系统解析,弄清了其成分、药效、靶标、机制、相互作用等关键科学问题,提升了产品的科技含量;也为其他中药的研究提供了示范。

本研究获得广东省名优中成药二次开发项目(2017 – No. 19)、广东省科技计划项目(2019A141401009)的资助。

《复方血栓通胶囊作用机制的创新研究》著者

苏薇薇　刘　宏　龙超峰　姚宏亮

目 录

第一章 引言 ··· 1

第二章 复方血栓通胶囊生物靶标筛选及其心血管保护作用药效验证 ············· 5
 第一节 复方血栓通胶囊心血管疾病相关生物靶标的筛选 ··················· 7
 第二节 复方血栓通胶囊发挥心血管保护作用的药效验证 ··················· 18
 第三节 本章小结 ··· 40

第三章 复方血栓通胶囊心血管保护作用与肠道微生态相关性分析 ·············· 43
 第一节 复方血栓通胶囊对肠道微生态的关键作用及机制 ··················· 45
 第二节 复方血栓通胶囊化学成分、药效与肠道微生态的关联分析 ········ 92
 第三节 本章小结 ·· 101

第四章 全书总结 ·· 103

参考文献 ··· 108

附录 ··· 111

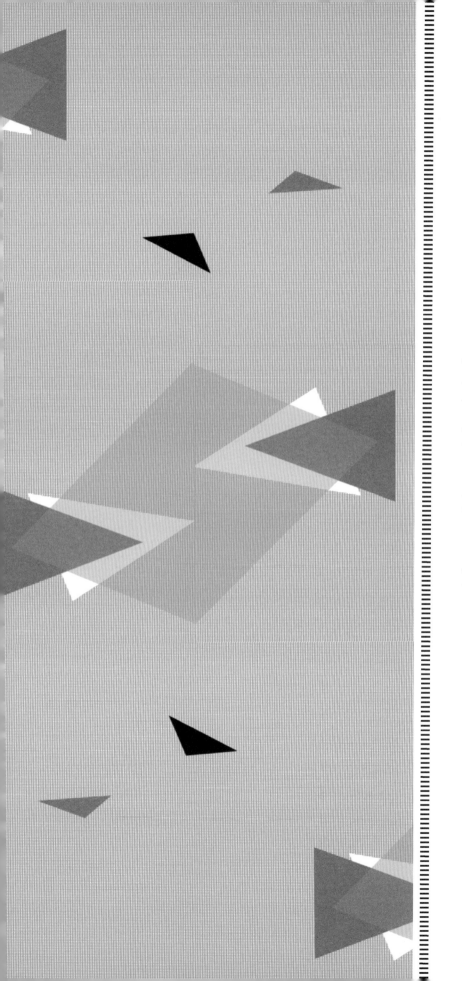

第一章 引言

一、复方血栓通胶囊的研究现状

中药大品种复方血栓通胶囊系国内独家生产的纯中药制剂，于 1996 年批准上市，现已成长为国内眼底病变、心血管疾病用药的一线品牌；具有活血化瘀、益气养阴的功效，用于血瘀兼气阴两虚证的视网膜静脉阻塞，以及血瘀兼气阴两虚的稳定性劳累型心绞痛。长期、大量的临床应用证实，复方血栓通胶囊的临床特点为对眼底及心血管疾病疗效显著。

复方血栓通胶囊由三七、丹参、黄芪、玄参四味药材组成，其组方具有鲜明的中医南派的用药特色：方中重用三七活血化瘀，以祛除血瘀诸病证，为方中君药。历代医家均谓三七为化瘀、止血、定痛之要药，如《医学衷中参西录》谓"三七……善化瘀血，又善止血妄行，为吐衄要药；病愈后不致瘀血留于经络……化瘀血而不伤新血，尤为理血妙品"。丹参为活血化瘀之要药，广泛用于多种瘀血证。《本草纲目》谓其"能破宿血，补新血"。说明本品化瘀血而不伤新血，在方中助君药以加强活血化瘀之功，是为臣药。黄芪补气健脾，以治气虚不运。历代医家亦十分称赞黄芪补气之作用，如《本草纲目》谓"黄芪入肺补气，入表实卫，为补气诸药之最，是以有耆之称"。气旺可以生血，气旺亦有助于血行，故为方中佐药。玄参滋养肝肾之阴，合丹参并有清热凉血作用，以治肝肾阴虚或兼有热象者。《本草纲目》谓玄参有"滋阴降火"之效，《本草正义》又谓玄参"禀至阴之性，专主热病，味苦则清降下行，故能治脏腑结杂证，味又辛而微咸，故直走血气而通血瘀"。《医学衷中参西录》并谓"玄参能明目，诚以肝开窍于目，玄参益水以滋肝木，故能明目"。古方已有用玄参治疗肾虚而生热、视物不明者。是故玄参之用，亦取其兼有养肝明目之效为使药。诸药合用，共奏"活血化瘀，益气养阴"之功，使血瘀得化，气阴虚得补，内热得清，则诸证自愈。

近年来，本团队对复方血栓通胶囊进行了系统研究[1-13]，概括如下：①采用国际先进的 UFLC-Q-TOF-MS/MS 技术，实现了复方血栓通胶囊化学成分的在线分离、鉴定，确证和指认了复方血栓通胶囊的全化学成分，阐明了其化学物质基础。②采用指纹谱效学技术，阐明了复方血栓通胶囊核心有效成分群；构建了复方血栓通胶囊生物活性指纹图谱，已被列入《中国药典》2015 年版一部。③基于差异组分药理权重，科学解析了复方血栓通胶囊的组方配伍规律，揭示了各味药材的贡献、主次及交互关系，尤其找出了方中黄芪、玄参在免疫调节、氧化应激、炎症抑制方面的药效贡献，明确了处方的合理性，突出了岭南中医用药的特色。④利用目前国际上神经科学研究领域中最前沿的技术——双光子活体成像，在体实时监测复方血栓通胶囊给药前后小鼠脑部微血管闭塞-溶栓动态过程；考察复方血栓通胶囊对脑部定点微血管梗塞后侧支循环的保护作用。上述研究提升了复方血栓通胶囊的科技含量，为其临床应用提供了技术支撑。

二、本书的主要研究内容

我们必须清醒地认识到：到目前为止，复方血栓通胶囊的作用机制研究尚有待进一步挖掘。复方血栓通胶囊作为口服的纯中药复方制剂，很多物质不能吸收入血，这部分物质是否对疗效有贡献？如何影响疗效发挥？肠道微生态扮演了怎样的角色？上述内容目前尚未见文献报道，值得深入研究。针对这一问题，本书主要从如下两方面开展研究：①复方血栓通胶囊网络药理学生物靶标筛选及心血管保护作用验证；②复方血栓通胶囊心血管保护作用与肠道微生态相关性分析。最终实现复方血栓通胶囊科学内涵的系统解析，弄清其成分、药效、靶标、机制、相互作用等关键科学问题，提升该产品的科技含量。

整个研究的技术路线见图1-1。

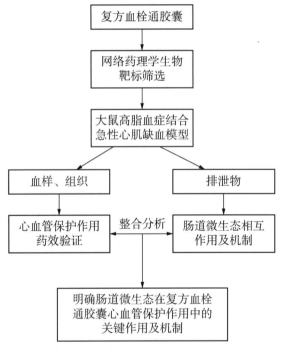

图1-1 本书技术路线

第二章 复方血栓通胶囊生物靶标筛选及其心血管保护作用药效验证

第一节　复方血栓通胶囊心血管疾病相关生物靶标的筛选

【方法】

(一) 化学成分数据库的建立

复方血栓通胶囊化学成分数据库见表 2-1。在此基础上,通过 Chemical Book、NCBI PubChem Database 获得 80 个化合物的分子结构,将其存储为 mol 格式,作为分子对接配体。

(二) 心血管疾病靶点数据库的建立

基于 DrugBank、PharmGkb、MetaCore、Ingenuity Pathway Analysis、Therapeutic Targets Database、Potential Drug Target Database 等药物靶点和通路数据库,筛选心血管疾病相关蛋白靶点,并按照调控通路进行分类。从 RCSB Protein Data Bank 中下载已筛选靶点的 X 射线晶体结构(人源),并以蛋白质-配体复合物的晶体结构为中心,输入至 Sybyl-X 进行晶体结构的前处理,包括去除候选蛋白质靶点的共结晶配体和水分子,添加晶体结构的氢键并使末端残基保持原有的电荷态（NH_4^+、COO^-）,构建心血管疾病相关的蛋白质靶点数据库,作为模拟分子对接的受体。前期研究中[4],本团队已完成了心血管疾病靶点数据库的构建,共筛选了 115 个候选蛋白质靶点,总计 1048 个蛋白质三维结构(仅限人源的野生型蛋白质),具体如下:ACE、ACE2、ACES、ADRB2、AGT、AGTR1、AKR1C1、ANGPT2、ANPEP、ANXA1、ANXA2、CA1、CA2、CAN、CAPON、CDK、CHRM2、CKB、CLEC3B、DNMT1、DPP4、EGFR、F10、F11、F12、F13、F2、F2R、F3、F5、F7、F8、F9、FAP、FGA、FGF1、FGF2、FGF4、FLNA、FOLH1、GABRA1、GCR、GP6、GRIN3A、GSK3、HDAC2、HIF1A、HMGCR、HMOX1、HRH1、ITA2、ITB2、JUN、KCND2、KCND3、KCNH2、KCNK1、KCNK4、KCNK9、KPCE、LYAM2、LYAM3、MAOA、MAOB、MK10、MK14、MMP2、MMP9、MP2K、NFKB1、NOS2、NPR1、NT5、PA24A、PAF、PAH、PDE10A、PDE1C、PDE4A、PDE4B、PDE4C、PDE4D、PDE5A、PGH1、PGH2、PLAU、PLAUR、PLG、PPARA、PPARD、PPARG、PROC、PROC1、PROS1、PRSS、PTEN、PTGIS、PTGS、REN、SCN10A、SERPINA5、SERPINB2、SERPINC1、SERPIND1、SERPINE1、ST14、TGFB1、THBD、THRA、THRB、TNNC1、TPA、TPO、VCAM1、VWF。

表 2-1 复方血栓通胶囊化学成分及其药材归属[14]

序号	分子式	加合离子正模式	加合离子负模式	化合物	疏水参数 XLogP3-AA	药材归属
X1	$C_6H_{14}N_4O_2$	$[M+H]^+$	$[M-H]^-$	精氨酸	-4.2	黄芪,三七
X2	$C_5H_{13}NO$	$[M+H]^+$	$[M-H]^-$	胆碱	-5.1	丹参,黄芪,三七,玄参
X3	$C_5H_8N_2O_5$	$[M+H]^+$	$[M-H]^-$	三七素	-4.1	三七
X4	$C_5H_7NO_3$	$[M+H]^+$	$[M-H]^-$	焦谷氨酸	-0.8	丹参,玄参
X5	$C_9H_{10}O_5$	$[M+H]^+$	$[M-H]^-$	丹参素	2.2	丹参
X6	$C_{11}H_{12}N_2O_2$	$[M+H]^+$	$[M-H]^-$	色氨酸	-1.1	黄芪,三七
X7	$C_7H_6O_3$	$[M+H]^+$	$[M-H]^-$	原儿茶醛	1.6	丹参
X8	$C_9H_8O_4$	$[M+H]^+$	$[M-H]^-$	咖啡酸	1.2	丹参
X9	$C_{42}H_{72}O_{15}$	$[M+Na]^+$	$[M+COOH]^-$	Saponin 3^a	1.2	三七
X10	$C_9H_8O_3$	$[M+H]^+$	$[M-H]^-$	对香豆酸	1.5	玄参
X11	$C_{22}H_{22}O_{10}$	$[M+H]^+$	$[M-H]^-$	毛蕊异黄酮-7-O-β-D-葡萄糖苷	0.6	黄芪
X12	$C_{29}H_{36}O_{15}$	$[M+H]^+$	$[M-H]^-$	毛蕊花苷	-0.5	玄参
X13	$C_{27}H_{22}O_{12}$	$[M+H]^+$	$[M-H]^-$	紫草酸	2.8	丹参
X14	$C_{20}H_{18}O_{10}$	$[M+H]^+$	$[M-H]^-$	丹酚酸 D	1.8	丹参
X15	$C_{17}H_{20}O_8$	$[M+H]^+$	$[M-H]^-$	3-乙酰基-2-对羟基肉桂酰基-α-鼠李糖	1.1	玄参
X16	$C_{18}H_{14}O_8$	$[M+H]^+$	$[M-H]^-$	原紫草酸	1.6	丹参
X17	$C_{18}H_{16}O_8$	$[M+H]^+$	$[M-H]^-$	迷迭香酸	2.4	丹参
X18	$C_{26}H_{22}O_{10}$	$[M+H]^+$	$[M-H]^-$	丹酚酸 A	3.9	丹参

续上表

序号	分子式	加合离子正模式	加合离子负模式	化合物	疏水参数 XLogP3-AA	药材归属
X19	$C_{22}H_{22}O_9$	$[M+H]^+$	$[M-H]^-$	芒柄花苷	1	黄芪
X20	$C_{36}H_{48}O_{19}$	$[M+Na]^+$	$[M+COOH]^-$	安格洛苷 C	-1.4	玄参
X21	$C_{50}H_{80}O_{19}$	$[M+H]^+$	$[M-H]^-$	Trojanoside J	1.4	三七
X22	$C_{36}H_{48}O_{19}$	$[M+Na]^+$	$[M+COOH]^-$	3,4-二甲基安格洛苷 A	2.1	玄参
X23	$C_{47}H_{80}O_{18}$	$[M+Na]^+$	$[M+COOH]^-$	三七皂苷 R_1	1.1	三七
X24	$C_{36}H_{30}O_{16}$	$[M+H]^+$	$[M-H]^-$	丹酚酸 B	4	丹参
X25	$C_{23}H_{26}O_{10}$	$[M+Na]^+$	$[M+COOH]^-$	9,10-二甲氧基紫檀烷-3-O-β-D-葡萄糖苷	0.8	黄芪
X26	$C_{16}H_{12}O_5$	$[M+H]^+$	$[M-H]^-$	毛蕊异黄酮	2.4	黄芪
X27	$C_{32}H_{50}O_7$	$[M+H]^+$	$[M-H]^-$	Picracin	4.2	三七
X28	$C_{42}H_{72}O_{14}$	$[M+Na]^+$	$[M+COOH]^-$	人参皂苷 Rg_1	2.7	三七
X29	$C_{48}H_{82}O_{18}$	$[M+H]^+$	$[M-H]^-$	人参皂苷 Re	1.6	三七
X30	$C_{30}H_{50}O_3$	$[M+H]^+$	$[M-H]^-$	大豆甾醇 B	9.3	三七
X31	$C_{36}H_{30}O_{16}$	$[M+H]^+$	$[M-H]^-$	丹酚酸 E	4.4	丹参
X32	$C_{28}H_{24}O_{12}$	$[M+H]^+$	$[M-H]^-$	丹酚酸甲酯	4	丹参
X33	$C_{24}H_{30}O_{11}$	$[M+H]^+$	$[M+COOH]^-$	哈巴俄苷	-0.6	玄参
X34	$C_{25}H_{32}O_{13}$	$[M+H]^+$	$[M-H]^-$	阿魏酰基哈帕苷	-0.3	玄参
X35	$C_{26}H_{20}O_{10}$	$[M+H]^+$	$[M-H]^-$	丹酚酸 C	4.1	丹参
X36	$C_{29}H_{26}O_{12}$	$[M+H]^+$	$[M-H]^-$	紫草酸乙酯	4.8	丹参
X37	$C_{47}H_{80}O_{17}$	$[M+Na]^+$	$[M+COOH]^-$	Saponin 2^b	-5.6	三七

续上表

序号	分子式	加合离子正模式	加合离子负模式	化合物	疏水参数 XLogP3-AA	药材归属
X38	$C_{24}H_{24}O_{10}$	$[M+H]^+$	$[M-H]^-$	6′-O-乙酰芒柄花苷	1	黄芪
X39	$C_{19}H_{20}O_4$	$[M+H]^+$	$[M-H]^-$	丹参酚醌 II	4.6	丹参
X40	$C_{16}H_{12}O_4$	$[M+H]^+$	$[M-H]^-$	芒柄花素	2.8	黄芪
X41	$C_{42}H_{72}O_{14}$	$[M+Na]^+$	$[M+COOH]^-$	人参皂苷 Rf	2.7	三七
X42	$C_{59}H_{100}O_{27}$	$[M+Na]^+$	$[M+COOH]^-$	三七皂苷 R_4	-1.8	三七
X43	$C_{42}H_{72}O_{13}$	$[M+Na]^+$	$[M+COOH]^-$	人参皂苷 Rg_2	3.2	三七
X44	$C_{36}H_{62}O_9$	$[M+Na]^+$	$[M+COOH]^-$	三七皂苷 B_1	-1.1	三七
X45	$C_{59}H_{100}O_{27}$	$[M+Na]^+$	$[M+COOH]^-$	三七皂苷 Fa	-1.3	三七
X46	$C_{59}H_{100}O_{27}$	$[M+Na]^+$	$[M+COOH]^-$	人参皂苷 Ra_3	0.3	三七
X47	$C_{54}H_{92}O_{23}$	$[M+Na]^+$	$[M+COOH]^-$	人参皂苷 Rb_1	0	三七
X48	$C_{53}H_{90}O_{22}$	$[M+Na]^+$	$[M+COOH]^-$	人参皂苷 Rc	0.9	三七
X49	$C_{41}H_{68}O_{14}$	$[M+Na]^+$	$[M+COOH]^-$	黄芪甲苷 IV	1.3	黄芪
X50	$C_{41}H_{68}O_{14}$	$[M+Na]^+$	$[M+COOH]^-$	黄芪甲苷 III	1.3	黄芪
X51	$C_{53}H_{90}O_{22}$	$[M+Na]^+$	$[M+COOH]^-$	人参皂苷 Rb_2	0.3	三七
X52	$C_{36}H_{62}O_9$	$[M+Na]^+$	$[M+COOH]^-$	人参皂苷 Rh_1	4.3	三七
X53	$C_{53}H_{90}O_{22}$	$[M+Na]^+$	$[M+COOH]^-$	人参皂苷 Rb_3	4.7	三七
X54	$C_{56}H_{94}O_{24}$	$[M+Na]^+$	$[M+COOH]^-$	Quinquenoside R_1	0.3	三七
X55	$C_{19}H_{18}O_4$	$[M+H]^+$	$[M-H]^-$	丹参酮 II B	2.9	丹参
X56	$C_{48}H_{82}O_{18}$	$[M+Na]^+$	$[M+COOH]^-$	人参皂苷 Rd	1.1	三七

续上表

序号	分子式	加合离子正模式	加合离子负模式	化合物	疏水参数 XLogP3-AA	药材归属
X57	$C_{48}H_{82}O_{18}$	$[M+Na]^+$	$[M+COOH]^-$	绞股蓝皂苷 XⅦ	1.9	三七
X58	$C_{47}H_{80}O_{17}$	$[M+Na]^+$	$[M+COOH]^-$	绞股蓝皂苷 Ⅸ	1.9	三七
X59	$C_{36}H_{62}O_9$	$[M+Na]^+$	$[M+COOH]^-$	人参皂苷 F_1	4.3	三七
X60	$C_{47}H_{80}O_{17}$	$[M+Na]^+$	$[M+COOH]^-$	三七皂苷 Fe	2.5	三七
X61	$C_{41}H_{68}O_{13}$	$[M+Na]^+$	$[M+COOH]^-$	金翼黄芪苷 A	1.8	黄芪
X62	$C_{42}H_{72}O_{13}$	$[M+Na]^+$	$[M+COOH]^-$	人参皂苷 F_2	4	三七
X63	$C_{18}H_{14}O_3$	$[M+H]^+$	$[M-H]^-$	15,16-二氢丹参酮 Ⅰ	3.2	丹参
X64	$C_{45}H_{72}O_{16}$	$[M+Na]^+$	$[M+COOH]^-$	黄芪甲苷 Ⅰ	2.4	黄芪
X65	$C_{42}H_{72}O_{13}$	$[M+Na]^+$	$[M+COOH]^-$	人参皂苷 Rg_3	4	三七
X66	$C_{45}H_{72}O_{16}$	$[M+Na]^+$	$[M+COOH]^-$	异黄芪甲苷 Ⅰ	2.4	黄芪
X67	$C_{43}H_{50}O_{19}$	$[M+Na]^+$	$[M+COOH]^-$	Scrophuloside A4	1.2	玄参
X68	$C_{41}H_{46}O_{17}$	$[M+Na]^+$	$[M+COOH]^-$	Scropolioside B	1.2	玄参
X69	$C_{20}H_{18}O_5$	$[M+H]^+$	$[M-H]^-$	丹参酸甲酯	3.2	丹参
X70	$C_{17}H_{26}O_3$	$[M+H]^+$	$[M-H]^-$	人参炔三醇	3.5	丹参、黄芪
X71	$C_{19}H_{20}O_3$	$[M+H]^+$	$[M-H]^-$	隐丹参酮	3.8	丹参
X72	$C_{18}H_{12}O_3$	$[M+H]^+$	$[M-H]^-$	丹参酮 Ⅰ	3.7	丹参
X73	$C_{47}H_{74}O_{17}$	$[M+H]^+$	$[M+COOH]^-$	乙酰黄芪皂苷 Ⅰ	3	黄芪
X74	$C_{36}H_{62}O_8$	$[M+Na]^+$	$[M+COOH]^-$	三七皂苷 R_7	-2.3	三七
X75	$C_{20}H_{28}O_2$	$[M+H]^+$	$[M-H]^-$	柳杉酚	5.6	丹参、玄参

续上表

序号	分子式	加合离子正模式	加合离子负模式	化合物	疏水参数 XLogP3-AA	药材归属
X76	$C_{36}H_{62}O_8$	$[M+Na]^+$	$[M+COOH]^-$	人参皂苷 Rh_2	5.6	三七
X77	$C_{18}H_{14}O_3$	$[M+H]^+$	$[M-H]^-$	1,2-二氢丹参醌 I	3.1	丹参
X78	$C_{19}H_{20}O_4$	$[M+H]^+$	$[M-H]^-$	丹参酚醌 I	4.1	丹参、黄芪
X79	$C_{19}H_{18}O_3$	$[M+H]^+$	$[M-H]^-$	丹参酮 IIA	4.3	丹参
X80	$C_{19}H_{22}O_2$	$[M+H]^+$	$[M-H]^-$	次甲丹参醌	3.3	丹参

注：[a] Saponin 3：6-O-β-D-glucopyranosyl 20-O-β-D-glucopyranosyl 3β, 6α, 12β, 20（S），25-pentahydroxydammar-23-ene；
[b] Saponin 2：3-O-β-glucopyranosyl 20-O-[α-L-arabinopyranosyl(1→2)-β-D-glucopyranosyl] 3β, 12β, 20（S）-trihydroxydammar-24-ene。

(三) 基于蛋白结构的生物靶标筛选

采用 Surflex-Dock 方法，配体对接位置设定为蛋白质-配体复合物 X 射线晶体结构中原配体的结合位点，基于 GEOM 和 GEOMX 对各化学物与各候选蛋白质靶点的分子模拟对接[15-16]，以计算机模拟预测的分子受体和配体最佳对接姿态的结合能分数（见附表1）作为评价参数，以每个靶标的不同蛋白结构的结合能分数均值代表该靶标的重要性，结合能分数均值在 6.0 以上的靶标为阳性结果，通过 heat-map 等数据处理与呈现方法，筛选复方血栓通胶囊的核心生物靶标，为后续药效验证提供依据。

(四) 基于 TOPSIS 的活性成分筛选

TOPSIS（Technique for Order Preference by Similarity to an Ideal Solution）[17]方法能根据样本与理想化目标的接近程度进行排序，评价现有样本的相对优劣。TOPSIS 的基本原理是通过计算样本与最优解、最劣解的距离并对其进行比较，筛选目标样本。TOPSIS 能够集中反映总体情况，能综合分析评价，具有普遍适用性。采用 Rstudio 中的 TOPSIS 功能包及相关函数进行分析，详细编程脚本（Script）见附录 TOPSIS_Compounds。

【结果】

(一) 生物靶标筛选

设定复方血栓通胶囊中 113 个心血管疾病靶标的分子对接结合能分数筛选阈值为 6，靶标与成分关联结果见表 2-2、表 2-3。依据化合物疏水参数、药材归属及结合能分数，复方血栓通胶囊核心生物靶标的筛选见图 2-1。113 个心血管疾病靶标按功能可归为以下类型：血压调节、凝血过程、抗凝过程、纤溶过程、血小板活化、血管扩张、炎症相关、血糖调节、胆固醇代谢、能量产生、钾离子通道、钠离子通道、苯丙氨酸代谢、气体运输及酸碱调节、介导细胞间黏附、参与细胞生长、衰老调控等。从复方血栓通胶囊所含化合物中，共筛选出 42 个核心活性成分，其中与 5 个及以上靶标具有密切关联的化合物 14 个；113 个心血管靶标中，共筛选出 60 个潜在靶标，其中与 5 个及以上成分具有密切关联的关键靶标 19 个。

表 2-2 复方血栓通胶囊成分对应关联靶标数量

Rank	Compound	Targets	Rank	Compound	Targets	Rank	Compound	Targets
1	X17	31	15	X6	4	29	X28	1
2	X13	21	16	X22	4	30	X33	1

续上表

Rank	Compound	Targets	Rank	Compound	Targets	Rank	Compound	Targets
3	X35	21	17	X25	4	31	X34	1
4	X18	18	18	X1	3	32	X40	1
5	X14	14	19	X16	3	33	X50	1
6	X24	14	20	X60	3	34	X62	1
7	X31	12	21	X8	2	35	X63	1
8	X32	12	22	X12	2	36	X66	1
9	X36	11	23	X44	2	37	X68	1
10	X70	11	24	X57	2	38	X72	1
11	X19	9	25	X77	2	39	X73	1
12	X11	6	26	X5	1	40	X74	1
13	X20	6	27	X15	1	41	X79	1
14	X38	5	28	X21	1	42	X80	1

表2-3 复方血栓通胶囊靶标对应成分数量

Rank	Target	Compounds	Rank	Target	Compounds	Rank	Target	Compounds
1	ACE2	12	21	NPR1	4	41	HDAC2	2
2	PDE4C	12	22	EGFR	4	42	PPARG	2
3	FAP	10	23	MAOB	4	43	THRA	2
4	F13A	10	24	MK10	4	44	CDK	2
5	GABRA1	10	25	ACE	3	45	PAH	2
6	JUN	10	26	AGT	3	46	HMGCR	2
7	AKR1C2	10	27	ANPEP	3	47	ACES	1
8	MAOA	9	28	KCNK4	3	48	MMP2	1
9	TGFB1	9	29	PTGIS	3	49	NFKB1	1
10	MMP9	7	30	ITB2	3	50	NT5	1
11	NOS2	7	31	PLG	3	51	F12	1
12	DPP4	7	32	KPCE	3	52	F3	1
13	PDE1C	6	33	HRH1	3	53	F7A	1
14	TPO	6	34	AKR1C1	3	54	F8	1
15	DNMT1	5	35	CHRM2	2	55	FGA	1
16	SERPINC1	5	36	SERPIND1	2	56	PDE4D	1
17	KCNK1	5	37	THBD	2	57	F2R	1

续上表

Rank	Target	Compounds	Rank	Target	Compounds	Rank	Target	Compounds
18	CKB	5	38	PDE4A	2	58	GP6	1
19	PPARD	5	39	PDE5A	2	59	SERPINA5	1
20	AGTR1	4	40	FOLH1	2	60	GCR	1

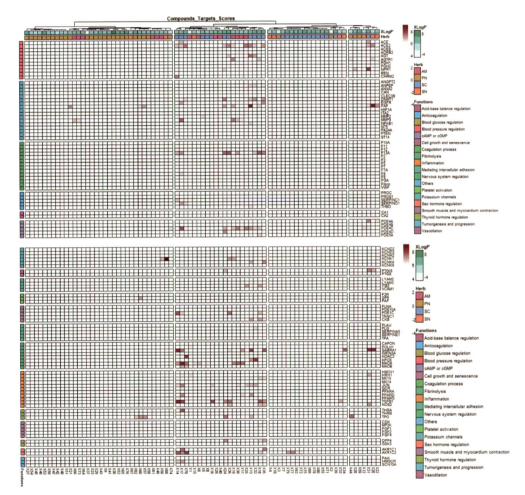

图 2-1 复方血栓通胶囊核心生物靶标筛选（热图）

（二）活性成分筛选

复方血栓通胶囊中 TOPSIS 分数排位前 20 的化合物见表 2-4，分别为迷迭香酸、人参炔三醇、色氨酸、丹酚酸 D、咖啡酸、丹参素、精氨酸、毛蕊异黄酮、3-乙酰基-2-对羟基肉桂酰基-α-鼠李糖、对香豆酸、芒柄花素、原紫草酸、三七素、原儿茶醛、焦谷氨酸、丹酚酸 A、毛蕊异黄酮 $-7-O-\beta-D-$ 葡萄糖苷、芒柄花苷、丹酚酸 C、15，16 - 二氢丹参酮 I。

表 2-4 复方血栓通胶囊化学成分 TOPSIS 分数（排位前 20）

Compound	Distance_best	Distance_worst	Proximity	Rank
X17	0.0050	0.0333	0.8691	1
X70	0.0055	0.0319	0.8526	2
X6	0.0060	0.0309	0.8379	3
X14	0.0072	0.0302	0.8074	4
X8	0.0073	0.0296	0.8029	5
X5	0.0076	0.0291	0.7925	6
X1	0.0078	0.0290	0.7891	7
X26	0.0083	0.0286	0.7743	8
X15	0.0089	0.0286	0.7632	9
X10	0.0098	0.0267	0.7317	10
X40	0.0100	0.0270	0.7306	11
X16	0.0120	0.0261	0.6859	12
X3	0.0118	0.0248	0.6778	13
X7	0.0118	0.0248	0.6772	14
X4	0.0124	0.0242	0.6609	15
X18	0.0139	0.0266	0.6564	16
X11	0.0137	0.0252	0.6484	17
X19	0.0141	0.0245	0.6352	18
X35	0.0154	0.0259	0.6280	19
X63	0.0145	0.0239	0.6216	20

注：Proximity = distance_worst / (distance_best + distance_worst)。

（三）小结

本节基于网络药理学技术，对复方血栓通胶囊所含化合物与 113 个心血管相关靶标进行计算机模拟分子对接，共筛选出 60 个潜在作用靶标，分别为 ACE2、PDE4C、FAP、F13A、GABRA1、JUN、AKR1C2、MAOA、TGFB1、MMP9、NOS2、DPP4、PDE1C、TPO、DNMT1、SERPINC1、KCNK1、CKB、PPARD、AGTR1、NPR1、EGFR、MAOB、MK10、ACE、AGT、ANPEP、KCNK4、PTGIS、ITB2、PLG、KPCE、HRH1、AKR1C1、CHRM2、SERPIND1、THBD、PDE4A、PDE5A、FOLH1、HDAC2、

PPARG、THRA、CDK、PAH、HMGCR、ACES、MMP2、NFKB1、NT5、F12、F3、F7A、F8、FGA、PDE4D、F2R、GP6、SERPINA5、GCR。这些靶标功能主要集中在炎症反应17个（包括血管炎症3个、血栓斑块3个），凝血、抗凝、纤溶、血小板系统14个，心脏功能5个，血压调控5个，能量及糖脂代谢5个，神经保护5个，肿瘤及其他9个。

60个潜在作用靶标中，与5个及以上成分具有密切关联的关键靶标共19个，与10个及以上成分具有密切关联的关键靶标共7个。其中，涉及凝血系统的是F13A（凝血因子-13），为维持凝血平衡的必须物质，其缺乏会引起严重的出血症状[18]；涉及抗凝系统的是SERPINC1（抗凝血酶Ⅲ），它是由肝脏合成的一种多功能的丝氨酸蛋白酶抑制物，可抑制凝血酶生成，具有强大的抗凝活性，占血浆抗凝酶活性的70%，是抗凝系统中最重要的物质[19]；涉及心脏功能的是CKB（肌酸激酶）、KCNK1（钾离子通道K1），CKB是临床上判断心肌缺血、心肌梗塞的重要指标，KCNK1主要与临床上心律失常相关[20]；涉及炎症调控的是PDE4C（磷酸二酯酶4C）、JUN（核转录因子AP-1）、TGFB1（转化生长因子-β1）、NOS2（诱导型NO合酶）、PPARD（过氧化物酶体增殖物激活受体-β），PDE4C与多种炎性细胞的cAMP水解相关[21]，JUN与糖皮质激素受体相互作用在机体炎症反应和免疫反应中具有重要作用[22]，TGFB1生物学活性主要体现在机体炎症、组织修复过程中[23]，NOS2、PPARD与血管内皮功能及血管炎症密切相关，前者诱导一氧化氮的过量产生从而导致细胞损伤、血管炎症加重，后者可促进血管内皮细胞增殖、舒张血管、降低血管炎症；与血栓斑块稳定性相关的是MMP9（基质金属蛋白酶-9），主要功能是降解和重塑细胞外基质的动态平衡，能够促进动脉粥样化斑块的不稳定[24]；与糖脂代谢相关的是DPP4（二肽基肽酶4）、PDE1C（磷酸二酯酶4C）、TPO（甲状腺过氧化物酶），DPP4可分解GLP-1，GLP-1可通过刺激胰岛素、抑制升糖素、抑制胃排空、让胰岛细胞重生以降低血糖[25]，PDE1C可同等地水解cAMP和cGMP，下调葡萄糖刺激的胰岛素分泌[26]，TPO为催化甲状腺激素的重要酶，可通过提高腺苷环化酶活性促进脂肪分解，降低血清中脂类成分[27]。

在基于网络药理学技术筛选复方血栓通胶囊关键靶标及功能预测的基础上，后续将进一步建立高脂饲喂结合心肌缺血整体动物模型，在改善心脏功能、抑制血管炎症、降低血液黏滞、修复肝肾损伤、调控氧化应激等方面，系统考察复方血栓通胶囊对心血管的保护作用，对其网络药理学生物靶标及功能预测进行实验确证。

第二节　复方血栓通胶囊发挥心血管保护作用的药效验证

【实验材料】

（一）仪器设备

BS-3000A 电子天平（上海友声衡器有限公司）；YP1002N 电子天平（上海精密科学仪器有限公司）；HX-300 动物呼吸机（泰盟生物机能系统有限公司）；Hsiv-s 吸入式小动物麻醉机（上海瑞曼信息科技有限公司）。

（二）试剂

异氟烷（保龄富锦生技股份有限公司，批号：4900-1606）；垂体后叶素注射液（哈尔滨市中大兽药有限责任公司，批号：20180104）；戊巴比妥钠（德国默克，批号：17018）；大鼠血清 N-端前脑钠素（NT-PROBNP）试剂盒、血清心肌肌钙蛋白 T（CTN-T）试剂盒、血清血小板活化因子（PAF）试剂盒、血清超敏 C 反应蛋白（hs-CRP）试剂盒、血清 α-羟丁酸脱氢酶（HBDH）测定试剂盒、血清乳酸脱氢酶（LDH）测定试剂盒、血清谷丙转氨酶（ALT）测定试剂盒、血清谷草转氨酶（AST）测定试剂盒、血清肌酐（Cr）测定试剂盒、血清尿酸（UA）测定试剂盒、血清总抗氧化能力（T-AOC，ABTS 法）测定试剂盒、血清丙二醛（MDA）测定试剂盒，均购自南京建成生物工程研究所。

（三）药品

复方血栓通胶囊（广东众生药业股份有限公司，批号：20171217），用生理盐水配制成浓度为 38 mg/mL、76 mg/mL、152 mg/mL 的溶液，其中 38 mg/mL 为人体临床用药等效剂量；丹参破壁饮片（中山市中智药业集团有限公司，批号：20171201）；阿托伐他汀（美国辉瑞，批号：S90880），用生理盐水配制成浓度为 0.7 mg/mL 的溶液；替格瑞洛（阿斯利康制药，批号：HADU1705074），用生理盐水配制成浓度为 1.6 mg/mL 的溶液。

（四）动物、饲料、环境

SPF 级雄性 SD 大鼠，体重 200～250 g，动物质量合格证号：44007200047204，

动物实验证明编号：00184490；由广东省医学实验动物中心提供，动物设施许可证号：SCXK-（粤）2018-0002。

高脂饲料配方：蔗糖20%、猪油15%、胆固醇1.2%、胆酸钠0.2%、酪蛋白10%、磷酸氢钙0.6%、石粉0.4%、预混料0.4%，基础饲料52.2%；由广东省医学实验动物中心提供，合格证号：44200300016427、44200300016817、44200300016957、44200300017202、44200300017500、44200300017648。

环境：动物饲养于广东省医学实验动物中心SPF级动物房，实验动物使用许可证号：SYXK（粤）2018-0002，动物实验证明编号：00184490。动物饲养条件：群养，5只/笼；饲养温度与湿度：20～26 ℃，40%～70%，采用12 h：12 h昼夜间断照明；饲养室条件始终保持稳定，以保证实验结果的可靠性。

【实验部分】

（一）造模

80只大鼠随机分为正常对照组、模型对照组、复方血栓通胶囊低剂量组、复方血栓通胶囊中剂量组、复方血栓通胶囊高剂量组、丹参破壁饮片阳性对照组、替格瑞洛阳性对照组、阿托伐他汀阳性对照组，10只/组。除正常对照组饲喂正常饲料外，其余组别均饲喂高脂饲料。高脂饲喂造模6周后，每组大鼠随机选取5只，除正常组大鼠外，其余大鼠注射垂体后叶素注射液[28]（20 IU/kg），连续2天后取样检测；剩余大鼠继续高脂饲喂，12周后，除正常组大鼠外，剩余大鼠注射垂体后叶素注射液（20 IU/kg），连续2天后取样检测。

（二）给药

各组大鼠造模第1天开始给药：复方血栓通胶囊低剂量组380 mg/kg、复方血栓通胶囊中剂量组760 mg/kg、复方血栓通胶囊高剂量组1520 mg/kg、丹参破壁饮片阳性对照组800 mg/kg、替格瑞洛阳性对照组16 mg/kg、阿托伐他汀阳性对照组7 mg/kg，正常对照组和模型对照组给予等体积的生理盐水，给药体积为10 mL/kg，给药频率为1次/天，连续12周。观察记录大鼠体形、被毛、皮肤、粪便、肌肉张力、步态、精神、呼吸等情况，每周2次；每周称重1次。

（三）取样及检测

各组大鼠在高脂饲喂6周、高脂饲喂12周（注射垂体后叶素之后）后，分别禁食不禁水12 h，采用3%戊巴比妥钠溶液麻醉，腹主动脉采血，枸橼酸钠1∶9抗凝，离心（3820 r/min，15 min，20 ℃），取上清液，进行N-端前脑钠素（NT-PROBNP）、心肌肌钙蛋白T（CTN-T）、血小板活化因子（PAF）、超敏C反应蛋白（hs-CRP）、α-羟丁酸脱氢酶（HBDH）、乳酸脱氢酶（LDH）、谷丙转氨酶

(ALT)、谷草转氨酶（AST）、肌酐（Cr）、尿酸（UA）、总抗氧化能力（T-AOC）、丙二醛（MDA）测定。血样处理及检测全部按照标准操作规程进行。

试验结束，动物行麻醉脱颈处死，尸体统一进行无害化处理。

（四）数据处理

计量数据以均值±标准差表示，应用 SPSS 21.0 软件进行统计分析。计量资料数据若方差齐或经转换后方差齐，则采用 ANOVA 分析，组间比较用 LSD 法；若数据经转换后方差仍不齐，采用秩和检验进行统计分析。检验水平 $\alpha=0.05$ 或 0.01。

将全部药效指标进行正向化处理并定义每个分组的属性变量，采用 TOPSIS 方法，评价各处理组对模型的综合改善情况并进行排序。采用 Rstudio 中的 TOPSIS 功能包及相关函数进行分析，详细编程脚本 Script 见附录 TOPSIS_Groups。

【实验结果】

（一）大鼠形态及体重变化

一般临床观察：各组大鼠实验期间均未见异常。

体重变化（表2-5）：高脂饲喂4周后的大鼠体重与正常组比较显著升高（$P<0.05$），复方血栓通胶囊低、中、高剂量给药对大鼠体重升高具有抑制作用，丹参破壁饮片、阿托伐他汀、替格瑞洛给药对大鼠体重变化未产生明显影响。

（二）复方血栓通胶囊药效作用验证

各组大鼠的12个心血管疾病密切相关的药效指标汇总见表2-6。正常组与模型组、给药组与模型组、复方血栓通胶囊给药组与阳性对照组之间的统计学差异见表2-7。

表 2-5 各组大鼠实验期间体重变化

组别	0 周	2 周	4 周	6 周	8 周	10 周	12 周
正常组	220.0±9.8	347.5±13.2	446.5±28.4	508.3±33.7	554.6±45.7	569.8±45.6	590.7±47.7
模型组	220.2±10.1	376.8±20.6	491.2±27.7	522.1±28.2	550.4±34.4	567.6±37.3	620.2±40.5
复方血栓通低剂量组	221.0±11.8	356.7±21.8	464.0±33.7	505.0±32.2	529.3±42.6	549.1±48.0	594.4±50.7
复方血栓通中剂量组	219.5±12.4	366.9±22.2	457.2±33.6*	501.0±32.2	525.2±32.8	550.8±26.2	580.2±49.7
复方血栓通高剂量组	222.3±11.0	364.1±34.8	456.6±45.5*	491.0±45.1	532.6±37.5	531.2±52.1	578.4±70.4
丹参破壁饮片组	223.7±11.6	373.9±10.1	488.9±18.5	527.0±17.3	554.3±22.5	577.6±23.8	618.9±27.6
阿托伐他汀组	220.9±11.2	376.0±20.6	476.6±17.6	515.6±22.2	546.9±21.9	570.0±26.4	612.6±30.1
替格瑞洛组	221.0±12.9	370.4±23.6	483.8±30.1	522.3±31.7	548.6±38.0	555.9±32.3	605.1±30.2

注：与模型组比较，*$P<0.05$。

表 2-6 各组药效指标汇总

组别	NT-PROBNP (ng/L) 6周	NT-PROBNP (ng/L) 12周	CTN-T (ng/L) 6周	CTN-T (ng/L) 12周	HBDH (U/L) 6周	HBDH (U/L) 12周
正常组	204.38±37.01	226.14±24.24	165.65±20.32	154.52±24.5	3573.16±24.93	3588.11±20.68
模型组	351.39±51.91	403.1±35.88	283.52±29.76	295.56±31.36	3692.68±19.24	3736.7±22.44
复方血栓通低剂量组	260.65±51.41	313.11±46.27	236.01±61.13	241±53.43	3605.27±44.15	3633.15±46.26
复方血栓通中剂量组	239.33±54.11	315.27±52.75	192.55±47.82	204.27±50.72	3602.23±39.32	3636.07±31.81
复方血栓通高剂量组	196.3±35.66	299.05±50.97	178.08±32.42	184.93±32.9	3571.43±28.42	3633.07±21.35
丹参破壁饮片组	273.53±44.05	326.95±33.94	205.02±32.55	208.28±45.93	3620.03±23.59	3662.35±16.15
阿托伐他汀组	220.04±19.46	273.16±28.02	178.16±12.69	179.55±20.56	3581.11±30.25	3644.5±21.35
替格瑞洛组	255.34±45.61	296.09±39.54	188.34±23.23	189.63±30.22	3595.14±35.27	3623.04±25.21

组别	LDH (U/mL) 6周	LDH (U/mL) 12周	PAF (ng/L) 6周	PAF (ng/L) 12周	hs-CRP (μg/mL) 6周	hs-CRP (μg/mL) 12周
正常组	4317.52±595.67	4473.46±742	1.96±0.25	2.03±0.23	2.93±0.7	3.21±0.73
模型组	6391.93±599.76	6614.23±959.94	3.33±0.44	3.33±0.4	5.58±1.02	6.21±1.02
复方血栓通低剂量组	5159.43±271.53	4812.66±595.2	2.29±0.23	2.49±0.28	4.01±0.63	5.23±0.97
复方血栓通中剂量组	5171.83±306.03	4772.42±834.46	2.09±0.22	2.39±0.29	3.49±0.84	4.99±0.78
复方血栓通高剂量组	5077.28±273.14	4691.93±486.01	1.87±0.2	2.28±0.23	3.01±0.28	4.56±0.77
丹参破壁饮片组	5201.27±763.84	4640.25±364.28	2.36±0.24	2.33±0.13	4.53±0.62	4.73±0.67
阿托伐他汀组	5237.79±647.19	5931±372.49	2.24±0.17	2.34±0.16	3.9±0.65	4.63±0.59
替格瑞洛组	5172.82±716.54	4515.29±665.67	2.3±0.22	2.42±0.26	4.1±0.81	4.58±0.9

续上表

组别	ALT (U/L)		AST (U/L)		Cr (μmol/L)	
	6周	12周	6周	12周	6周	12周
正常组	36.21±3.99	39.14±4.35	102.21±17.12	112.21±21.5	32.73±6.33	35.11±4.07
模型组	60.08±14.41	81.45±14.84	164.67±30.55	207.18±20.56	54.01±13.44	57.23±8.64
复方血栓通低剂量组	50.56±20	68.49±17.27	122.91±33.08	175.5±29.19	42.11±8.78	52.41±7.58
复方血栓通中剂量组	44.74±16.95	55.05±13.33	126.7±32.55	162.32±40.01	43.94±6.84	56.54±10.61
复方血栓通高剂量组	35.88±10.13	53.59±11.63	100.47±21.44	140.63±19.2	38.5±8.29	49.84±6.23
丹参破壁饮片组	43.95±18.69	55.2±7.69	118.42±13.53	173.47±17.96	47.53±6.39	65.88±7.64
阿托伐他汀组	50.88±12.44	62.49±10.54	122.55±10.59	158.26±15.72	44.49±6.71	60.18±11.87
替格瑞洛组	41.19±8.99	55.59±9.77	123.16±17.37	154.19±16.68	49.98±8.37	56.37±4.86

组别	UA (μmol/L)		T-AOC (U/L)		MDA (nmol/mL)	
	6周	12周	6周	12周	6周	12周
正常组	139.55±25.24	135.03±14.23	0.43±0.05	0.43±0.07	5.98±0.62	5.97±0.62
模型组	164.31±19.87	187.94±12.2	0.27±0.04	0.25±0.04	8.13±0.51	8.39±0.92
复方血栓通低剂量组	151.62±22.52	159.84±27.81	0.4±0.07	0.36±0.05	6.01±0.75	6.46±0.66
复方血栓通中剂量组	141.6±21.9	158.89±15.08	0.44±0.04	0.35±0.07	5.68±0.99	6.41±0.75
复方血栓通高剂量组	142.37±24.72	146.73±12.85	0.47±0.05	0.4±0.04	5.67±0.44	6.25±0.53
丹参破壁饮片组	158.9±21.88	156.65±29.24	0.39±0.05	0.38±0.03	6.13±0.45	6.22±0.51
阿托伐他汀组	158.97±27.6	157.32±14.81	0.4±0.04	0.4±0.02	6.08±0.83	6.25±1.07
替格瑞洛组	150.58±15.26	154.8±15.32	0.38±0.05	0.36±0.05	5.92±1.1	6.37±1.11

表 2-7 各组别之间的统计学差异分析

指标	正常组	模型组	复方血栓通低剂量组	复方血栓通中剂量组
NT-PROBNP	★★★[1] ★★★[2]	◆	●●[1]	●●●[1] ●●●[2]
CTN-T	★★★[1] ★★★[2]		▲[1] ▲▲[2] ■[2]	●●●[1] ●●●[2]
PAF	★★★[1] ★★★[2]	◆	●●●[2] ●●[1] ●●●[2]	●●●[1] ●●●[2]
hs-CRP	★★★[1] ★★★[2]	◆	●●[1] ●[2]	●●●[1] ●●●[2]
HBDH	★★★[1] ★★★[2]	◆◆◆	●●●[1] ●●●[2]	●●●[1] ●●●[2]
LDH	★★★[1] ★★★[2]		▲▲▲[2] ●●●[1] ●●●[2]	▲▲[2]
ALT	★★★[1] ★★★[2]	◆◆◆	●●[1] ●●[2]	
AST	★★★[1] ★★★[2]	◆◆	●[1] ●[2]	●●[1] ●[2]
Cr	★[1] ★★★[2]	◆		◆
UA	★[1] ★★★[2]		▲[1] ▲[2] ●●[1] ●●[2]	▲[1] ●●●[1] ●●●[2]
T-AOC	★★★[1] ★★★[2]		●●●[1] ●●●[2]	▲[2] ▲[1] ■■[1]
MDA	★★★[1] ★★★[2]	◆	▲[2] ●●●[1] ●●●[2]	▲[1] ▲[2] ●●●[1] ●●●[2]

续上表

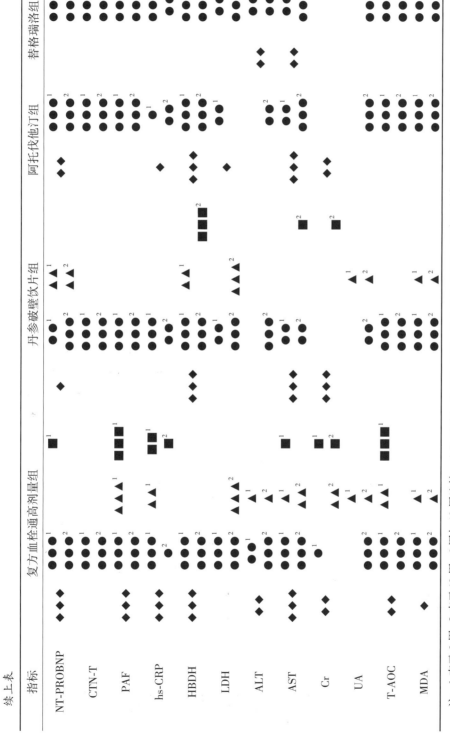

1. 大鼠血清 NT-PROBNP 变化情况

各处理组大鼠血清 NT-PROBNP 变化情况见图 2-2。结果表明：6 周造模、12 周造模后大鼠与正常对照组相比 NT-PROBNP 均显著升高（$P<0.001$、$P<0.001$），其中 12 周模型大鼠 NT-PROBNP 显著高于 6 周模型大鼠（$P<0.05$）。大鼠造模 6 周后，复方血栓通胶囊低、中、高剂量均能够显著抑制 NT-PROBNP 的升高（$P<0.01$、$P<0.001$、$P<0.001$），且呈剂量依赖关系；丹参破壁饮片、阿托伐他汀、替格瑞洛均能够显著抑制 NT-PROBNP 的升高（$P<0.01$、$P<0.001$、$P<0.001$）；与化药阳性对照组相比，复方血栓通胶囊高剂量组对 NT-PROBNP 的抑制作用显著强于替格瑞洛组（$P<0.05$），丹参破壁饮片组对 NT-PROBNP 的抑制作用显著弱于阿托伐他汀组（$P<0.01$）。大鼠造模 12 周后，复方血栓通胶囊低、中、高剂量均能够显著抑制 NT-PROBNP 的升高（$P<0.001$、$P<0.001$、$P<0.001$）；丹参破壁饮片、阿托伐他汀、替格瑞洛均能够显著抑制 NT-PROBNP 的升高（$P<0.001$、$P<0.001$、$P<0.001$）；与化药阳性对照组相比，丹参破壁饮片组对 NT-PROBNP 的抑制作用显著弱于阿托伐他汀组（$P<0.01$）。6 周造模大鼠和 12 周造模大鼠相比，复方血栓通胶囊低、中、高剂量组，丹参破壁饮片组，阿托伐他汀组

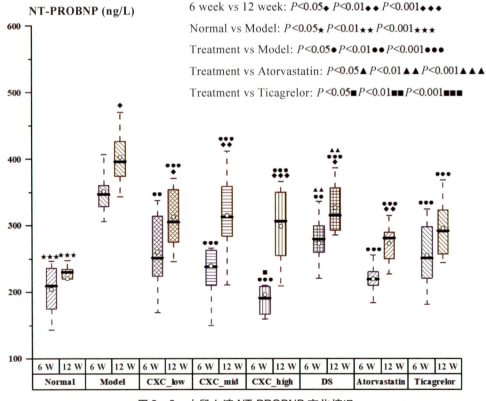

图 2-2　大鼠血清 NT-PROBNP 变化情况

NT-PROBNP 含量前者显著低于后者（$P<0.05$、$P<0.01$、$P<0.001$、$P<0.05$、$P<0.01$），替格瑞洛组二者无统计学差异，表明复方血栓通胶囊低、中、高剂量，丹参破壁饮片，阿托伐他汀连续给药处理 12 周可显著降低 NT-PROBNP 含量，但仍显著高于 6 周前对应的 NT-PROBNP 含量。

2. 大鼠血清 CTN-T 变化情况

各处理组大鼠血清 CTN-T 变化情况见图 2-3。结果表明：6 周造模、12 周造模后大鼠相比正常对照组大鼠 CTN-T 均显著升高（$P<0.001$、$P<0.001$），其中 6 周模型大鼠与 12 周模型大鼠无统计学差异。大鼠造模 6 周后，复方血栓通胶囊中、高剂量均能够显著抑制 CTN-T 的升高（$P<0.001$、$P<0.001$）；丹参破壁饮片、阿托伐他汀、替格瑞洛均能够显著抑制 CTN-T 的升高（$P<0.001$、$P<0.001$、$P<0.001$）；与化药阳性对照组相比，复方血栓通胶囊低剂量组对 CTN-T 的抑制作用显著弱于阿托伐他汀组（$P<0.05$）。大鼠造模 12 周后，复方血栓通胶囊低、中、高剂量均能够显著抑制 CTN-T 的升高（$P<0.05$、$P<0.001$、$P<0.001$）；丹参破壁饮片、阿托伐他汀、替格瑞洛均能够显著抑制 CTN-T 的升高（$P<0.001$、$P<0.001$、$P<0.001$）；与化药阳性对照组相比，复方血栓通胶囊低剂量组对 CTN-T

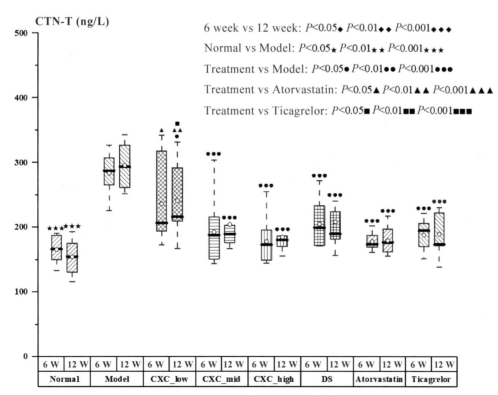

图 2-3 大鼠血清 CTN-T 变化情况

的抑制作用显著弱于阿托伐他汀组（$P<0.01$）、替格瑞洛组（$P<0.05$）。6周造模大鼠和12周造模大鼠相比，复方血栓通胶囊低、中、高剂量组，丹参破壁饮片组，阿托伐他汀组，以及替格瑞洛组CTN-T含量二者均无统计学差异，表明上述药物连续给药处理12周可显著降低CTN-T含量，且与6周前对应的CTN-T含量无显著差异。

3. 大鼠血清HBDH变化情况

各处理组大鼠血清HBDH变化情况见图2-4。结果表明：6周造模、12周造模后大鼠相比正常对照组大鼠HBDH均显著升高（$P<0.001$、$P<0.001$），其中12周模型大鼠HBDH显著高于6周模型大鼠（$P<0.001$）。大鼠造模6周后，复方血栓通胶囊低、中、高剂量均能够显著抑制HBDH的升高（$P<0.001$、$P<0.001$、$P<0.001$），且呈剂量依赖关系；丹参破壁饮片、阿托伐他汀、替格瑞洛均能够显著抑制HBDH的升高（$P<0.001$、$P<0.001$、$P<0.001$）；与化药阳性对照组相比，丹参破壁饮片组对HBDH的抑制作用显著弱于阿托伐他汀组（$P<0.01$）。大鼠造模12周后，复方血栓通胶囊低、中、高剂量均能够显著抑制HBDH的升高（$P<0.001$、$P<0.001$、$P<0.001$）；丹参破壁饮片、阿托伐他汀、替格瑞洛均能够显著

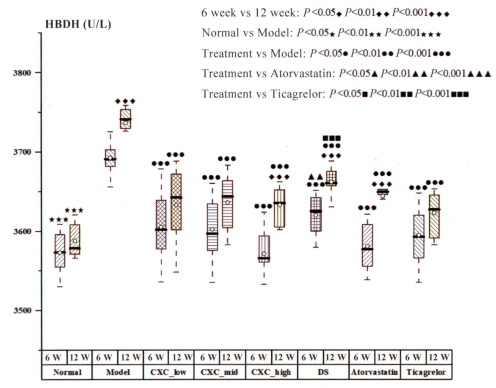

图2-4　大鼠血清HBDH变化情况

抑制 HBDH 的升高（$P<0.001$、$P<0.001$、$P<0.001$）；与化药阳性对照组相比，丹参破壁饮片组对 HBDH 的抑制作用显著弱于替格瑞洛组（$P<0.001$）。6 周造模大鼠和 12 周造模大鼠相比，复方血栓通胶囊高剂量组、丹参破壁饮片组、阿托伐他汀组 HBDH 含量前者显著低于后者（$P<0.001$、$P<0.001$、$P<0.001$），复方血栓通胶囊低、中剂量组，替格瑞洛组二者无统计学差异，表明复方血栓通胶囊高剂量、丹参破壁饮片、阿托伐他汀连续给药处理 12 周可显著降低 HBDH 含量，但仍显著高于 6 周前对应的 HBDH 含量。

4. 大鼠血清 LDH 变化情况

各处理组大鼠血清 LDH 变化情况见图 2-5。结果表明：6 周造模、12 周造模后大鼠相比正常对照组大鼠 LDH 均显著升高（$P<0.001$、$P<0.001$），其中 6 周模型大鼠与 12 周模型大鼠无统计学差异。大鼠造模 6 周后，复方血栓通胶囊低、中、高剂量均能够显著抑制 LDH 的升高（$P<0.001$、$P<0.001$、$P<0.001$）；丹参破壁饮片、阿托伐他汀、替格瑞洛均能够显著抑制 LDH 的升高（$P<0.01$、$P<0.01$、$P<0.01$）；与化药阳性对照组相比，复方血栓通胶囊低、中、高剂量组、丹参破壁饮片组对 LDH 的抑制作用与阿托伐他汀组、替格瑞洛组均无统计学差异。大鼠造模 12 周后，复方血栓通胶囊低、中、高剂量均能够显著抑制 LDH 的升高（$P<0.001$、

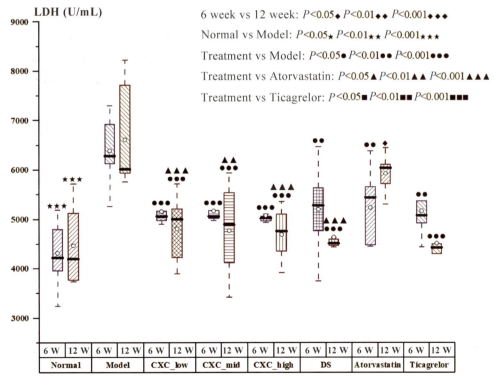

图 2-5 大鼠血清 LDH 变化情况

$P<0.001$、$P<0.001$);丹参破壁饮片、阿托伐他汀、替格瑞洛均能够显著抑制LDH 的升高($P<0.001$、$P<0.05$、$P<0.001$);与化药阳性对照组相比,复方血栓通胶囊低、中、高剂量组,丹参破壁饮片组对 LDH 的抑制作用显著强于阿托伐他汀组($P<0.001$、$P<0.01$、$P<0.001$、$P<0.001$)。6 周造模大鼠和12 周造模大鼠相比,阿托伐他汀组 LDH 含量前者显著低于后者($P<0.05$),其余各组二者均无统计学差异,表明阿托伐他汀连续给药处理12 周可显著降低 LDH 含量,但仍显著高于 6 周前对应的 LDH 含量。

5. 大鼠血清 PAF 变化情况

各处理组大鼠血清 PAF 变化情况见图 2-6。结果表明:6 周造模、12 周造模后大鼠相比正常对照组大鼠 PAF 均显著升高($P<0.001$、$P<0.001$),其中 6 周模型大鼠与 12 周模型大鼠无统计学差异。大鼠造模 6 周后,复方血栓通胶囊低、中、高剂量均能够显著抑制 PAF 的升高($P<0.001$、$P<0.001$、$P<0.001$),且呈剂量依赖关系;丹参破壁饮片、阿托伐他汀、替格瑞洛均能够显著抑制 PAF 的升高($P<0.001$、$P<0.001$、$P<0.001$);与化药阳性对照组相比,复方血栓通胶囊高剂量组对 PAF 的抑制作用显著强于阿托伐他汀组($P<0.001$)、替格瑞洛组($P<$

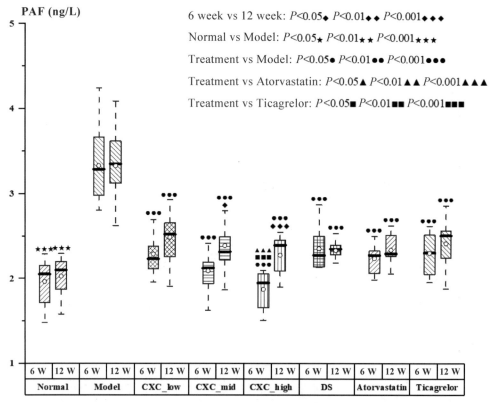

图 2-6 大鼠血清 PAF 变化情况

0.001），丹参破壁饮片组对 PAF 的抑制作用显著弱于阿托伐他汀组（$P<0.01$）。大鼠造模 12 周后，复方血栓通胶囊低、中、高剂量均能够显著抑制 PAF 的升高（$P<0.001$、$P<0.001$、$P<0.001$）；丹参破壁饮片、阿托伐他汀、替格瑞洛均能够显著抑制 PAF 的升高（$P<0.001$、$P<0.001$、$P<0.001$）；与化药阳性对照组相比，复方血栓通胶囊低、中、高剂量组，丹参破壁饮片组对 PAF 的抑制作用与阿托伐他汀组、替格瑞洛组均无统计学差异。6 周造模大鼠和 12 周造模大鼠相比，复方血栓通胶囊中、高剂量组 PAF 含量前者显著低于后者（$P<0.05$、$P<0.001$），其余各组二者均无统计学差异，表明复方血栓通胶囊中、高剂量连续给药处理 12 周可显著降低 PAF 含量，但仍显著高于 6 周前对应的 PAF 含量。

6. 大鼠血清 hs-CRP 变化情况

各处理组大鼠血清 hs-CRP 变化情况见图 2-7。结果表明：6 周造模、12 周造模后大鼠相比正常对照组大鼠 hs-CRP 均显著升高（$P<0.001$、$P<0.001$），其中 6 周模型大鼠与 12 周模型大鼠无统计学差异。大鼠造模 6 周后，复方血栓通胶囊低、中、高剂量均能够显著抑制 hs-CRP 的升高（$P<0.01$、$P<0.001$、$P<0.001$），且呈剂量依赖关系；丹参破壁饮片、阿托伐他汀、替格瑞洛均能够显著抑

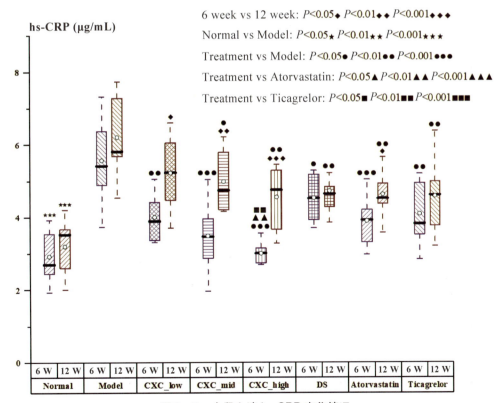

图 2-7　大鼠血清 hs-CRP 变化情况

制 hs-CRP 的升高（$P<0.05$、$P<0.001$、$P<0.01$）；与化药阳性对照组相比，复方血栓通胶囊高剂量组对 hs-CRP 的抑制作用显著强于阿托伐他汀组（$P<0.01$）、替格瑞洛组（$P<0.01$）。大鼠造模 12 周后，复方血栓通胶囊中、高剂量能够显著抑制 hs-CRP 的升高（$P<0.05$、$P<0.01$）；丹参破壁饮片、阿托伐他汀、替格瑞洛均能够显著抑制 hs-CRP 的升高（$P<0.01$、$P<0.01$、$P<0.01$）；与化药阳性对照组相比，复方血栓通胶囊低、中、高剂量组、丹参破壁饮片组对 hs-CRP 的抑制作用与阿托伐他汀组、替格瑞洛组均无统计学差异。6 周造模大鼠和 12 周造模大鼠相比，复方血栓通胶囊低、中、高剂量组，阿托伐他汀组 hs-CRP 含量前者显著低于后者（$P<0.05$、$P<0.01$、$P<0.001$、$P<0.05$），丹参破壁饮片组、替格瑞洛组二者无统计学差异，表明复方血栓通胶囊低、中、高剂量，阿托伐他汀连续给药处理 12 周可显著降低 hs-CRP 含量，但仍显著高于 6 周前对应的 hs-CRP 含量。

7. 大鼠血清 ALT 变化情况

各处理组大鼠血清 ALT 变化情况见图 2-8。结果表明：6 周造模、12 周造模后大鼠相比正常对照组大鼠 ALT 均显著升高（$P<0.001$、$P<0.001$），其中 12 周模型大鼠 ALT 显著高于 6 周模型大鼠（$P<0.01$）。大鼠造模 6 周后，复方血栓通胶囊高剂量能够显著抑制 ALT 的升高（$P<0.01$）；替格瑞洛能够显著抑制 ALT 的

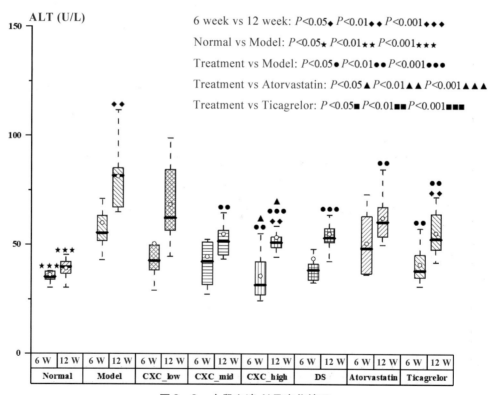

图 2-8 大鼠血清 ALT 变化情况

升高（$P<0.01$）；与化药阳性对照组相比，复方血栓通胶囊高剂量组对 ALT 的抑制作用显著强于阿托伐他汀组（$P<0.05$）。大鼠造模 12 周后，复方血栓通胶囊中、高剂量能够显著抑制 ALT 的升高（$P<0.01$、$P<0.001$）；丹参破壁饮片、阿托伐他汀、替格瑞洛均能够显著抑制 ALT 的升高（$P<0.001$、$P<0.01$、$P<0.01$）；与化药阳性对照组相比，复方血栓通胶囊高剂量组对 ALT 的抑制作用显著强于阿托伐他汀组（$P<0.05$）。6 周造模大鼠和 12 周造模大鼠相比，复方血栓通胶囊高剂量组、替格瑞洛组 ALT 含量前者显著低于后者（$P<0.01$、$P<0.01$），其余各组二者均无统计学差异，表明复方血栓通胶囊高剂量、替格瑞洛连续给药处理 12 周可显著降低 ALT 含量，但仍显著高于 6 周前对应的 ALT 含量。

8. 大鼠血清 AST 变化情况

各处理组大鼠血清 AST 变化情况见图 2-9。结果表明：6 周造模、12 周造模后大鼠相比正常对照组大鼠 AST 均显著升高（$P<0.001$、$P<0.001$），其中 12 周模型大鼠 AST 显著高于 6 周模型大鼠（$P<0.01$）。大鼠造模 6 周后，复方血栓通胶囊低、中、高剂量均能够显著抑制 AST 的升高（$P<0.05$、$P<0.001$、$P<0.001$）；丹参破壁饮片、阿托伐他汀、替格瑞洛均能够显著抑制 AST 的升高（$P<$

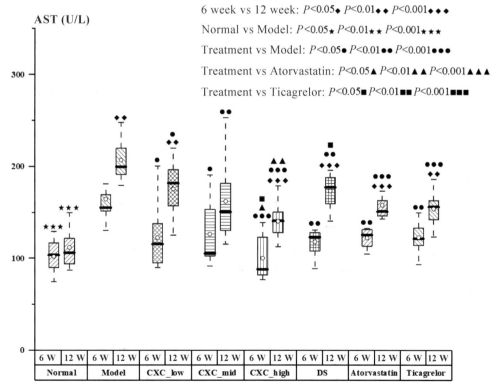

图 2-9 大鼠血清 AST 变化情况

0.01、$P<0.01$、$P<0.01$);与化药阳性对照组相比,复方血栓通胶囊高剂量组对 AST 的抑制作用显著强于阿托伐他汀组($P<0.05$)、替格瑞洛组($P<0.05$)。大鼠造模 12 周后,复方血栓通胶囊低、中、高剂量均能够显著抑制 AST 的升高($P<0.05$、$P<0.01$、$P<0.001$);丹参破壁饮片、阿托伐他汀、替格瑞洛均能够显著抑制 AST 的升高($P<0.01$、$P<0.001$、$P<0.001$);与化药阳性对照组相比,复方血栓通胶囊高剂量组对 AST 的抑制作用显著强于阿托伐他汀组($P<0.01$),丹参破壁饮片组对 AST 的抑制作用显著弱于替格瑞洛组($P<0.05$)。6 周造模大鼠和 12 周造模大鼠相比,复方血栓通胶囊低、高剂量组、丹参破壁饮片组、阿托伐他汀组、替格瑞洛组 AST 含量前者显著低于后者($P<0.01$、$P<0.001$、$P<0.001$、$P<0.001$、$P<0.01$),复方血栓通胶囊中剂量组二者无统计学差异,表明复方血栓通胶囊低、高剂量、丹参破壁饮片、阿托伐他汀、替格瑞洛连续给药处理 12 周可显著降低 AST 含量,但仍显著高于 6 周前对应的 AST 含量。

9. 大鼠血清 Cr 变化情况

各处理组大鼠血清 Cr 变化情况见图 2-10。结果表明:6 周造模、12 周造模后大鼠相比正常对照组大鼠 Cr 均显著升高($P<0.001$、$P<0.001$),其中 6 周模型大

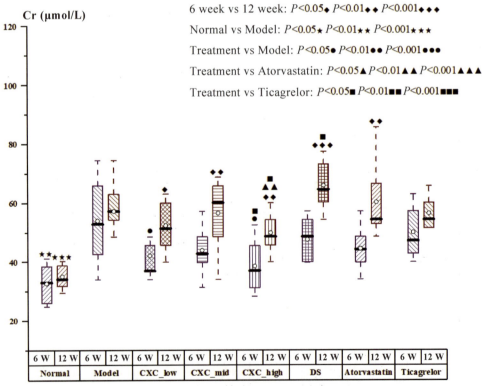

图 2-10 大鼠血清 Cr 变化情况

鼠与12周模型大鼠无统计学差异。大鼠造模6周后，复方血栓通胶囊低、高剂量能够显著抑制Cr的升高（$P<0.05$、$P<0.05$）；丹参破壁饮片组、阿托伐他汀组、替格瑞洛组与模型组相比均无统计学差异；与化药阳性对照组相比，复方血栓通胶囊高剂量组对Cr的抑制作用显著强于替格瑞洛组（$P<0.05$）。大鼠造模12周后，复方血栓通胶囊低、中、高剂量组，丹参破壁饮片组，阿托伐他汀组，替格瑞洛组与模型组相比均无统计学差异；与化药阳性对照组相比，复方血栓通胶囊高剂量组对Cr的抑制作用显著强于阿托伐他汀组（$P<0.01$）、替格瑞洛组（$P<0.05$）。6周造模大鼠和12周造模大鼠相比，复方血栓通胶囊低、中、高剂量组，丹参破壁饮片组，阿托伐他汀组Cr含量前者显著低于后者（$P<0.05$、$P<0.01$、$P<0.01$、$P<0.001$、$P<0.01$），替格瑞洛组二者无统计学差异，表明复方血栓通胶囊低、中、高剂量，丹参破壁饮片，阿托伐他汀连续给药处理12周对Cr的抑制作用并不明显，且显著高于6周前对应的Cr含量。

10. 大鼠血清UA变化情况

各处理组大鼠血清UA变化情况见图2-11。结果表明：6周造模、12周造模后大鼠相比正常对照组大鼠UA均显著升高（$P<0.05$、$P<0.001$），其中12周模

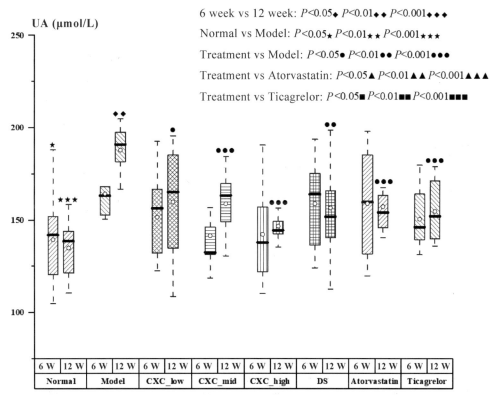

图2-11 大鼠血清UA变化情况

型大鼠 UA 显著高于 6 周模型大鼠（$P<0.01$）。大鼠造模 6 周后，复方血栓通胶囊低、中、高剂量组，丹参破壁饮片组，阿托伐他汀组，替格瑞洛组与模型组 UA 相比均无统计学差异；与化药阳性对照组相比，复方血栓通胶囊低、中、高剂量组，丹参破壁饮片组对 UA 的抑制作用与阿托伐他汀组，替格瑞洛组均无统计学差异。大鼠造模 12 周后，复方血栓通胶囊低、中、高剂量均能够显著抑制 UA 的升高（$P<0.05$、$P<0.001$、$P<0.001$）；丹参破壁饮片、阿托伐他汀、替格瑞洛均能够显著抑制 UA 的升高（$P<0.01$、$P<0.001$、$P<0.001$）；与化药阳性对照组相比，复方血栓通胶囊低、中、高剂量组，丹参破壁饮片组对 UA 的抑制作用与阿托伐他汀组，替格瑞洛组均无统计学差异。大鼠 6 周造模和 12 周造模相比，复方血栓通胶囊低、中、高剂量组，丹参破壁饮片组，阿托伐他汀组，替格瑞洛组 UA 含量二者均无统计学差异，表明上述药物连续给药处理 12 周可显著降低 UA 含量，且与 6 周前对应的 UA 含量无显著差异。

11. 大鼠血清 T-AOC 变化情况

各处理组大鼠血清 T-AOC 变化情况见图 2-12。结果表明：6 周造模、12 周造模后大鼠相比正常对照组大鼠 T-AOC 均显著降低（$P<0.001$、$P<0.001$），其中

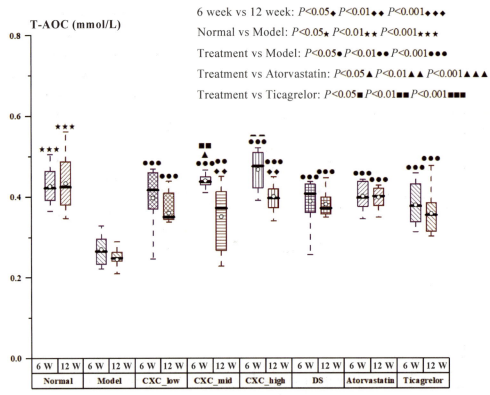

图 2-12　大鼠血清 T-AOC 变化情况

6 周模型大鼠与 12 周模型大鼠无统计学差异。大鼠造模 6 周后，复方血栓通胶囊低、中、高剂量均能够显著抑制 T-AOC 的降低（$P < 0.001$、$P < 0.001$、$P < 0.001$）；丹参破壁饮片、阿托伐他汀、替格瑞洛均能够显著抑制 T-AOC 的降低（$P < 0.001$、$P < 0.001$、$P < 0.001$）；与化药阳性对照组相比，复方血栓通胶囊中、高剂量组提升 T-AOC 的作用显著强于阿托伐他汀组（$P < 0.05$、$P < 0.01$）、替格瑞洛组（$P < 0.01$、$P < 0.001$）。大鼠造模 12 周后，复方血栓通胶囊低、中、高剂量均能够显著抑制 T-AOC 的降低（$P < 0.001$、$P < 0.01$、$P < 0.001$）；丹参破壁饮片、阿托伐他汀、替格瑞洛均能够显著抑制 T-AOC 的降低（$P < 0.001$、$P < 0.001$、$P < 0.001$）；与化药阳性对照组相比，复方血栓通胶囊低、中、高剂量组，丹参破壁饮片组提升 T-AOC 的作用与阿托伐他汀组，替格瑞洛组均无统计学差异。6 周造模大鼠和 12 周造模大鼠相比，复方血栓通胶囊中、高剂量组 T-AOC 前者显著高于后者（$P < 0.01$、$P < 0.01$），其余各组二者无统计学差异，表明复方血栓通胶囊中、高剂量连续给药处理 12 周可显著降低 T-AOC，但仍显著高于 6 周前对应的 T-AOC。

12. 大鼠血清 MDA 变化情况

各处理组大鼠血清 MDA 变化情况见图 2-13。结果表明：6 周造模、12 周造模后大鼠相比正常对照组大鼠 MDA 均显著升高（$P < 0.001$、$P < 0.001$），其中 6 周模型大鼠与 12 周模型大鼠无统计学差异。大鼠造模 6 周后，复方血栓通胶囊低、中、高剂量均能够显著抑制 MDA 的升高（$P < 0.001$、$P < 0.001$、$P < 0.001$）；丹参破壁饮片、阿托伐他汀、替格瑞洛均能够显著抑制 MDA 的升高（$P < 0.001$、$P < 0.001$、$P < 0.001$）；与化药阳性对照组相比，复方血栓通胶囊低、中、高剂量组，丹参破壁饮片组对 MDA 的抑制作用与阿托伐他汀组，替格瑞洛组均无统计学差异。大鼠造模 12 周后，复方血栓通胶囊低、中、高剂量均能够显著抑制 MDA 的升高（$P < 0.001$、$P < 0.001$、$P < 0.001$）；丹参破壁饮片、阿托伐他汀、替格瑞洛均能够显著抑制 MDA 的升高（$P < 0.001$、$P < 0.001$、$P < 0.001$）；与化药阳性对照组相比，复方血栓通胶囊低、中、高剂量组，丹参破壁饮片组对 MDA 的抑制作用与阿托伐他汀组，替格瑞洛组均无统计学差异。6 周造模大鼠和 12 周造模大鼠相比，复方血栓通胶囊高剂量组 MDA 含量前者显著低于后者（$P < 0.05$），其余各组二者均无统计学差异，表明复方血栓通胶囊高剂量连续给药处理 12 周可显著降低 MDA 含量，但仍显著高于 6 周前对应的 MDA 含量。

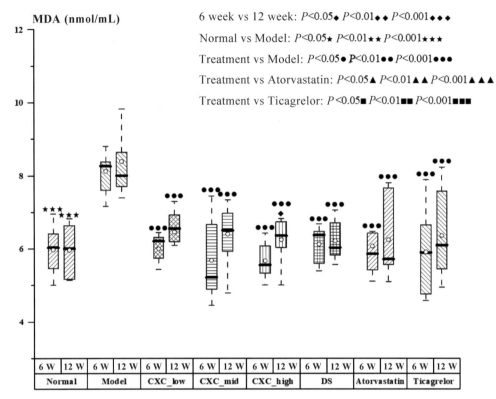

图 2-13 大鼠血清 MDA 变化情况

(三) 基于 TOPSIS 的综合药效评价

基于 TOPSIS 方法各处理组对模型综合改善情况见表 2-8。造模 6 周的全部药物处理组大鼠机体综合改善情况强于造模 12 周的；在造模 6 周后，各给药组恢复情况为：复方血栓通胶囊高剂量组 > 复方血栓通胶囊中剂量组 > 阿托伐他汀组 > 替格瑞洛组 > 复方血栓通胶囊低剂量组 > 丹参破壁饮片组；在造模 12 周后，各给药组恢复情况为，复方血栓通胶囊高剂量组 > 替格瑞洛组 > 阿托伐他汀组 > 复方血栓通胶囊中剂量组 > 丹参破壁饮片组 > 复方血栓通胶囊低剂量组；在造模 12 周后，各给药组对机体的改善仍未达到 6 周前对应各组的水平，但全部强于造模 6 周的模型大鼠。结果表明：复方血栓通胶囊高剂量作用下的综合改善作用显著优于其他阳性对照药物；随着给药时间延长至 12 周，药物对机体均能够体现出改善作用，但由于在给药同时伴随造模处理，各组药物的治疗作用尚未完全恢复至对应 6 周前的水平。

表2-8　各处理组对模型的综合改善情况（TOPSIS分数）

Groups	Distance_best	Distance_worst	Proximity	Rank
Normal_6	0.0503	0.0020	0.0376	1
Normal_12	0.0474	0.0047	0.0900	2
CXC_high_6	0.0480	0.0062	0.1147	3
CXC_mid_6	0.0395	0.0127	0.2434	4
Atorvastatin_6	0.0381	0.0144	0.2749	5
Ticagrelor_6	0.0362	0.0171	0.3202	6
CXC_low_6	0.0350	0.0177	0.3357	7
DS_6	0.0341	0.0189	0.3566	8
CXC_high_12	0.0318	0.0212	0.3994	9
Ticagrelor_12	0.0289	0.0252	0.4659	10
Atorvastatin_12	0.0270	0.0284	0.5128	11
CXC_mid_12	0.0260	0.0278	0.5172	12
DS_12	0.0254	0.0320	0.5581	13
CXC_low_12	0.0216	0.0316	0.5934	14
Model_6	0.0153	0.0392	0.7184	15
Model_12	0.0057	0.0494	0.8972	16

注：Proximity = distance_worst /（distance_best + distance_worst）。

（四）小结

大鼠高脂饲喂6周结合心肌缺血造模后（以下简称6周造模）、高脂饲喂12周结合心肌缺血造模后（以下简称12周造模），药效学考察指标NT-PROBNP、CTN-T、HBDH、LDH、PAF、hs-CRP、ALT、AST、Cr、UA、T-AOC、MDA，与对应正常组大鼠相比，全部发生显著变化，表明模型组大鼠在心脏功能、血管炎症、血液凝滞、肝肾功能、氧化应激等方面出现明显紊乱。其中，药效学考察指标NT-PROBNP、HBDH、ALT、AST、UA，12周造模大鼠显著高于6周造模大鼠，表明高脂饲喂时间的延长，对大鼠心力衰竭、肝肾功能损伤具有显著影响；其余药效学考察指标CTN-T、LDH、PAF、hs-CRP、Cr、T-AOC、MDA，主要反映心肌缺血造模急性应激导致的损伤，因此12周造模大鼠与6周造模大鼠均采用相同的心肌缺血造模方法，因此二者无统计学差异。

复方血栓通胶囊给药后大鼠与6周造模大鼠相比，对于药效学考察指标NT-PROBNP、HBDH、LDH、PAF、hs-CRP、AST、T-AOC、MDA，复方血栓通胶囊低、中、高剂量均能够发挥显著改善作用；对于指标CTN-T、ALT、Cr，复方血栓通胶囊高剂量条件下具有显著作用；对于指标 UA，复方血栓通胶囊 3 个剂量组均未发现显著改善作用。复方血栓通胶囊与阳性对照药物相比，对 PAF、hs-CRP、T-AOC 的改善作用均显著强于阿托伐他汀、替格瑞洛；对 ALT、AST 的抑制作用均显著强于阿托伐他汀；对 NT-PROBNP、Cr 的抑制作用均显著强于替格瑞洛组；对 CTN-T、HBDH、LDH、UA、MDA 的抑制作用无统计学差异。复方血栓通胶囊给药后大鼠与 12 周造模大鼠相比，对于药效学考察指标 NT-PROBNP、CTN-T、HBDH、LDH、PAF、AST、UA、T-AOC、MDA，复方血栓通胶囊低、中、高剂量均能够发挥显著改善作用；对于指标 hs-CRP、ALT，复方血栓通胶囊高剂量条件下具有显著作用；对于指标 Cr，复方血栓通胶囊 3 个剂量组均未发现显著改善作用。复方血栓通胶囊与阳性对照药物相比，对 LDH、ALT、AST 的抑制作用均显著强于阿托伐他汀；对 Cr 的抑制作用均显著强于替格瑞洛组；对 NT-PROBNP、CTN-T、HBDH、PAF、hs-CRP、UA、T-AOC、MDA 的抑制作用无统计学差异。结果表明：复方血栓通胶囊长期给药，能够显著改善模型大鼠的心脏功能、血管炎症、血液凝滞、肝脏损伤、氧化应激，且在肝脏损伤修复、血管炎症及氧化应激调节等方面显著优于阿托伐他汀、替格瑞洛，具有良好的用药安全性。此外，复方血栓通胶囊长期给药对肾脏功能的调控方面，虽未显示出明显作用，但均显著优于同时给药的阿托法他汀、替格瑞洛。

复方血栓通胶囊给药自身对照（6 周造模给药与 12 周造模给药），药效学考察指标 CTN-T、LDH、UA，复方血栓通胶囊给药自身对照无显著性差异；指标 NT-PROBNP、HBDH、PAF、hs-CRP、ALT、AST、T-AOC、MDA，复方血栓通胶囊连续给药 12 周组与模型组相比具有显著作用，但仍高于 6 周前自身对应的含量。阳性药丹参破壁饮片对 NT-PROBNP、HBDH、AST，阿托伐他汀对 NT-PROBNP、HBDH、LDH、hs-CRP、AST，替格瑞洛对 ALT、AST，其连续给药 12 周与模型组相比具有显著作用，但仍高于 6 周前自身对应的含量。结果表明：药物给药时间延长至 12 周对机体的改善作用能够进一步加强，但由于伴随造模处理，相应治疗作用尚未完全恢复至对应 6 周前的水平。

第三节 本章小结

本章基于网络药理学技术，对复方血栓通胶囊所含化合物及 113 个心血管相关靶标进行了计算机模拟分子对接，共筛选出 60 个潜在作用靶标，分别为 ACE2、PDE4C、FAP、F13A、GABRA1、JUN、AKR1C2、MAOA、TGFB1、MMP9、NOS2、

DPP4、PDE1C、TPO、DNMT1、SERPINC1、KCNK1、CKB、PPARD、AGTR1、NPR1、EGFR、MAOB、MK10、ACE、AGT、ANPEP、KCNK4、PTGIS、ITB2、PLG、KPCE、HRH1、AKR1C1、CHRM2、SERPIND1、THBD、PDE4A、PDE5A、FOLH1、HDAC2、PPARG、THRA、CDK、PAH、HMGCR、ACES、MMP2、NFKB1、NT5、F12、F3、F7A、F8、FGA、PDE4D、F2R、GP6、SERPINA5、GCR。这些靶标功能主要集中在炎症反应17个（包括血管炎症3个、血栓斑块3个），凝血、抗凝、纤溶、血小板系统14个，心脏功能5个，血压调控5个，能量及糖脂代谢5个，神经、肿瘤及其他功能9个；在此基础上，建立了大鼠高脂饲喂结合心肌缺血整体动物模型，并开展了复方血栓通胶囊的系统药效学考察，确证了复方血栓通胶囊长期给药能够发挥良好的心血管保护作用，且与筛选的生物靶标功能相一致，主要体现在改善心脏功能、抑制血管炎症、降低血液黏滞、修复肝肾损伤、调控氧化应激等方面，尤其在肝肾功能、炎症、氧化等方面，复方血栓通胶囊相较于阿托伐他汀、替格瑞洛，用药安全性良好，具有明显优势。

第三章 复方血栓通胶囊心血管保护作用与肠道微生态相关性分析

第一节 复方血栓通胶囊对肠道微生态的关键作用及机制

【实验材料】

（一）仪器设备

万分之一电子天平（Sartorius BP211D）；涡旋振荡器（Scientific Industries, Vortex - Genie 2）；超低温冰箱（海尔 BCD - 568W）；冷冻离心机（Eppendorf 5430R, TD5A - WS）。

（二）试剂

异氟烷（保龄富锦生技股份有限公司，批号：4900 - 1606）；垂体后叶素注射液（哈尔滨市中大兽药有限责任公司，批号：20180104）；戊巴比妥钠（德国默克，批号：17018）。

（三）药品

同本书第二章第二节。

（四）动物、饲料、环境

动物、饲料同本书第二章第二节。

环境：动物饲养于广东省医学实验动物中心 SPF 级动物房，实验动物使用许可证号：SYXK（粤）2018 - 0002，动物实验证明编号：00184490。动物饲养条件：群养，5 只/笼；饲养温度与湿度：20～26 ℃，40%～70%，采用 12 h : 12 h 昼夜间断照明；饲养室条件始终保持稳定，以保证试验结果的可靠性。

【实验部分】

（一）造模

80 只大鼠随机分为正常对照组、模型对照组、复方血栓通胶囊低剂量组、复方血栓通胶囊中剂量组、复方血栓通胶囊高剂量组、丹参破壁饮片阳性对照组、替格瑞洛阳性对照组、阿托伐他汀阳性对照组，10 只/组。除正常对照组饲喂正常饲料外，其余组别均饲喂高脂饲料。高脂饲喂造模 6 周后，每组大鼠随机选取 5 只，除正常组大鼠外，其余大鼠注射垂体后叶素注射液[28]（20 IU/kg），连续 2 天；剩余大鼠继续高脂饲喂，12 周后，除正常组大鼠外，剩余大鼠注射垂体后叶素注射液（20 IU/kg），连续 2 天。

（二）给药

各组大鼠造模第 1 天开始给药：复方血栓通胶囊低剂量组 380 mg/kg、复方血栓通胶囊中剂量组 760 mg/kg、复方血栓通胶囊高剂量组 1520 mg/kg、丹参破壁饮片阳性对照组 800 mg/kg、替格瑞洛阳性对照组 16 mg/kg、阿托伐他汀阳性对照组 7 mg/kg，正常对照组和模型对照组给予等体积的生理盐水，给药体积为 10 mL/kg，给药频率为 1 次/天，连续 12 周。

（三）取样及检测

各组大鼠在高脂饲喂 6 周、高脂饲喂 12 周时，分别采集粪便，每只大鼠 1～2 g，用于 16S rDNA 测序，分析动物肠道微生态变化。主要包括：对原始测序序列进行过滤、双端拼接，得到优化序列（Tags）；将优化序列进行聚类，划分 OTU，并根据 OTU 的序列组成得到其物种分类；基于 OTU 分析结果，对样品在门、纲、目、科、属、种上进行分类学分析；通过 Alpha 多样性分析研究单个样品内部的物种多样性，统计各样品在 97% 相似度水平下的 Ace、Chao1、Shannon 及 Simpson 指数，绘制样品稀释曲线及等级丰度曲线；通过 Beta 多样性分析比较不同样品在物种多样性方面（群落组成及结构）存在的差异大小；通过组间差异显著性分析在不同组间寻找具有统计学差异的关键菌种 Biomarker；通过 16S rDNA 功能基因预测分析，对样品进行基因功能预测并计算功能基因丰度。

实验结束后，动物行麻醉脱颈处死，其尸体统一无害化处理。

（四）数据处理

肠道微生态 16S rDNA 测序数据分析，在百迈克 BMKCloud 生物云计算平台完成。在差异 OTU（Valcano）、差异 Species（Valcano）分析中，筛选条件：纵坐标为差异变化倍数，差异变化倍数 2 倍以上或 1/2 以下，即 Log_2 值大于 1 或小于 -1；横坐标表征 OTU 平均丰度，若 OTU 丰度值不为 0，则横坐标为丰度值乘以 10^6 再取 Log_{10} 值；若 OTU 丰度值为 0，则横坐标为 0。

在差异 Species（Manhattan）分析中，采用 Metastats 分析法，对各组 Species 丰度进行 T 检验得到 P 值，并对 P 值进行校正得到 Q 值，最后根据 P 值（或 Q 值）筛选出导致两组样品组成差异 Species，默认 $P \geq 0.05$。筛选条件：纵坐标表征差异显著性，P 值小于 0.01，即 Log_{10} 值大于 2，认为具有显著差异；横坐标为全部 Species，按 Order 进行分类。Species 丰度，若 Species 丰度值不为 0，则采用平均丰度

值乘以 10^6 再取 Log_{10} 值表示；若 Species 丰度值为 0，则直接用 0 表示。

计量数据用均值 ± 标准差表示，应用 SPSS 21.0 软件进行统计分析。计量资料数据若方差齐或经转换后方差齐，则采用 ANOVA 分析，组间比较用 LSD 法；若数据经转换后方差仍不齐，采用秩和检验进行统计分析。检验水平 $\alpha = 0.05$ 或 0.01。

【实验结果】

肠道微生态 16S rDNA 测序得到 424 个 OTU（详见附录 OTU_Taxonomy）。肠道菌群 Phylum 分布及 Shannon 指数曲线见图 3-1。

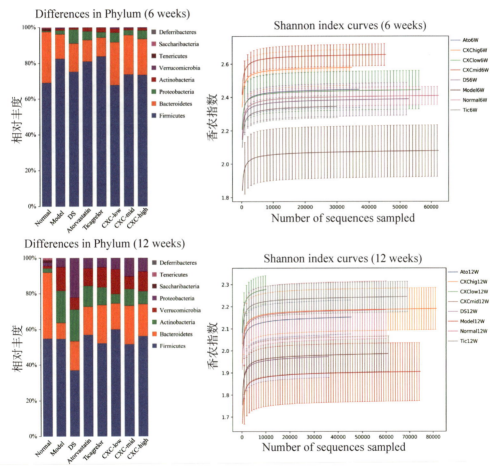

图 3-1　各处理组肠道菌群 Phylum 分布及 Shannon 指数曲线

大鼠造模 6 周后，肠道菌群多样性显著降低，复方血栓通胶囊低、中、高剂量给药均能够显著提升肠道菌群多样性，维持肠道微生态平衡。阳性对照药物丹参破壁饮片、阿托伐他汀、替格瑞洛给药能够在一定程度上恢复肠道菌群多样性，作用效果弱于复方血栓通胶囊。大鼠造模 12 周后，肠道菌群多样性显著降低，复方血栓通胶囊高剂量、阿托伐他汀、替格瑞洛给药对肠道菌群多样性显示出显著改善作用，复方血栓通胶囊中剂量、丹参破壁饮片给药能够在一定程度上恢复肠道菌群多样性，作用效果较弱。结果表明，复方血栓通胶囊能够显著改善大鼠肠道菌群多样性失衡状态，作用效果强于阳性对照药物丹参破壁饮片、阿托伐他汀、替格瑞洛；随着给药时间的延长，阿托伐他汀、替格瑞洛对肠道菌群的作用增强，可能由其对机体脂质代谢、循环系统的保护作用对肠道微生态起到正向调控作用所致。

大鼠造模 6 周后，厚壁菌门/拟杆菌门比例显著增加（$P<0.05$），变形菌门丰度与防线菌门丰度有一定程度的增加；复方血栓通胶囊低、中、高剂量给药均能够显著改善厚壁菌门/拟杆菌门比例的异常升高（$P<0.05$），丹参破壁饮片具有一定的抑制厚壁菌门/拟杆菌门比例升高的作用，阿托伐他汀、替格瑞洛给药均未能改善厚壁菌门/拟杆菌门比例的异常升高；各给药组对变形菌门丰度及放线菌门丰度无明显影响。大鼠造模 12 周后，肠道微生态发生显著变化，体现在拟杆菌门丰度显著降低，厚壁菌门/拟杆菌门比例显著升高，放线菌门、疣微菌门、变形菌门丰度显著升高；复方血栓通胶囊低、中、高剂量给药均能显著改善厚壁菌门/拟杆菌门比例的异常升高（$P<0.05$），且能够显著降低变形菌门的丰度（$P<0.05$），但对疣微菌门、变形菌门丰度无明显影响。丹参破壁饮片使厚壁菌门与疣微菌门丰度显著降低（$P<0.05$）、变形菌门丰度显著升高（$P<0.05$）。阿托伐他汀、替格瑞洛能够显著改善厚壁菌门/拟杆菌门比例的异常升高（$P<0.05$），但对放线菌门、疣微菌门、变形菌门丰度均无显著影响。结果表明，复方血栓通胶囊在改善肠道菌群多样性的同时，对肠道菌群物种的分布具有显著影响，从而起到维持肠道微生态平衡的作用。

（一）各处理组对肠道微生态的影响

各处理组与模型组差异 OTU 分析（Valcano）、差异 Species 分析（Valcano）见表 3-1、表 3-2、图 3-2，复方血栓通胶囊组与阳性对照组差异 OTU 分析（Valcano）见图 3-3。

表3-1 各处理组与模型组差异 OTU 分析（Valcano）

Groups	DOWN	NOT	UP
Model_vs_Normal_6	115	296	13
CXC low_vs _Model_6	10	396	18
CXC mid_vs _Model_6	10	374	40
CXC high_vs _Model_6	14	378	32
DS_vs _Model_6	8	385	31
Atorvastatin_vs _Model_6	2	391	31
Ticagrelor_vs _Model_6	8	386	30
Normal_vs _Model_12	96	321	7
CXC low_vs _Model_12	6	384	34
CXC mid_vs _Model_12	6	393	25
CXC high_vs _Model_12	4	354	66
DS_vs _Model_12	3	395	26
Atorvastatin_vs _Model_12	3	372	49
Ticagrelor_vs _Model_12	3	392	29

表3-2 各处理组与模型组差异 Species 分析（Valcano）

Groups	DOWN	NOT	UP
Model_vs _Normal_6	25	53	9
CXC low_vs _Model_6	2	75	10
CXC mid_vs _Model_6	3	65	19
CXC high_vs _Model_6	4	62	21
DS_vs _Model_6	2	73	12
Atorvastatin_vs _Model_6	1	74	12
Ticagrelor_vs _Model_6	2	76	9
Normal_vs _Model_12	30	51	6
CXC low_vs _Model_12	3	75	9
CXC mid_vs _Model_12	3	78	6
CXC high_vs _Model_12	3	64	20
DS_vs _Model_12	2	79	6
Atorvastatin_vs _Model_12	1	69	17
Ticagrelor_vs _Model_12	1	78	8

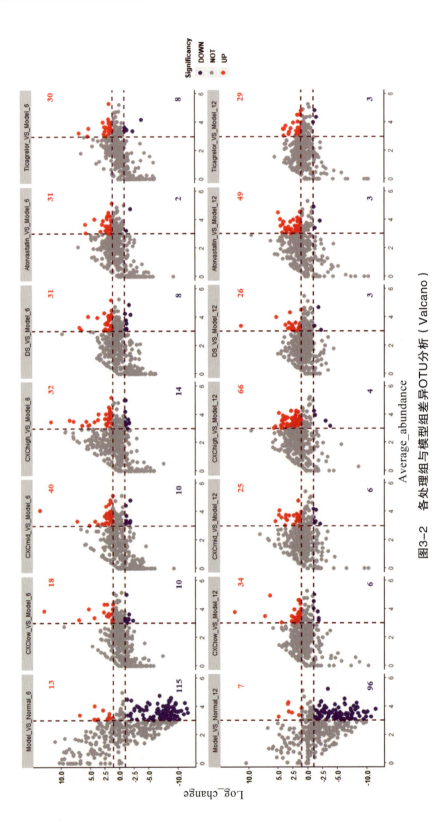

图3-2 各处理组与模型组差异OTU分析(Valcano)

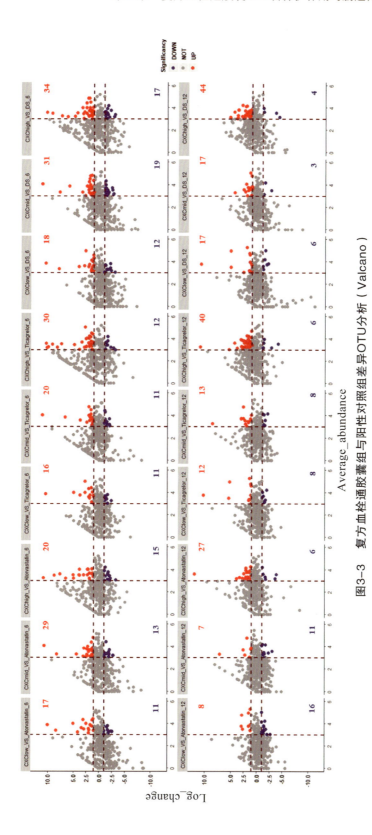

图3-3 复方血栓通胶囊组与阳性对照组差异OTU分析（Valcano）

大鼠造模 6 周后，模型组与正常组相比，OTU 丰度降低至 1/2 以下的 OTU 种类 115 个、升高 1 倍以上的 OTU 种类 13 个，Species 丰度降低至 1/2 以下的 Species 种类 25 个、升高 1 倍以上的 Species 种类 9 个；复方血栓通胶囊中、高剂量和丹参破壁饮片、阿托伐他汀、替格瑞洛给药作用相当，均能够显著升高造模导致的对应低丰度 OTU，数量约占 25%，作用较复方血栓通胶囊低剂量明显；复方血栓通胶囊低、中、高剂量给药能够显著降低造模导致的对应高丰度 OTU，数量约占 85%；丹参破壁饮片、替格瑞洛给药作用相当，弱于复方血栓通胶囊，强于阿托伐他汀；复方血栓通胶囊中、高剂量给药能够显著升高造模导致的对应低丰度 Species，数量约占 80%；复方血栓通胶囊低剂量、丹参破壁饮片、阿托伐他汀、替格瑞洛给药作用相当，升高对应低丰度 Species 数量约占 45%；复方血栓通胶囊高剂量给药能够显著降低造模导致的对应高丰度 Species，数量约占 50%；复方血栓通胶囊低、中剂量和丹参破壁饮片、替格瑞洛给药作用相当，弱于复方血栓通胶囊高剂量，强于阿托伐他汀。

大鼠造模 12 周后，模型组与正常组相比，OTU 丰度降低至 1/2 以下的 OTU 种类 96 个、升高 1 倍以上的 OTU 种类 7 个，Species 丰度降低至 1/2 以下的 Species 种类 30 个、升高 1 倍以上的 Species 种类 6 个；复方血栓通胶囊高剂量给药能够显著升高造模导致的对应低丰度 OTU，作用最强、数量约占 70%；阿托伐他汀给药作用其次，升高对应低丰度 OTU 数量约占 50%；复方血栓通胶囊低、中剂量和丹参破壁饮片、替格瑞洛给药作用相当，数量约占 30%；复方血栓通胶囊低、中、高剂量给药能够显著降低造模导致的对应高丰度 OTU，数量约占 80%；丹参破壁饮片、阿托伐他汀、替格瑞洛给药作用相当，弱于复方血栓通胶囊；复方血栓通胶囊高剂量给药能够显著升高造模导致的对应低丰度 Species，作用最强、数量约占 70%，阿托伐他汀给药作用次之，升高对应低丰度 Species 数量约占 50%；复方血栓通胶囊低、中剂量和丹参破壁饮片、替格瑞洛给药作用相当，数量约占 25%；复方血栓通胶囊低、中、高剂量给药能够显著降低造模导致的对应高丰度 Species，数量约占 50%；丹参破壁饮片、阿托伐他汀、替格瑞洛给药作用相当，弱于复方血栓通胶囊。

大鼠造模 6 周或造模 12 周，肠道微生态均处于明显的失衡状态，复方血栓通胶囊给药能够显著改善肠道菌群 OTU、Species 水平上的异常失衡变化，修复程度可高达 80%，对肠道微生态的调控作用明显优于阳性对照药物丹参破壁饮片、阿托伐他汀、替格瑞洛。

复方血栓通胶囊与阳性对照差异 OTU 分析（Valcano）、差异 Species 分析（Valcano）见表 3-3、表 3-4、图 3-4、图 3-5。

复方血栓通胶囊给药 6 周，与阳性对照药物丹参破壁饮片、阿托伐他汀、替格瑞洛给药 6 周相比，具有显著丰度差异 OTU、Species 约占整个肠道菌群的 8%，主要体现在对 OTU、Species 丰度的上调方面，并且随着复方血栓通胶囊剂量的增加，其与阳性对照药物之间的差异变大。

表 3-3 复方血栓通胶囊组与阳性对照组差异 OTU 分析（Valcano）

Groups	DOWN	NOT	UP
CXC low_vs _Atorvastatin_6	11	396	17
CXC mid_vs _Atorvastatin_6	13	382	29
CXC high_vs _Atorvastatin_6	15	389	20
CXC low_vs _Atorvastatin_12	16	400	8
CXC mid_vs _Atorvastatin_12	11	406	7
CXC high_vs _Atorvastatin_12	6	391	27
CXC low_vs _Ticagrelor_6	11	397	16
CXC mid_vs _Ticagrelor_6	11	393	20
CXC high_vs _Ticagrelor_6	12	382	30
CXC low_vs _Ticagrelor_12	8	404	12
CXC mid_vs _Ticagrelor_12	8	403	13
CXC high_vs _Ticagrelor_12	6	378	40
CXC low_vs _DS_6	12	394	18
CXC mid_vs _DS_6	19	374	31
CXC high_vs _DS_6	17	373	34
CXC low_vs _DS_12	6	401	17
CXC mid_vs _DS_12	3	404	17
CXC high_vs _DS_12	4	376	44

表 3-4 复方血栓通胶囊组与阳性对照组差异 Species 分析（Valcano）

Groups	DOWN	NOT	UP
CXC low_vs _Atorvastatin_6	4	76	7
CXC mid_vs _Atorvastatin_6	7	72	8
CXC high_vs _Atorvastatin_6	5	73	9
CXC low_vs _Atorvastatin_12	7	76	4
CXC mid_vs _Atorvastatin_12	7	76	4
CXC high_vs _Atorvastatin_12	2	79	6
CXC low_vs _Ticagrelor_6	3	76	8
CXC mid_vs _Ticagrelor_6	2	73	12
CXC high_vs _Ticagrelor_6	5	67	15
CXC low_vs _Ticagrelor_12	3	79	5
CXC mid_vs _Ticagrelor_12	2	79	6
CXC high_vs _Ticagrelor_12	3	69	15

续上表

Groups	DOWN	NOT	UP
CXC low_vs _DS_6	1	80	6
CXC mid_vs _DS_6	6	70	11
CXC high_vs _DS_6	8	62	17
CXC low_vs _DS_12	4	78	5
CXC mid_vs _DS_12	2	80	5
CXC high_vs _DS_12	3	70	14

复方血栓通胶囊给药12周，其低、中剂量与阳性对照药物丹参破壁饮片、阿托伐他汀、替格瑞洛相比具有显著丰度差异的OTU、Species约占整个肠道菌群的5%，高剂量与阳性对照药物相比约占10%，主要体现在对OTU、Species丰度的上调方面。结果表明：复方血栓通胶囊与阳性对照药物相比，肠道菌群OTU、Species丰度存在一定差异，且随着给药时间、给药剂量的增加，差异越发明显。

（二）肠道微生态中影响复方血栓通胶囊药效关键菌种及其功能分析

基于Metastasis显著性差异分析，各处理组与模型组差异Species分析（Manhattan）见表3-5、表3-6、图3-6。

大鼠造模6周后，模型组与正常组相比，共有41个Species发生显著变化（$P<0.01$），最主要集中在梭菌目（占比63.4%），其次是拟杆菌目（占比12.1%）、丹毒丝菌目（占比4.9%）；复方血栓通胶囊、丹参破壁饮片、替格瑞洛给药均体现出对梭菌目的显著调控作用（$P<0.01$、$P<0.01$、$P<0.01$），效果强于阿托伐他汀；复方血栓通胶囊、丹参破壁饮片、阿托伐他汀、替格瑞洛均对拟杆菌目无显著影响。大鼠造模12周后，模型组与正常组相比，共有40个Species发生显著变化（$P<0.01$），最主要集中在梭菌目（占比50%），其次是丹毒丝菌目（占比17.5%）、红蝽菌目（占比7.5%）、拟杆菌目（占比5%）；复方血栓通胶囊对模型组Species的异常变化具有显著的调控作用，效果最强，主要集中在梭菌目，同时可调控毒丝菌目、拟杆菌目；阿托伐他汀、替格瑞洛对梭菌目具有一定的调控作用，丹参破壁饮片对模型组Species的异常变化无显著影响。

结果表明：高脂饲喂对大鼠体内肠道菌群具有显著影响，主要体现在梭菌目的异常改变，复方血栓通胶囊能够显著调控高脂饲喂导致的梭菌目变化，其作用明显强于阳性对照药物丹参破壁饮片、阿托伐他汀、替格瑞洛，且随着给药时间的延长而增强。同时，复方血栓通胶囊能够在一定程度上调控拟杆菌目、丹毒丝菌目，进一步改善肠道菌群的失衡状态。

复方血栓通胶囊与阳性对照药物的差异Species分析（Manhattan）见表3-7、表3-8、图3-7。

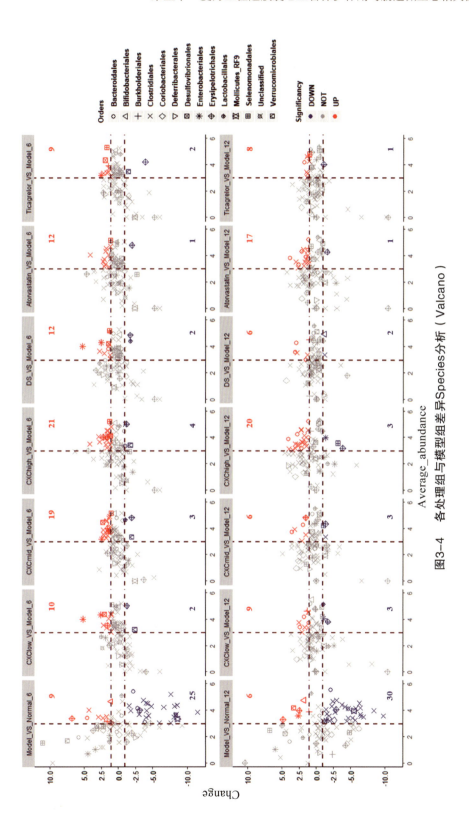

图3-4 各处理组与模型组差异Species分析（Valcano）

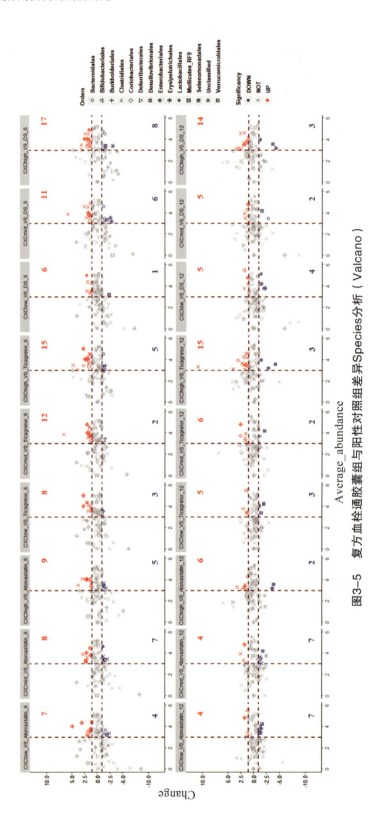

图3-5 复方血栓通胶囊组与阳性对照组差异Species分析（Valcano）

表 3-5 各处理组与模型组差异 Species 分析（Manhattan）

Orders	Species	P values	Groups	Log_{10}（Abundance×10^6）
Bacteroidales	uncultured_bacterium_f_Bacteroidales_S24-7_group	0.000999	Model_6	5.4216
Bacteroidales	uncultured_bacterium_g_Alistipes	0.000999	Model_6	3.1102
Bacteroidales	uncultured_bacterium_g_Alloprevotella	0.00699	Model_6	4.1607
Bacteroidales	uncultured_bacterium_g_Bacteroides	0.003	Model_6	3.4459
Bacteroidales	uncultured_bacterium_g_Parabacteroides	0.000999	Model_6	1.9602
Burkholderiales	uncultured_bacterium_g_Parasutterella	0.00799	Model_6	3.1344
Clostridiales	uncultured_bacterium_g_[Eubacterium]_nodatum_group	0.000999	Model_6	3.4210
Clostridiales	uncultured_bacterium_g_[Eubacterium]_xylanophilum_group	0.000999	Model_6	4.2007
Clostridiales	uncultured_bacterium_g_[Ruminococcus]_torques_group	0.000999	Model_6	1.8579
Clostridiales	uncultured_bacterium_g_Anaerofilum	0.00899	Model_6	2.0916
Clostridiales	uncultured_bacterium_g_Blautia	0.005	Model_6	3.4037
Clostridiales	uncultured_bacterium_g_Coprococcus_1	0.000999	Model_6	3.9653
Clostridiales	uncultured_bacterium_g_Defluviitaleaceae_UCG-011	0.00999	Model_6	2.8627
Clostridiales	uncultured_bacterium_g_Family_XIII_UCG-001	0.000999	Model_6	2.8091
Clostridiales	uncultured_bacterium_g_Flavonifractor	0.000999	Model_6	0.0000
Clostridiales	uncultured_bacterium_g_Intestinibacter	0.000999	Model_6	4.0128
Clostridiales	uncultured_bacterium_g_Lachnoclostridium	0.000999	Model_6	3.4688
Clostridiales	uncultured_bacterium_g_Lachnospiraceae_NK4A136_group	0.000999	Model_6	5.1912
Clostridiales	uncultured_bacterium_g_Lachnospiraceae_UCG-001	0.000999	Model_6	3.4724
Clostridiales	uncultured_bacterium_g_Lachnospiraceae_UCG-006	0.000999	Model_6	3.0332

续上表

Orders	Species	P values	Groups	Log_{10} (Abundance $\times 10^6$)
Clostridiales	uncultured_bacterium_g_Oscillibacter	0.002	Model_6	2.4923
Clostridiales	uncultured_bacterium_g_Roseburia	0.000999	Model_6	4.4955
Clostridiales	uncultured_bacterium_g_Ruminiclostridium_5	0.000999	Model_6	4.5502
Clostridiales	uncultured_bacterium_g_Ruminiclostridium_6	0.000999	Model_6	4.2752
Clostridiales	uncultured_bacterium_g_Ruminiclostridium_9	0.002	Model_6	3.6722
Clostridiales	uncultured_bacterium_g_Ruminococcaceae_UCG-003	0.000999	Model_6	2.7000
Clostridiales	uncultured_bacterium_g_Ruminococcaceae_UCG-013	0.000999	Model_6	4.3834
Clostridiales	uncultured_bacterium_g_Ruminococcaceae_UCG-014	0.000999	Model_6	4.7351
Clostridiales	uncultured_bacterium_g_Ruminococcus_1	0.00599	Model_6	3.5744
Clostridiales	uncultured_bacterium_g_Ruminococcus_2	0.000999	Model_6	3.5773
Clostridiales	uncultured_bacterium_g_Tyzzerella	0.000999	Model_6	2.8144
Clostridiales	uncultured_rumen_bacterium	0.000999	Model_6	3.0092
Desulfovibrionales	uncultured_bacterium_g_Desulfovibrio	0.002	Model_6	2.8358
Enterobacteriales	Enterobacter_hormaechei	0.00699	Model_6	2.0682
Enterobacteriales	Proteus_mirabilis	0.000999	Model_6	0.6679
Erysipelotrichales	uncultured_bacterium_g_Faecalitalea	0.00899	Model_6	2.4358
Erysipelotrichales	uncultured_bacterium_g_Turicibacter	0.000999	Model_6	3.3572
Mollicutes_RF9	uncultured_bacterium_o_Mollicutes_RF9	0.000999	Model_6	3.3234
Selenomonadales	uncultured_bacterium_g_Phascolarctobacterium	0.000999	Model_6	1.5095
Unclassified	uncultured_bacterium_g_Candidatus_Saccharimonas	0.000999	Model_6	3.6642

续上表

Orders	Species	P values	Groups	Log_{10} (Abundance $\times 10^6$)
Verrucomicrobiales	uncultured_bacterium_g_Akkermansia	0.000999	Model_6	1.6817
Bacteroidales	uncultured_bacterium_f_Bacteroidales_S24 – 7_group	0.002	Model_12	5.5444
Bacteroidales	uncultured_bacterium_g_Parabacteroides	0.004	Model_12	1.6359
Clostridiales	uncultured_bacterium_f_Lachnospiraceae	0.000999	Model_12	4.6636
Clostridiales	uncultured_bacterium_f_Ruminococcaceae	0.000999	Model_12	4.3945
Clostridiales	uncultured_bacterium_g_[Eubacterium]_nodatum_group	0.000999	Model_12	3.5370
Clostridiales	uncultured_bacterium_g_[Eubacterium]_ruminantium_group	0.000999	Model_12	3.9475
Clostridiales	uncultured_bacterium_g_[Ruminococcus]_gauvreauii_group	0.000999	Model_12	2.5247
Clostridiales	uncultured_bacterium_g_Anaerovorax	0.000999	Model_12	2.8828
Clostridiales	uncultured_bacterium_g_Candidatus_Arthromitus	0.002	Model_12	2.4128
Clostridiales	uncultured_bacterium_g_Clostridium_sensu_stricto_1	0.000999	Model_12	3.5032
Clostridiales	uncultured_bacterium_g_Flavonifractor	0.000999	Model_12	1.2850
Clostridiales	uncultured_bacterium_g_Fusicatenibacter	0.003	Model_12	1.7628
Clostridiales	uncultured_bacterium_g_Lachnoclostridium	0.000999	Model_12	3.3808
Clostridiales	uncultured_bacterium_g_Lachnospiraceae_NK4A136_group	0.003	Model_12	4.7566
Clostridiales	uncultured_bacterium_g_Lachnospiraceae_UCG – 001	0.000999	Model_12	3.4687
Clostridiales	uncultured_bacterium_g_Marvinbryantia	0.000999	Model_12	3.1341
Clostridiales	uncultured_bacterium_g_Roseburia	0.000999	Model_12	4.5181
Clostridiales	uncultured_bacterium_g_Ruminiclostridium_6	0.003	Model_12	3.2173
Clostridiales	uncultured_bacterium_g_Ruminococcaceae_UCG – 009	0.00699	Model_12	2.4099

续上表

Orders	Species	P values	Groups	Log_{10} (Abundance $\times 10^6$)
Clostridiales	uncultured_bacterium_g_Ruminococcaceae_UCG-013	0.002	Model_12	4.1754
Clostridiales	uncultured_bacterium_g_Ruminococcaceae_UCG-014	0.000999	Model_12	4.1275
Clostridiales	uncultured_bacterium_g_Ruminococcus_1	0.000999	Model_12	3.6730
Coriobacteriales	uncultured_bacterium_f_Coriobacteriaceae	0.000999	Model_12	2.9347
Coriobacteriales	uncultured_bacterium_g_Enterorhabdus	0.000999	Model_12	3.2208
Coriobacteriales	uncultured_bacterium_g_Parvibacter	0.000999	Model_12	2.5883
Desulfovibrionales	uncultured_bacterium_g_Desulfovibrio	0.000999	Model_12	2.1987
Enterobacteriales	Proteus_mirabilis	0.000999	Model_12	1.0246
Enterobacteriales	uncultured_bacterium_g_Escherichia-Shigella	0.000999	Model_12	3.5692
Erysipelotrichales	uncultured_bacterium_f_Erysipelotrichaceae	0.000999	Model_12	3.9781
Erysipelotrichales	uncultured_bacterium_g_Allobaculum	0.003	Model_12	2.8282
Erysipelotrichales	uncultured_bacterium_g_Erysipelatoclostridium	0.000999	Model_12	1.4539
Erysipelotrichales	uncultured_bacterium_g_Erysipelotrichaceae_UCG-003	0.000999	Model_12	0.0000
Erysipelotrichales	uncultured_bacterium_g_Faecalibaculum	0.000999	Model_12	3.2628
Erysipelotrichales	uncultured_bacterium_g_Faecalitalea	0.00599	Model_12	1.3068
Erysipelotrichales	uncultured_bacterium_g_Turicibacter	0.002	Model_12	4.0430
Mollicutes_RF9	uncultured_bacterium_o_Mollicutes_RF9	0.000999	Model_12	3.9593
Selenomonadales	uncultured_bacterium_g_Phascolarctobacterium	0.002	Model_12	2.2816
Selenomonadales	uncultured_bacterium_g_Veillonella	0.000999	Model_12	2.4534
Unclassified	uncultured_bacterium_g_Candidatus_Saccharimonas	0.000999	Model_12	4.1291

续上表

Orders	Species	P values	Groups	Log_{10} (Abundance $\times 10^6$)
Verrucomicrobiales	uncultured_bacterium_g_Akkermansia	0.000999	Model_12	4.1606
Clostridiales	uncultured_bacterium_g_Blautia	0.003	CXC high_6	4.5220
Clostridiales	uncultured_bacterium_g_Coprococcus_1	0.00999	CXC high_6	3.2121
Clostridiales	uncultured_bacterium_g_Ruminiclostridium_5	0.002	CXC high_6	3.9711
Clostridiales	uncultured_bacterium_g_Ruminiclostridium_6	0.000999	CXC high_6	0.0000
Coriobacteriales	uncultured_bacterium_f_Coriobacteriaceae	0.00999	CXC high_6	3.7677
Erysipelotrichales	uncultured_bacterium_g_Erysipelatoclostridium	0.000999	CXC high_6	0.0000
Erysipelotrichales	uncultured_bacterium_g_Faecalibaculum	0.004	CXC high_6	2.9625
Clostridiales	uncultured_bacterium_g_[Ruminococcus]_torques_group	0.005	DS_6	2.1131
Clostridiales	uncultured_bacterium_g_Lachnospiraceae_UCG-001	0.000999	DS_6	0.0000
Clostridiales	uncultured_bacterium_g_Ruminiclostridium_6	0.000999	DS_6	0.0000
Clostridiales	uncultured_bacterium_g_Tyzzerella	0.0076	DS_6	1.0907
Desulfovibrionales	uncultured_bacterium_g_Desulfovibrio	0.005	DS_6	4.1991
Erysipelotrichales	uncultured_bacterium_g_Erysipelatoclostridium	0.000999	DS_6	0.0000
Selenomonadales	uncultured_bacterium_g_Phascolarctobacterium	0.003	DS_6	5.2085
Clostridiales	uncultured_bacterium_g_Coprococcus_1	0.00599	Atorvastatin_6	3.2841
Clostridiales	uncultured_bacterium_g_Ruminiclostridium_6	0.000999	Atorvastatin_6	0.0000
Erysipelotrichales	uncultured_bacterium_g_Erysipelatoclostridium	0.000999	Atorvastatin_6	0.0000
Clostridiales	uncultured_bacterium_g_[Ruminococcus]_torques_group	0.005	Ticagrelor_6	1.8662
Clostridiales	uncultured_bacterium_g_Coprococcus_1	0.00999	Ticagrelor_6	3.3450

续上表

Orders	Species	P values	Groups	Log$_{10}$ (Abundance × 10^6)
Clostridiales	uncultured_bacterium_g_Ruminiclostridium_5	0.003	Ticagrelor_6	3.7219
Clostridiales	uncultured_bacterium_g_Ruminiclostridium_6	0.000999	Ticagrelor_6	0.0000
Clostridiales	uncultured_bacterium_g_Ruminococcus_2	0.000999	Ticagrelor_6	0.0000
Erysipelotrichales	uncultured_bacterium_g_Erysipelatoclostridium	0.000999	Ticagrelor_6	4.1905
Erysipelotrichales	uncultured_bacterium_g_Turicibacter	0.002	Ticagrelor_6	5.3064
Selenomonadales	uncultured_bacterium_g_Phascolarctobacterium	0.000999	Ticagrelor_6	3.9088
Bacteroidales	uncultured_bacterium_g_Alloprevotella	0.000999	CXC high_12	2.6166
Clostridiales	uncultured_bacterium_f_Christensenellaceae	0.005	CXC high_12	3.8247
Clostridiales	uncultured_bacterium_f_Ruminococcaceae	0.003	CXC high_12	3.4754
Clostridiales	uncultured_bacterium_g_Anaerotruncus	0.004	CXC high_12	2.0702
Clostridiales	uncultured_bacterium_g_Anaerovorax	0.002	CXC high_12	2.9275
Clostridiales	uncultured_bacterium_g_Butyricicoccus	0.00599	CXC high_12	2.1465
Clostridiales	uncultured_bacterium_g_Defluviitaleaceae_UCG-011	0.00999	CXC high_12	1.4122
Clostridiales	uncultured_bacterium_g_Fusicatenibacter	0.005	CXC high_12	1.8851
Clostridiales	uncultured_bacterium_g_Intestinibacter	0.002	CXC high_12	2.5674
Clostridiales	uncultured_bacterium_g_Marvinbryantia	0.002	CXC high_12	2.9120
Clostridiales	uncultured_bacterium_g_Peptococcus	0.005	CXC high_12	2.7138
Clostridiales	uncultured_bacterium_g_Ruminiclostridium_6	0.005	CXC high_12	3.0385
Clostridiales	uncultured_bacterium_g_Ruminococcaceae_UCG-003	0.000999	CXC high_12	3.1746
Erysipelotrichales	uncultured_bacterium_g_Allobaculum	0.002	CXC high_12	

续上表

Orders	Species	P values	Groups	Log_{10} (Abundance $\times 10^6$)
Selenomonadales	uncultured_bacterium_g_Veillonella	0.002	CXC high_12	3.5461
Bacteroidales	uncultured_bacterium_g_Alloprevotella	0.00599	Atorvastatin_12	3.8476
Clostridiales	uncultured_bacterium_g_[Eubacterium]_ruminantium_group	0.003	Atorvastatin_12	2.7254
Clostridiales	uncultured_bacterium_g_Intestinibacter	0.002	Atorvastatin_12	2.2776
Clostridiales	uncultured_bacterium_g_Ruminococcaceae_UCG-013	0.002	Atorvastatin_12	3.0478
Clostridiales	uncultured_organism	0.00513	Atorvastatin_12	0.0000
Erysipelotrichales	uncultured_bacterium_f_Erysipelotrichaceae	0.002	Atorvastatin_12	4.2573
Erysipelotrichales	uncultured_bacterium_g_Erysipelotrichaceae_UCG-003	0.000999	Atorvastatin_12	0.0000
Clostridiales	uncultured_bacterium_g_[Eubacterium]_ruminantium_group	0.004	Ticagrelor_12	2.4872
Clostridiales	uncultured_bacterium_g_[Ruminococcus]_torques_group	0.000999	Ticagrelor_12	0.0000
Clostridiales	uncultured_bacterium_g_Anaerovorax	0.003	Ticagrelor_12	2.0738
Clostridiales	uncultured_bacterium_g_Butyricicoccus	0.00599	Ticagrelor_12	2.7558
Clostridiales	uncultured_bacterium_g_Papillibacter	0.000999	Ticagrelor_12	0.0000
Clostridiales	uncultured_bacterium_g_Ruminococcaceae_UCG-013	0.00699	Ticagrelor_12	2.9284
Erysipelotrichales	uncultured_bacterium_g_Erysipelotrichaceae_UCG-003	0.000999	Ticagrelor_12	0.0000

表 3-6 各处理组与模型组差异 Species 标注

Groups	Order1	Order2	Order3	Order4	Order5	Order6	Order7	Order8	Order9	Order10	Order11	Order12	Order13	Total
Model_6	5	1	26			1	2	2		1	1	1	1	41
CXC high_6			4	1				2						7
DS_6			4			1		1			1			7
Atorvastatin_6			2					1						3
Ticagrelor_6			5					2			1			8
Model_12	2		20	3		1	2	7		1	2	1	1	40
CXC high_12	1		12					1			1			15
DS_12														0
Atorvastatin_12	1		4					2						7
Ticagrelor_12			6					1						7

Order 1 ~ Order 13 respectively represent: Bacteroidales, Burkholderiales, Clostridiales, Coriobacteriales, Deferribacterales, Desulfovibrionales, Enterobacteriales, Erysipelotrichales, Lactobacillales, Mollicutes_RF9, Selenomonadales, Unclassified, and Verrucomicrobiales.

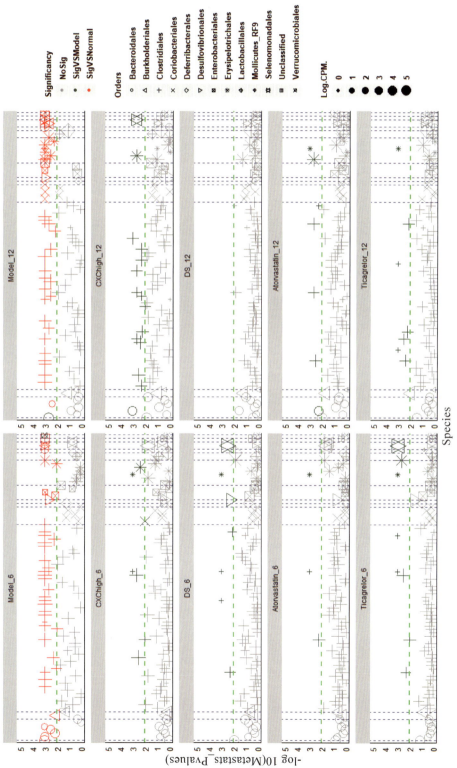

图3-6 各处理组与模型组差异Species分析（Manhattan）

表 3-7 复方血栓通胶囊组与阴性对照组差异 Species 分析（Manhattan）

Orders	Species	P values	Groups	Log₁₀ (Abundance × 10⁶)
Clostridiales	uncultured_bacterium_g_Fusicatenibacter	0.000999	CXC low_ vs _Atorvastatin_6	4.3183
Clostridiales	uncultured_bacterium_g_Intestinibacter	0.000999	CXC low_ vs _Atorvastatin_6	5.1694
Clostridiales	uncultured_bacterium_g_Ruminiclostridium_9	0.000999	CXC low_ vs _Atorvastatin_6	2.6379
Clostridiales	uncultured_bacterium_f_Lachnospiraceae	0.004	CXC mid_ vs _Atorvastatin_6	4.8808
Clostridiales	uncultured_bacterium_g_Fusicatenibacter	0.000999	CXC mid_ vs _Atorvastatin_6	4.5271
Clostridiales	uncultured_bacterium_g_Intestinibacter	0.000999	CXC mid_ vs _Atorvastatin_6	5.1380
Clostridiales	uncultured_bacterium_g_Ruminiclostridium_9	0.00999	CXC mid_ vs _Atorvastatin_6	2.9609
Clostridiales	uncultured_bacterium_g_Ruminococcaceae_UCG-010	0.005	CXC mid_ vs _Atorvastatin_6	2.0558
Clostridiales	uncultured_bacterium_g_Ruminococcaceae_UCG-010	0.000999	CXC high_ vs _Atorvastatin_6	1.6776
Bacteroidales	uncultured_bacterium_g_Prevotellaceae_UCG-001	0.00595	CXC low_ vs _Atorvastatin_12	3.7477
Clostridiales	uncultured_organism	0.000999	CXC low_ vs _Atorvastatin_12	0.9938
Erysipelotrichales	uncultured_bacterium_f_Erysipelotrichaceae	0.00899	CXC low_ vs _Atorvastatin_12	4.7871
Bacteroidales	uncultured_bacterium_g_Prevotellaceae_UCG-001	0.00569	CXC mid_ vs _Atorvastatin_12	3.4709
Clostridiales	uncultured_bacterium_g_Butyricicoccus	0.000999	CXC high_ vs _Atorvastatin_12	2.9275
Lactobacillales	uncultured_bacterium_g_Lactobacillus	0.003	CXC high_ vs _Atorvastatin_12	5.3414
Clostridiales	uncultured_bacterium_g_Fusicatenibacter	0.000999	CXC low_ vs _Ticagrelor_6	4.3183
Clostridiales	uncultured_bacterium_g_Intestinibacter	0.000999	CXC low_ vs _Ticagrelor_6	5.1694
Clostridiales	uncultured_bacterium_g_[Eubacterium]_xylanophilum_group	0.00599	CXC low_ vs _Ticagrelor_6	1.9589
Clostridiales	uncultured_bacterium_g_Coprococcus_1	0.002	CXC mid_ vs _Ticagrelor_6	3.2412

续上表

Orders	Species	P values	Groups	Log$_{10}$ (Abundance × 10^6)
Clostridiales	uncultured_bacterium_g_Flavonifractor	0.000999	CXC mid_ vs _Ticagrelor_6	3.5392
Clostridiales	uncultured_bacterium_g_Fusicatenibacter	0.000999	CXC mid_ vs _Ticagrelor_6	4.5271
Clostridiales	uncultured_bacterium_g_Lachnospiraceae_NK4A136_group	0.004	CXC mid_ vs _Ticagrelor_6	2.9918
Clostridiales	uncultured_bacterium_g_Butyricicoccus	0.00699	CXC high_ vs _Ticagrelor_6	2.1916
Clostridiales	uncultured_bacterium_g_Coprococcus_1	0.004	CXC high_ vs _Ticagrelor_6	3.2121
Clostridiales	uncultured_bacterium_g_Flavonifractor	0.000999	CXC high_ vs _Ticagrelor_6	2.9562
Clostridiales	uncultured_bacterium_g_Lachnospiraceae_FCS020_group	0.003	CXC high_ vs _Ticagrelor_6	2.7199
Clostridiales	uncultured_bacterium_g_Ruminiclostridium_6	0.00599	CXC high_ vs _Ticagrelor_6	0.0000
Clostridiales	uncultured_bacterium_g_[Eubacterium]_xylanophilum_group	0.003	CXC high_ vs _Ticagrelor_6	3.4683
Clostridiales	uncultured_bacterium_g_Anaerovorax	0.000999	CXC mid_ vs _Ticagrelor_12	2.0496
Clostridiales	uncultured_bacterium_g_Candidatus_Arthromitus	0.00899	CXC mid_ vs _Ticagrelor_12	3.3235
Clostridiales	uncultured_bacterium_g_Ruminococcaceae_UCG-014	0.00899	CXC mid_ vs _Ticagrelor_12	3.0435
Bacteroidales	uncultured_bacterium_g_Prevotellaceae_UCG-001	0.000999	CXC high_ vs _Ticagrelor_12	4.2517
Clostridiales	uncultured_bacterium_g_Anaerovorax	0.000999	CXC high_ vs _Ticagrelor_12	2.0702
Clostridiales	uncultured_bacterium_g_Candidatus_Arthromitus	0.003	CXC high_ vs _Ticagrelor_12	3.7815
Clostridiales	uncultured_bacterium_g_Lachnospiraceae_UCG-001	0.00699	CXC high_ vs _Ticagrelor_12	2.0365
Clostridiales	uncultured_bacterium_g_Marvinbryantia	0.003	CXC high_ vs _Ticagrelor_12	2.5674
Clostridiales	uncultured_bacterium_g_[Ruminococcus]_torques_group	0.004	CXC high_ vs _Ticagrelor_12	3.2830
Lactobacillales	uncultured_bacterium_g_Lactobacillus	0.00899	CXC high_ vs _Ticagrelor_12	5.3414

续上表

Orders	Species	P values	Groups	Log$_{10}$ (Abundance × 10^6)
Bacteroidales	uncultured_bacterium_f_Bacteroidales_S24 – 7_group	0.00999	CXC low_ vs _DS_6	4.8116
Clostridiales	uncultured_bacterium_g_Coprococcus_1	0.000999	CXC low_ vs _DS_6	3.0313
Clostridiales	uncultured_bacterium_g_Fusicatenibacter	0.000999	CXC low_ vs _DS_6	4.3183
Clostridiales	uncultured_bacterium_g_Intestinibacter	0.000999	CXC low_ vs _DS_6	5.1694
Clostridiales	uncultured_bacterium_g_Lachnospiraceae_UCG – 001	0.00699	CXC low_ vs _DS_6	0.0715
Clostridiales	uncultured_bacterium_g_Ruminiclostridium_9	0.000999	CXC low_ vs _DS_6	2.6379
Bacteroidales	uncultured_bacterium_g_Prevotellaceae_NK3B31_group	0.00699	CXC mid_ vs _DS_6	2.4688
Clostridiales	uncultured_bacterium_f_Lachnospiraceae	0.000999	CXC mid_ vs _DS_6	4.8808
Clostridiales	uncultured_bacterium_g_Coprococcus_1	0.000999	CXC mid_ vs _DS_6	3.2412
Clostridiales	uncultured_bacterium_g_Flavonifractor	0.000999	CXC mid_ vs _DS_6	3.5392
Clostridiales	uncultured_bacterium_g_Fusicatenibacter	0.000999	CXC mid_ vs _DS_6	4.5271
Clostridiales	uncultured_bacterium_g_Intestinibacter	0.000999	CXC mid_ vs _DS_6	5.1380
Clostridiales	uncultured_bacterium_g_Ruminiclostridium_9	0.003	CXC mid_ vs _DS_6	2.9609
Clostridiales	uncultured_bacterium_g_Ruminococcaceae_UCG – 010	0.000999	CXC mid_ vs _DS_6	2.0558
Coriobacteriales	uncultured_bacterium_f_Coriobacteriaceae	0.005	CXC mid_ vs _DS_6	3.7292
Bacteroidales	uncultured_bacterium_f_Bacteroidales_S24 – 7_group	0.004	CXC high_ vs _DS_6	4.7684
Clostridiales	uncultured_bacterium_f_Lachnospiraceae	0.000999	CXC high_ vs _DS_6	4.8075
Clostridiales	uncultured_bacterium_g_Butyricicoccus	0.00999	CXC high_ vs _DS_6	2.1916
Clostridiales	uncultured_bacterium_g_Coprococcus_1	0.000999	CXC high_ vs _DS_6	3.2121

续上表

Orders	Species	P values	Groups	Log$_{10}$ (Abundance × 10^6)
Clostridiales	uncultured_bacterium_g_Flavonifractor	0.000999	CXC_high_ vs _DS_6	2.9562
Clostridiales	uncultured_bacterium_g_Lachnospiraceae_FCS020_group	0.000999	CXC_high_ vs _DS_6	2.7199
Clostridiales	uncultured_bacterium_g_Papillibacter	0.000999	CXC_high_ vs _DS_6	2.6454
Clostridiales	uncultured_bacterium_g_Ruminococcaceae_UCG-010	0.000999	CXC_high_ vs _DS_6	1.6776
Coriobacteriales	uncultured_bacterium_f_Coriobacteriaceae	0.005	CXC_high_ vs _DS_6	3.7677
Erysipelotrichales	uncultured_bacterium_g_Turicibacter	0.00599	CXC_high_ vs _DS_6	5.0137
Burkholderiales	uncultured_bacterium_g_Parasutterella	0.003	CXC_low_ vs _DS_12	4.6063
Clostridiales	uncultured_bacterium_g_Intestinibacter	0.000999	CXC_low_ vs _DS_12	2.4663
Clostridiales	uncultured_bacterium_g_Intestinibacter	0.000999	CXC_mid_ vs _DS_12	2.6027
Erysipelotrichales	uncultured_bacterium_g_Erysipelotrichaceae_UCG-003	0.000999	CXC_mid_ vs _DS_12	0.0000
Clostridiales	uncultured_bacterium_g_Butyricicoccus	0.000999	CXC_high_ vs _DS_12	2.9275
Clostridiales	uncultured_bacterium_g_Ruminiclostridium_6	0.00799	CXC_high_ vs _DS_12	2.7138
Clostridiales	uncultured_bacterium_g_[Ruminococcus]_torques_group	0.00699	CXC_high_ vs _DS_12	3.2830
Lactobacillales	uncultured_bacterium_g_Lactobacillus	0.000999	CXC_high_ vs _DS_12	5.3414

表 3-8 各处理组与模型组差异 Species 标注

Groups	Order1	Order2	Order3	Order4	Order5	Order6	Order7	Order8	Order9	Order10	Order11	Order12	Order13	Total
CXC low_VS_Ato_6			3											3
CXC mid_VS_Ato_6			5											5
CXC high_VS_Ato_6			1											1
CXC low_VS_Ato_12	1		1					1						3
CXC mid_VS_Ato_12	1													1
CXC high_VS_Ato_12			2						1					3
CXC low_VS_Tic_6			3											3
CXC mid_VS_Tic_6			4											4
CXC high_VS_Tic_6			6											6
CXC low_VS_Tic_12														0
CXC mid_VS_Tic_12			3											3
CXC high_VS_Tic_12	1		5						1					7
CXC low_VS_DS_6	1		5											6
CXC mid_VS_DS_6	1		8											9
CXC high_VS_DS_6	1		8					1						10
CXC low_VS_DS_12		1	1											2
CXC mid_VS_DS_12			1					1						2
CXC high_VS_DS_12			3						1					4

Order 1 ~ Order 13 respectively represent: Bacteroidales, Burkholderiales, Clostridiales, Coriobacteriales, Deferribacterales, Desulfovibrionales, Enterobacteriales, Erysipelotrichales, Lactobacillales, Mollicutes_RF9, Selenomonadales, Unclassified, and Verrucomicrobiales.

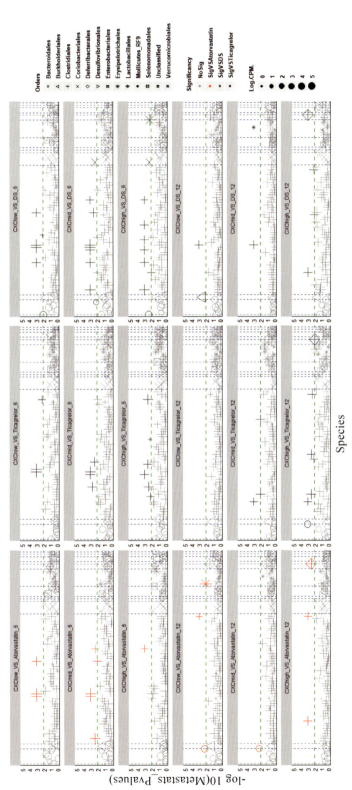

图3-7 复方血栓通胶囊组与阳性对照组差异Species分析（Manhattan）

复方血栓通胶囊给药6周,与阳性对照阿托伐他汀、替格瑞洛相比,具有显著丰度差异Species全部集中在梭菌目;与阳性对照药物丹参破壁饮片相比,具有显著丰度差异Species主要集中在梭菌目,其次为拟杆菌目;复方血栓通胶囊给药12周,与阳性对照阿托伐他汀、替格瑞洛相比,具有显著丰度差异的Species仍然大部分集中在梭菌目,少数分布在拟杆菌目;与阳性对照药物丹参破壁饮片相比,具有显著丰度差异Species在梭菌目数量有所减少,但分布更加分散,包括伯克氏菌目、丹毒丝菌目、乳杆菌目。

结果表明:复方血栓通胶囊与阳性对照药物相比,肠道菌群Species丰度差异绝大部分集中在梭菌目,占比达到80%～100%,少量分布在拟杆菌目、伯克氏菌目、丹毒丝菌目、乳杆菌目等,占比为10%～20%。由此可见,肠道菌群中梭菌目对于复方血栓通胶囊疗效的发挥(与模型组相比)及作用的特色(与阳性对照组相比)至关重要。

关于复方血栓通胶囊调控肠道菌群的关键Species以及复方血栓通胶囊与阳性对照药物调控作用差异Species的具体分析如下:

1. 药物处理对模型组大鼠肠道微生态关键菌种的影响

大鼠6周造模后,复方血栓通胶囊高剂量组、丹参破壁饮片组、阿托伐他汀组、替格瑞洛组与模型组相比,发生显著变化Species见图3-8～图3-11。大鼠12周造模后,复方血栓通胶囊高剂量组、阿托伐他汀组、替格瑞洛组与模型组相比,发生显著变化Species见图3-12～图3-14;丹参破壁饮片组与模型组相比未发现显著变化Species。

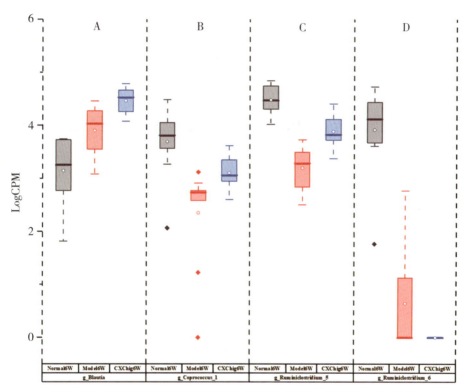

图 3-8　复方血栓通胶囊高剂量组与模型组（6 周）差异 Species 分析

LogCPM = Log_{10}（Abundance × 10^6）；A：uncultured_bacterium_g_Blautia；B：uncultured_bacterium_g_Coprococcus_1；C：uncultured_bacterium_g_Ruminiclostridium_5；D：uncultured_bacterium_g_Ruminiclostridium_6。

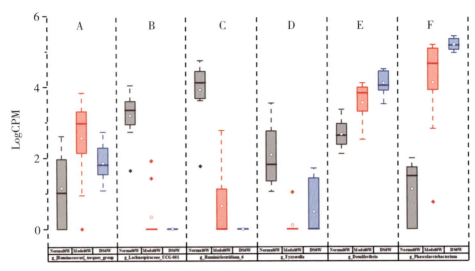

图 3-9 丹参破壁饮片组与模型组（6 周）差异 Species 分析

LogCPM = $\log_{10}$（Abundance × 10^6）；A：uncultured_bacterium_g_［Ruminococcus］_torques_group；B：uncultured_bacterium_g_Lachnospiraceae_UCG-001；C：uncultured_bacterium_g_Ruminiclostridium_6；D：uncultured_bacterium_g_Tyzzerella；E：uncultured_bacterium_g_Desulfovibrio；F：uncultured_bacterium_g_Phascolarctobacterium。

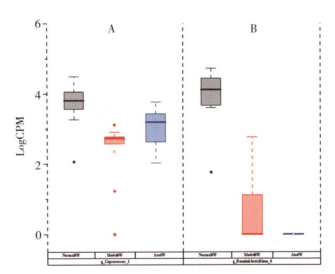

图 3-10 阿托伐他汀组与模型组（6 周）差异 Species 分析

LogCPM = $\log_{10}$（Abundance × 10^6）；A：uncultured_bacterium_g_Coprococcus_1；B：uncultured_bacterium_g_Ruminiclostridium_6。

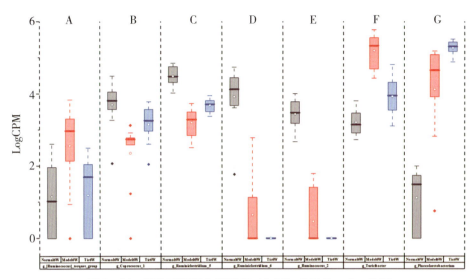

图3-11 替格瑞洛组与模型组（6周）差异Species分析

LogCPM = Log_{10}（Abundance × 10^6）；A：uncultured_bacterium_g_［Ruminococcus］_torques_group；B：uncultured_bacterium_g_Coprococcus_1；C：uncultured_bacterium_g_Ruminiclostridium_5；D：uncultured_bacterium_g_Ruminiclostridium_6；E：uncultured_bacterium_g_Ruminococcus_2；F：uncultured_bacterium_g_Turicibacter；G：uncultured_bacterium_g_Phascolarctobacterium。

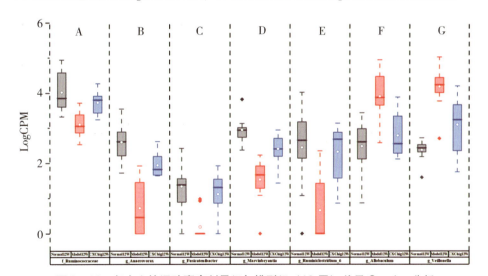

图3-12 复方血栓通胶囊高剂量组与模型组（12周）差异Species分析

LogCPM = Log_{10}（Abundance × 10^6）；A：uncultured_bacterium_f_Ruminococcaceae；B：uncultured_bacterium_g_Anaerovorax；C：uncultured_bacterium_g_Fusicatenibacter；D：uncultured_bacterium_g_Marvinbryantia；E：uncultured_bacterium_g_Ruminiclostridium_6；F：uncultured_bacterium_g_Allobaculum；G：uncultured_bacterium_g_Veillonella。

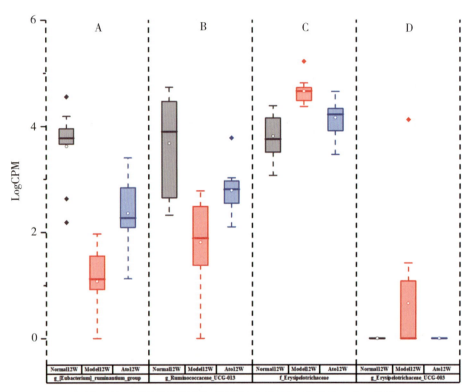

图 3-13 阿托伐他汀组与模型组（12 周）差异 Species 分析

LogCPM = Log_{10}（Abundance × 10^6）；A：uncultured_bacterium_g_［Eubacterium］_ruminantium_group；B：uncultured_bacterium_g_Ruminococcaceae_UCG-013；C：uncultured_bacterium_f_Erysipelotrichaceae；D：uncultured_bacterium_g_Erysipelotrichaceae_UCG-003。

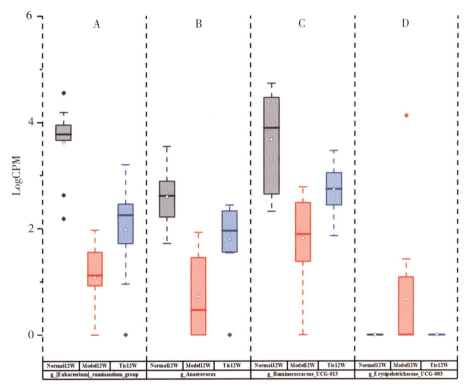

图3-14 替格瑞洛组与模型组（12周）差异Species分析

LogCPM = $\log_{10}$（Abundance × 10^6）；A：uncultured_bacterium_g_[Eubacterium]_ruminantium_group；B：uncultured_bacterium_g_Anaerovorax；C：uncultured_bacterium_g_Ruminococcaceae_UCG-013；D：uncultured_bacterium_g_Erysipelotrichaceae_UCG-003。

药物处理对模型组大鼠肠道微生态关键菌种影响见表3-9、表3-10。

与6周模型大鼠相比，复方血栓通胶囊给药能够显著升高g_Coprococcus_1、g_Ruminiclostridium_5丰度（$P<0.01$）；阿托伐他汀给药仅对g_Coprococcus_1具有显著影响（$P<0.01$），替格瑞洛给药能够显著升高g_Coprococcus_1、g_Ruminiclostridium_5丰度（$P<0.01$），显著降低g_[Ruminococcus]_torques_group、g_Turicibacter丰度（$P<0.01$）；丹参破壁饮片给药能够显著升高g_Tyzzerella丰度（$P<0.01$），显著降低g_[Ruminococcus]_torques_group丰度（$P<0.01$）。此外，复方血栓通胶囊对g_Blautia（$P<0.01$）、丹参破壁饮片对g_Desulfovibrio（$P<0.01$）、丹参破壁饮片及替格瑞洛对g_Phascolarctobacterium（$P<0.01$），与模型组的变化一致，提示g_Blautia、g_Desulfovibrio、g_Phascolarctobacterium对于药物发挥疗效起到副作用。

表3-9　药物处理对模型组大鼠（6周）肠道微生态关键菌种的影响

Modelling 6 weeks	Model vs Normal	CXC vs Model	DS vs Model	Ato vs Model	Tic vs Model
g_Blautia	▲	▲			
g_Coprococcus_1	▼	▲		▲	▲
g_Ruminiclostridium_5	▼	▲			▲
g_Ruminiclostridium_6	▼				
g_[Ruminococcus]_torques_group	▲		▼		▼
g_Lachnospiraceae_UCG-001	▼				
g_Tyzzerella	▼		▲		
g_Desulfovibrio	▲		▲		
g_Phascolarctobacterium	▲		▲		▲
g_Ruminococcus_2	▼				
g_Turicibacter	▲				▼

▲：Up-regulation；▼：Down-regulation；Ato：Atorvastatin；Tic：Ticagrelor。

表3-10　药物处理对模型组大鼠（12周）肠道微生态关键菌种的影响

Modelling 12 weeks	Model vs Normal	CXC vs Model	DS vs Model	Ato vs Model	Tic vs Model
f_Ruminococcaceae	▼	▲			
g_Anaerovorax	▼	▲			▲
g_Fusicatenibacter	▼	▲			
g_Marvinbryantia	▼	▲			
g_Ruminiclostridium_6	▼	▲			
g_Allobaculum	▲	▼			
g_Veillonella	▲	▼			
g_[Eubacterium]_ruminantium_group	▼			▲	▲
g_Ruminococcaceae_UCG-013	▼			▲	▲
f_Erysipelotrichaceae	▲			▼	
g_Erysipelotrichaceae_UCG-003	▲			▼	▼

▲：Up-regulation；▼：Down-regulation；Ato：Atorvastatin；Tic：Ticagrelor。

与 12 周模型大鼠相比，复方血栓通胶囊给药能够显著升高 f_Ruminococcaceae、g_Anaerovorax、g_Fusicatenibacter、g_Marvinbryantia、g_Ruminiclostridium_6 丰度（$P<0.01$），显著降低 g_Allobaculum、g_Veillonella 丰度（$P<0.01$）；阿托伐他汀给药能够显著升高 g_[Eubacterium]_ruminantium_group、g_Ruminococcaceae_UCG-013 丰度（$P<0.01$），显著降低 f_Erysipelotrichaceae、g_Erysipelotrichaceae_UCG-003 丰度（$P<0.01$）；替格瑞洛能够显著升高 g_Anaerovorax、g_[Eubacterium]_ruminantium_group、g_Ruminococcaceae_UCG-013 丰度（$P<0.01$），显著降低 g_Erysipelotrichaceae_UCG-003 丰度（$P<0.01$）；丹参破壁饮片给药对 Species 无显著影响（$P>0.05$）。阿托伐他汀、替格瑞洛对模型组 Species 的影响基本一致，集中在 g_[Eubacterium]_ruminantium_group、g_Ruminococcaceae_UCG-013、f_Erysipelotrichaceae、g_Erysipelotrichaceae_UCG-003。

结果表明：复方血栓通胶囊给药时间的延长，对肠道微生态的影响出现差异，主要表现为其显著影响的 Species 发生了改变；与阳性对照药物对比的差异会逐渐变大，主要表现为其显著影响的 Species 与阳性对照药物相比无重叠。除对 g_Coprococcus_1、g_Ruminiclostridium_5、g_Anaerovorax 作用一致外，复方血栓通胶囊与阳性对照药物显著影响的 Species 完全不同，表明其对肠道微生态的作用机制与阳性对照药物具有明显差异，即肠道微生态对不同药物疗效的发挥具有不同的作用。

2. 复方血栓通胶囊与阳性对照药物对肠道微生态关键菌种影响的差异分析

大鼠 6 周造模后，复方血栓通胶囊低、中、高剂量组与阿托伐他汀组相比发生显著变化的 Species 见图 3-15～图 3-17；复方血栓通胶囊低、中、高剂量组与替格瑞洛组相比发生显著变化的 Species 见图 3-18～图 3-20；复方血栓通胶囊低、中、高剂量组与丹参破壁饮片组相比发生显著变化的 Species 见图 3-21～图 3-23。

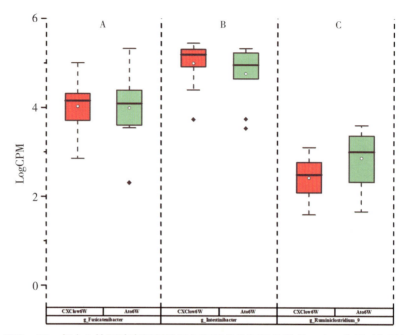

图3-15　复方血栓通胶囊低剂量组与阿托伐他汀组差异Species分析（6周）

LogCPM = Log_{10}（Abundance ×10^6）；A：uncultured_bacterium_g_Fusicatenibacter；B：uncultured_bacterium_g_Intestinibacter；C：uncultured_bacterium_g_Ruminiclostridium_9。

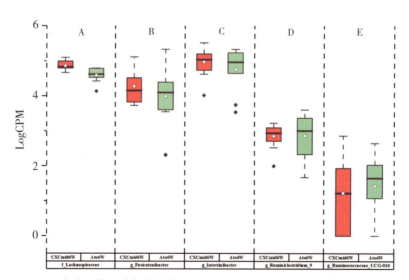

图3-16　复方血栓通胶囊中剂量组与阿托伐他汀组差异Species分析（6周）

LogCPM = Log_{10}（Abundance ×10^6）；A：uncultured_bacterium_f_Lachnospiraceae；B：uncultured_bacterium_g_Fusicatenibacter；C：uncultured_bacterium_g_Intestinibacter；D：uncultured_bacterium_g_Ruminiclostridium_9；E：uncultured_bacterium_g_Ruminococcaceae_UCG-010。

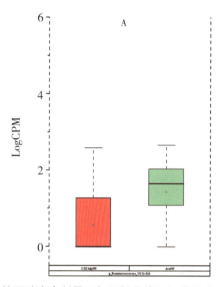

图 3-17 复方血栓通胶囊高剂量组与阿托伐他汀组差异 Species 分析（6 周）

LogCPM = Log_{10}（Abundance $\times 10^6$）；A：uncultured_bacterium_g_Ruminococcaceae_UCG-010。

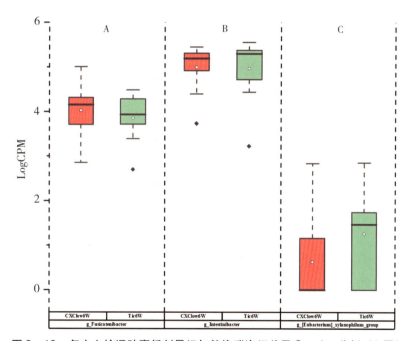

图 3-18 复方血栓通胶囊低剂量组与替格瑞洛组差异 Species 分析（6 周）

LogCPM = Log_{10}（Abundance $\times 10^6$）；A：uncultured_bacterium_g_Fusicatenibacter；
B：uncultured_bacterium_g_Intestinibacter；C：uncultured_bacterium_g_［Eubacterium］_xylanophilum_group。

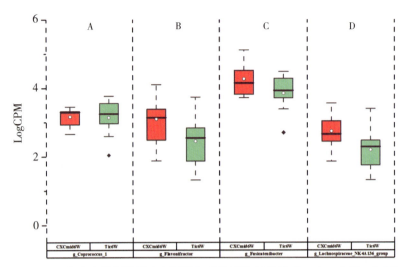

图 3-19　复方血栓通胶囊中剂量组与替格瑞洛组差异 Species 分析（6 周）

LogCPM = Log_{10}（Abundance × 10^6）；A：uncultured_bacterium_g_Coprococcus_1；B：uncultured_bacterium_g_Flavonifractor；C：uncultured_bacterium_g_Fusicatenibacter；D：uncultured_bacterium_g_Lachnospiraceae_NK4A136_group。

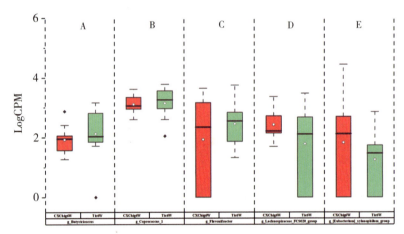

图 3-20　复方血栓通胶囊高剂量组与替格瑞洛组差异 Species 分析（6 周）

LogCPM = Log_{10}（Abundance × 10^6）；A：uncultured_bacterium_g_Butyricicoccus；B：uncultured_bacterium_g_Coprococcus_1；C：uncultured_bacterium_g_Flavonifractor；D：uncultured_bacterium_g_Lachnospiraceae_FCS020_group；E：uncultured_bacterium_g_[Eubacterium]_xylanophilum_group。

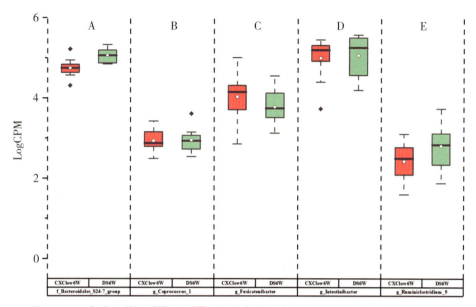

图 3-21　复方血栓通胶囊低剂量组与丹参破壁饮片组差异 Species 分析（6 周）

LogCPM = Log_{10}（Abundance × 10^6）；A：uncultured_bacterium_f_Bacteroidales_S24 – 7_group；
B：uncultured_bacterium_g_Coprococcus_1；C：uncultured_bacterium_g_Fusicatenibacter；
D：uncultured_bacterium_g_Intestinibacter；E：uncultured_bacterium_g_Ruminiclostridium_9。

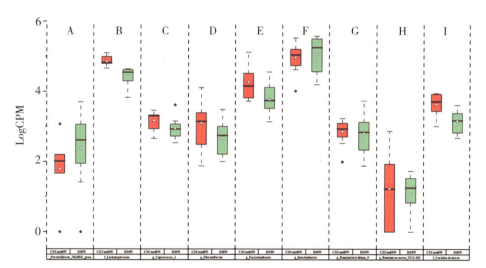

图 3-22　复方血栓通胶囊中剂量组与丹参破壁饮片组差异 Species 分析（6 周）

LogCPM = Log_{10}（Abundance × 10^6）；A：uncultured_bacterium_g_Prevotellaceae_NK3B31_group；
B：uncultured_bacterium_f_Lachnospiraceae；C：uncultured_bacterium_g_Coprococcus_1；
D：uncultured_bacterium_g_Flavonifractor；E：uncultured_bacterium_g_Fusicatenibacter；
F：uncultured_bacterium_g_Intestinibacter；G：uncultured_bacterium_g_Ruminiclostridium_9；
H：uncultured_bacterium_g_Ruminococcaceae_UCG – 010；I：uncultured_bacterium_f_Coriobacteriaceae。

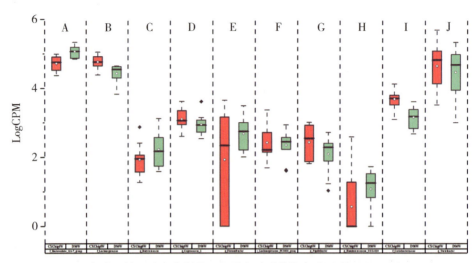

图3-23 复方血栓通胶囊高剂量组与丹参破壁饮片组差异Species分析（6周）

LogCPM = Log_{10}（Abundance×10^6）；A：uncultured_bacterium_f_Bacteroidales_S24-7_group；B：uncultured_bacterium_f_Lachnospiraceae；C：uncultured_bacterium_g_Butyricicoccus；D：uncultured_bacterium_g_Coprococcus_1；E：uncultured_bacterium_g_Flavonifractor；F：uncultured_bacterium_g_Lachnospiraceae_FCS020_group；G：uncultured_bacterium_g_Papillibacter；H：uncultured_bacterium_g_Ruminococcaceae_UCG-010；I：uncultured_bacterium_f_Coriobacteriaceae；J：uncultured_bacterium_g_Turicibacter。

大鼠造模12周后，复方血栓通胶囊低、中、高剂量组与阿托伐他汀组相比发生显著变化的Species见图3-24～图3-26；复方血栓通胶囊低剂量组与替格瑞洛组相比未发现显著变化Species，复方血栓通胶囊中、高剂量组与替格瑞洛组相比发生显著变化的Species见图3-27、图3-28；复方血栓通胶囊低、中、高剂量组与丹参破壁饮片组相比发生显著变化的Species见图3-29～图3-31。

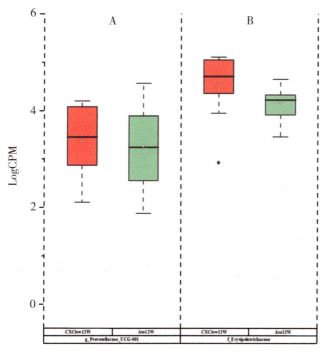

图 3-24 复方血栓通胶囊低剂量组与阿托伐他汀组差异 Species 分析（12 周）

LogCPM = Log_{10}（Abundance × 10^6）；A：uncultured_bacterium_g_Prevotellaceae_UCG-001；B：uncultured_bacterium_f_Erysipelotrichaceae。

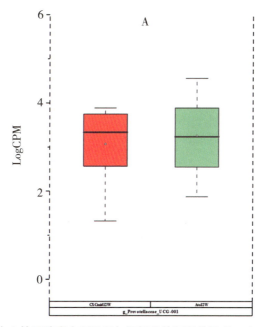

图 3-25 复方血栓通胶囊中剂量组与阿托伐他汀组差异 Species 分析（12 周）

LogCPM = Log_{10}（Abundance × 10^6）；A：uncultured_bacterium_g_Prevotellaceae_UCG-001。

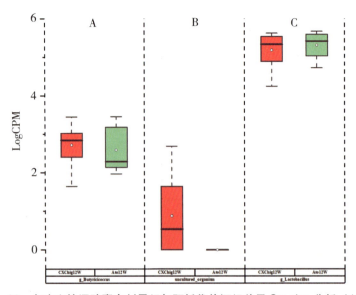

图3-26　复方血栓通胶囊高剂量组与阿托伐他汀组差异Species分析（12周）

LogCPM = Log_{10}（Abundance × 10^6）；A：uncultured_bacterium_g_Butyricicoccus；B：uncultured_organism；C：uncultured_bacterium_g_Lactobacillus。

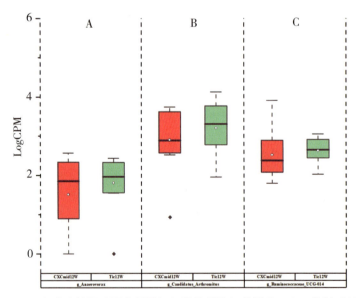

图3-27　复方血栓通胶囊中剂量组与替格瑞洛组差异Species分析（12周）

LogCPM = Log_{10}（Abundance × 10^6）；A：uncultured_bacterium_g_Anaerovorax；B：uncultured_bacterium_g_Candidatus_Arthromitus；C：uncultured_bacterium_g_Ruminococcaceae_UCG-014。

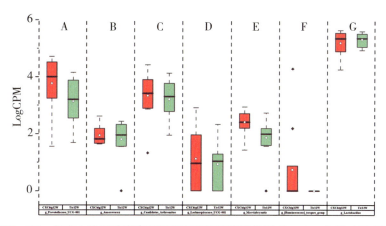

图3-28 复方血栓通胶囊高剂量组与替格瑞洛组差异Species分析（12周）

LogCPM = Log_{10}（Abundance×10^6）；A：uncultured_bacterium_g_Prevotellaceae_UCG-001；B：uncultured_bacterium_g_Anaerovorax；C：uncultured_bacterium_g_Candidatus_Arthromitus；D：uncultured_bacterium_g_Lachnospiraceae_UCG-001；E：uncultured_bacterium_g_Marvinbryantia；F：uncultured_bacterium_g_[Ruminococcus]_torques_group；G：uncultured_bacterium_g_Lactobacillus。

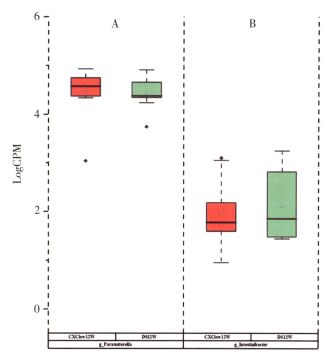

图3-29 复方血栓通胶囊低剂量组与丹参破壁饮片组差异Species分析（12周）

LogCPM = Log_{10}（Abundance×10^6）；A：uncultured_bacterium_g_Parasutterella；B：uncultured_bacterium_g_Intestinibacter。

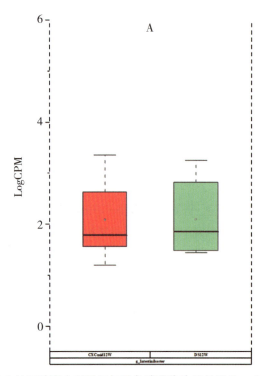

图 3-30　复方血栓通胶囊中剂量组与丹参破壁饮片组差异 Species 分析（12 周）

LogCPM = Log_{10}（Abundance × 10^6）；A：uncultured_bacterium_g_Intestinibacter。

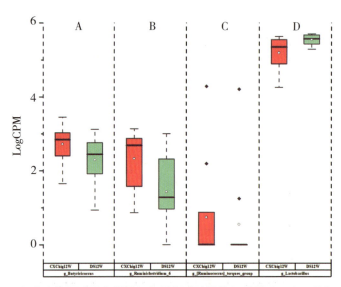

图 3-31　复方血栓通胶囊高剂量组与丹参破壁饮片组差异 Species 分析（12 周）

LogCPM = Log_{10}（Abundance × 10^6）；A：uncultured_bacterium_g_Butyricicoccus；
B：uncultured_bacterium_g_Ruminiclostridium_6；C：uncultured_bacterium_g_[Ruminococcus]_torques_group；D：uncultured_bacterium_g_Lactobacillus。

复方血栓通胶囊与阳性对照药物对肠道微生态关键菌种影响的差异见表3-11、表3-12。大鼠造模并给药6周后，复方血栓通胶囊给药与阿托伐他汀相比，g_Fusicatenibacter、g_Intestinibacter、f_Lachnospiraceae 丰度显著上升（$P<0.01$），g_Ruminiclostridium_9、g_Ruminococcaceae_UCG-010 丰度显著下降（$P<0.01$）；与替格瑞洛相比，g_Fusicatenibacter、g_Lachnospiraceae_NK4A136_group、g_Lachnospiraceae_FCS020_group 丰度显著上升（$P<0.01$），g_Intestinibacter、g_Butyricicoccus 丰度显著下降（$P<0.01$），g_[Eubacterium]_xylanophilum_group、g_Coprococcus_1、g_Flavonifractor 丰度随给药剂量升高而差异发生逆转；与丹参破壁饮片相比，g_Fusicatenibacter、f_Lachnospiraceae、f_Coriobacteriaceae、g_Papillibacter、g_Turicibacter 丰度显著升高（$P<0.01$），g_Intestinibacter、g_Ruminococcaceae_UCG-010、g_Butyricicoccus、g_Lachnospiraceae_FCS020_group、f_Bacteroidales_S24-7_group、g_Prevotellaceae_NK3B31_group 丰度显著降低（$P<0.01$），g_Coprococcus_1、g_Flavonifractor 丰度随给药剂量的升高而差异发生逆转。

大鼠造模并给药12周后，复方血栓通胶囊给药与阿托伐他汀相比，g_Prevotellaceae_UCG-001、f_Erysipelotrichaceae、g_Butyricicoccus、uncultured_organism 丰度显著升高（$P<0.01$），g_Lactobacillus 丰度显著降低（$P<0.01$）；与替格瑞洛相比，g_Prevotellaceae_UCG-001、g_Lactobacillus、g_Marvinbryantia、g_[Ruminococcus]_torques_group 丰度显著升高（$P<0.01$），g_Anaerovorax、g_Ruminococcaceae_UCG-014、g_Lachnospiraceae_UCG-001 丰度显著降低（$P<0.01$），g_Candidatus_Arthromitus 丰度随给药剂量升高而差异发生逆转；与丹参破壁饮片相比，g_Butyricicoccus、g_[Ruminococcus]_torques_group、g_Parasutterella、g_Ruminiclostridium_6 丰度显著升高（$P<0.01$），g_Lactobacillus、g_Intestinibacter 丰度显著降低（$P<0.01$）。

结果表明：复方血栓通胶囊与阿托伐他汀、替格瑞洛的差异 Species 分布明显不同，体现了复方血栓通胶囊与阳性对照药物以及阳性对照药物之间作用及机制的差异。复方血栓通胶囊与丹参破壁饮片相比，随着给药时间的延长，二者对肠道菌群 Species 影响的差异变小，提示复方中药长期给药对肠道微生态的影响可能会趋于稳定。

表 3-11　复方血栓通胶囊与阳性对照药物对肠道微生态关键菌种影响的差异（6 周）

Modelling 6 weeks	CXC vs Ato			CXC vs Tic			CXC vs DS		
	low-dose	mid-dose	high-dose	low-dose	mid-dose	high-dose	low-dose	mid-dose	high-dose
g_Fusicatenibacter	▲								
g_Intestinibacter	▲	▲		▲			▲	▲	
g_Ruminiclostridium_9	▼	▲		▲▼			▲▼	▲▼	
f_Lachnospiraceae		▲						▲	
g_Ruminococcaceae_UCG-010			▼						
g_[Eubacterium]_xylanophilum_group				▲					
g_Coprococcus_1					▲▼	▲▼		▲▼	▲▼
g_Flavonifractor					▲			▲	
g_Lachnospiraceae_NK4A136_group						▼▲			▲▲
g_Butyricicoccus									▲
g_Lachnospiraceae_FCS020_group							▲	▲	
f_Bacteroidales_S24-7_group									
g_Prevotellaceae_NK3B31_group								▼	
f_Coriobacteriaceae								▲	▲
g_Papillibacter									▲

▲: Up-regulation; ▼: Down-regulation; Ato: Atorvastatin; Tic: Ticagrelor。

表 3-12　复方血栓通胶囊与阳性对照药物对肠道微生态关键菌种影响的差异（12 周）

Modelling 12 weeks	CXC vs Ato			CXC vs Tic			CXC vs DS		
	low-dose	mid-dose	high-dose	low-dose	mid-dose	high-dose	low-dose	mid-dose	high-dose
g_Prevotellaceae_UCG-001		▲							
f_Erysipelotrichaceae	▲								
g_Butyricicoccus			▲						▲
uncultured_organism			▲ ▼						
g_Lactobacillus						▲			▲
g_Anaerovorax					▼	▲ ▼			
g_Candidatus_Arthromitus					▼	▼			
g_Ruminococcaceae_UCG-014						▼			
g_Lachnospiraceae_UCG-001					▼	▲ ▲			
g_Marvinbryantia									
g_[Ruminococcus]_torques_group							▲ ▼		
g_Parasutterella								▼	
g_Intestinibacter									
g_Ruminiclostridium_6									▲

▲：Up-regulation；▼：Down-regulation；Ato：Atorvastatin；Tic：Ticagrelor。

第二节 复方血栓通胶囊化学成分、药效与肠道微生态的关联分析

【研究方法】

在获得各组大鼠 16S rDNA 序列信息,以及弄清造模处理对大鼠肠道微生态影响、复方血栓通胶囊与肠道微生态相互作用的基础上,进一步采用加权基因共表达网络分析(weighted correlation network analysis,WGCNA),开展复方血栓通胶囊成分、药效与肠道微生态的关联分析,从而揭示肠道微生态在复方血栓通胶囊防治心血管疾病中的关键作用及机制。

WGCNA 是用来描述不同样品之间基因关联模式的系统生物学方法,可以用高度协同变化的基因集,并根据基因集的内连性和基因集与表型之间的关联,确定生物网络标志物或关键靶点。WGCNA 运用于生物体基因信息与表型信息的关联分析,能够把数千个基因与表型的关联转换为数个基因集与表型的关联,从而将基因网络根据表达相似性划分为不同的模块,找出枢纽基因。

WGCNA 基于两个假设:相似表达模式的基因可能存在共调控、功能相关或处于同一通路;基因网络符合无尺度分布。WGCNA 主要术语及其含义如下:

(1)共表达网络(weighted correlation network):加权基因网络。加权用于衡量两个基因是否具有相似表达模式,需要设置软阈值进行筛选。加权处理方式强化了强相关,弱化了弱相关或负相关,相关性数值更符合无尺度网络分布(scale-free networks),更具有生物意义。

(2)模块(module):高度相关的基因集。对基因模块可进行以下分析:功能富集分析、模块与性状关联分析、模块与样本关联分析。

(3)连接度(connectivity):每个基因与其相连的基因的边属性之和。

(4)基因与样品构成的矩阵(eigengene):基因与样品构成的矩阵。

(5)软阈值(soft thresholding power):对基因之间相关性值进行幂次运算,幂次的值即软阈值。

(6)关键基因(hub gene):连接度最多或连接多个模块的基因。

(7)邻接矩阵(adjacency matrix):基因和基因之间的加权相关性值构成的矩阵。

(8)拓扑覆盖矩阵(topological overlap matrix,TOM):把邻接矩阵转换为拓扑

重叠矩阵以降低噪音和假相关，而获得的新距离矩阵。TOM 即 WGCNA 分析的最终结果，后续只是对 TOM 的下游注释。

WGCNA 分为表达量聚类分析和表型关联两部分，主要包括基因之间相关系数计算、基因模块的确定、共表达网络、模块与性状关联四个步骤，其基本分析流程如下：构建加权表达相关性基因网络；基于加权相关性，进行层级聚类分析，并根据设定标准切分聚类结果，获得不同的基因模块；计算基因模块与表型的相关性，鉴定性状相关的模块；选择关键基因，或根据模型中已知基因的功能推测未知基因的功能；导出 TOM 矩阵，绘制相关性图。

WGCNA 旨在寻找协同表达的基因模块，并探索基因网络与关注的表型之间的关联关系，以及网络中的核心基因。中药通过多成分协同作用，发挥生物疗效；生物体通过基因网络共表达，调控表型性状；二者在科学问题属性上有很高的相似度，与 WGCNA 的应用原理与适用范围相一致。因此，本节基于 WGCNA 分析，着重探讨复方血栓通胶囊成分、药效与肠道微生态的整合相关性，找出化学物质基础中影响复方血栓通胶囊药效的关键协同作用成分集（模块），并分析其相互作用关系；找出肠道微生态中影响复方血栓通胶囊药效的关键菌种集（模块），并揭示其关键作用及机制。

【研究步骤】

（一）复方血栓通胶囊成分与药效 WGCNA 分析

前期已完成了复方血栓通胶囊全化学成分分析（表 2-1）；构建了具有不同药材投料比例的 11 份复方血栓通胶囊样品，并获得了 11 份差异样品所含化合物的指纹图谱数据及 20 个筛选药效指标的生物活性数据。

本节中，将 11 个差异样品与化合物特征峰面积数值构成的矩阵作为基因表达矩阵（附表 2）；将 11 个差异样品与 20 个药效指标均值构成的矩阵作为性状矩阵（附表 3），药效指标全部进行正向化处理，之后进行标准化处理；采用 Rstudio 中的 WGCNA 功能包及相关函数进行分析，详细编程脚本 Script 见附录 WGCNA_Compound_Parameter。

（二）复方血栓通胶囊肠道微生态与药效 WGCNA 分析

第二章第二节及本章第二节，已经获得了不同组别 6 周造模、12 周造模的肠道菌群 OTU 分类及 12 个筛选药效指标的生物活性数据。

本节将不同组别与肠道菌群 OTU 分类构成的矩阵作为基因表达矩阵（附表 4）；将不同组别与 12 个药效指标均值构成的矩阵作为性状矩阵（附表 5），药效指标全部转为正向化，之后进行标准化处理；采用 Rstudio 中的 WGCNA 功能包及相关函数进行分析，详细编程脚本 Script 见附录 WGCNA_Gutdata_Parameter。

(三) 关键作用网络可视化 Cytoscape

提取关键协同作用成分集（模块），利用 Cytoscape 构建各成分集（模块）与关联密切的药效指标（性状）相互作用网络，采用 MCODE 构建关键子网络，采用 Network Analysis Plugin、CentiScaPe 进行网络拓扑特征分析，统计各节点位置、大小、链接等参数，明确各节点及链接在作用网络中的重要性和影响力。

提取关键菌种集（模块），利用 Cytoscape 构建各菌种集（模块）与关联密切的药效指标（性状）相互作用网络，采用 MCODE 构建关键子网络，采用 Network Analysis Plugin、CentiScaPe 进行网络拓扑特征分析，统计各节点位置、大小、链接等参数，明确各节点及链接在作用网络中的重要性和影响力。

【结果研究】

（一） 复方血栓通胶囊成分与药效 WGCNA 分析

复方血栓通胶囊基于药效指标的化学成分集（模块）见图 3-32，共分为 8 个模块，分别用颜色 Yellow、Blue、Brown、Red、Turquoise、Black、Green、Grey 表示。Yellow：X2、X12、X20、X22、X33、X34、X67、X68。Blue：X5、X7、X8、X11、X13、X14、X16、X17、X18、X24、X31、X32、X35、X36。Brown：X39、X55、X63、X69、X71、X72、X75、X77、X79、X80。Red：X1、X3、X6、X15。Turquoise：X9、X10、X21、X23、X27、X28、X29、X30、X37、X38、X41、X42、X43、X44、X45、X46、X47、X48、X51、X52、X53、X54、X56、X57、X58、X59、X60、X62、X65、X70、X74、X76、X78。Black：X26、X40。Green：X19、X25、X49、X50、X61、X64、X66、X73。Grey：X4。

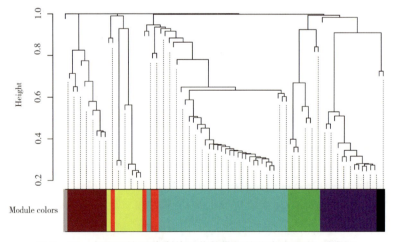

图 3-32 复方血栓通胶囊基于药效指标的化学成分集（模块）

复方血栓通胶囊各化学成分集（模块）内部相互作用网络见图3-33。通过MCODE方法提取每个模块的核心（种子）成分，它们分别为，Yellow：Scropolioside B；Blue：紫草酸乙酯；Brown：丹参酮ⅡA；Red：3-乙酰基-2-对羟基肉桂酰基-α-鼠李糖；Turquoise：三七皂苷R7、丹参酚醌Ⅰ；Black：毛蕊异黄酮、芒柄花素；Green：乙酰黄芪皂苷Ⅰ；Grey：焦谷氨酸。这些成分对于模块功能及模块内部协同作用的发挥具有关键作用，归属于处方三七、丹参、黄芪、玄参四味药材。

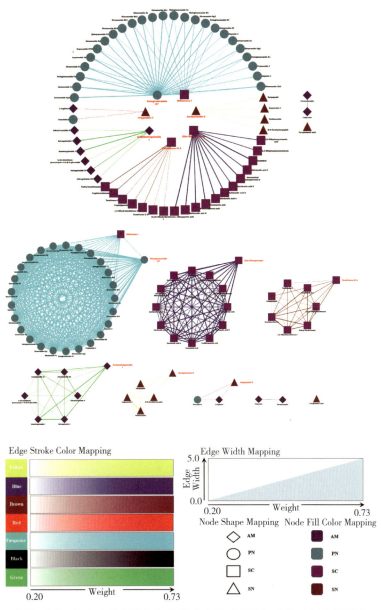

图3-33 复方血栓通胶囊各化学成分集（模块）内部相互作用网络

复方血栓通胶囊化学成分集（模块）与药效指标（性状）之间相关性见表3-13、图3-34。针对不同的药效指标，发挥显著影响作用的化学成分集（模块）分别为，HGB：Turquoise；HCT：Brown；RDW：Blue；α-HBDH：Blue；LDH：Turquoise；AST：Turquoise；ALT：Grey；ALP：Grey；Cr：Red；UA：Brown；SK：Yellow；MDA：Yellow；hs-CRP：Brown；IL-6：Brown；TNF-α：Brown；C3：Red；IgM：Brown；PAF：Brown。其中，模块Brown对多个药效指标起到显著正向调控作用（$P<0.1$、$P<0.05$），包括UA、IL-6、TNF-α、PAF，表明其在肾脏损伤、炎症反应血小板聚集方面具有重要作用；模块Grey对ALT、ALP具有显著正向调控作用（$P<0.1$、$P<0.05$），表明其对肝脏损伤具有显著改善作用。模块Turquoise对HGB、LDH、AST起到显著负向调控作用（$P<0.05$），表明其可能对心脏功能、能量代谢起到抑制作用；模块Blue、Red、Yellow同样分别对α-HBDH、Cr、C3、SK、MDA起到显著负向调控作用（$P<0.1$、$P<0.05$、$P<0.05$）。各药效指标同时具有正向调控模块、负向调控模块作用，表明成分模块之间存在相互作用，共同影响药效的发挥。

表3-13 复方血栓通胶囊化学成分集（模块）与药效指标（性状）相关性（相关性及P值）

Effect	Most relevant module (Secondary related)	Regulation	Correlation	P value
HGB	Turquoise	−	−0.64	0.03
HCT	Brown	+	0.5	0.1
RDW	Blue	−	−0.43	0.2
HBDH	Blue (Black)	−	−0.71 (0.56)	0.01 (0.07)
LDH	Turquoise	−	−0.62	0.04
AST	Turquoise	−	−0.7	0.02
ALT	Grey	+	0.53	0.09
ALP	Grey	+	0.65	0.03
Cr	Red	−	−0.79	0.004
UA	Brown	+	0.55	0.08
SK	Yellow	−	−0.55	0.08
MDA	Yellow (Red)	−	−0.81 (0.79)	0.003 (0.004)
hs-CRP	Brown	+	0.41	0.2
IL-6	Brown	+	0.63	0.04
TNF-α	Brown	+	0.55	0.08
C3	Red (Yellow)	−	−0.68 (0.55)	0.02 (0.08)
IgM	Brown	+	0.41	0.2
PAF	Brown	+	0.61	0.05

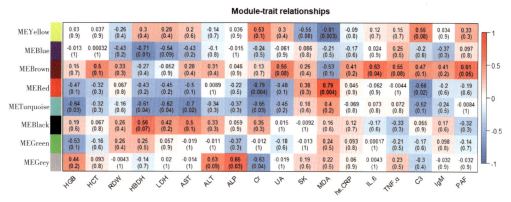

图 3-34 复方血栓通胶囊化学成分集（模块）与药效指标（性状）相关性

（二）复方血栓通胶囊肠道微生态与药效 WGCNA 分析

肠道微生态基于药效指标的模块见图 3-35，共分为 17 个模块，分别用颜色 Green-Yellow、Green、Pink、Salmon、Black、Tan、Lightcyan、Magenta、Yellow、Brown、Blue、Rred、Cyan、Tturquoise、Midnightblue、Purple、Grey 表示。

Green-Yellow：OTU104、OTU455、OTU700、OTU783、OTU82。

Green：OTU107、OTU1072、OTU117、OTU126、OTU127、OTU1307、OTU14、OTU144、OTU146、OTU1484、OTU1594、OTU19、OTU194、OTU196、OTU206、OTU214、OTU2279、OTU2280、OTU274、OTU291、OTU31、OTU40、OTU419、OTU52、OTU54、OTU6、OTU60、OTU73、OTU798、OTU81、OTU84、OTU88、OTU985。

Pink：OTU1249、OTU141、OTU187、OTU207、OTU228、OTU258、OTU28、OTU47、OTU658、OTU75、OTU90。

Salmon：OTU233、OTU38、OTU451。

Black：OTU133、OTU148、OTU164、OTU2227、OTU232、OTU237、OTU29、OTU33、OTU51、OTU68、OTU86、OTU9、OTU93、OTU986。

Tan：OTU105、OTU27、OTU3、OTU4、OTU96。

Lightcyan：OTU286、OTU46。

Magenta：OTU1031、OTU1229、OTU2028、OTU241、OTU251、OTU300、OTU310、OTU332、OTU538。

Yellow：OTU1075、OTU112、OTU12、OTU120、OTU136、OTU138、OTU150、OTU155、OTU161、OTU169、OTU173、OTU181、OTU189、OTU193、OTU198、OTU199、OTU203、OTU223、OTU23、OTU242、OTU244、OTU267、OTU289、OTU294、OTU296、OTU305、OTU32、OTU321、OTU36、OTU37、OTU41、OTU44、OTU45、OTU56、OTU57、OTU59、OTU67、OTU74、OTU743、OTU892、OTU92。

Brown：OTU108、OTU109、OTU11、OTU111、OTU116、OTU118、OTU1228、OTU123、OTU130、OTU139、OTU143、OTU158、OTU162、OTU167、OTU175、OTU1767、OTU179、OTU1861、OTU20、OTU2034、OTU208、OTU211、OTU212、OTU226、OTU229、OTU230、OTU231、OTU243、OTU248、OTU262、OTU266、OTU271、OTU273、OTU276、OTU277、OTU282、OTU283、OTU285、OTU2873、OTU2882、OTU2896、OTU290、OTU293、OTU295、OTU298、OTU30、OTU308、OTU3080、OTU331、OTU338、OTU361、OTU363、OTU365、OTU369、OTU371、OTU372、OTU401、OTU409、OTU441、OTU445、OTU62、OTU77、OTU95、OTU99。

Blue：OTU1057、OTU113、OTU1152、OTU119、OTU121、OTU122、OTU137、OTU145、OTU153、OTU156、OTU1561、OTU1588、OTU163、OTU168、OTU171、OTU172、OTU182、OTU184、OTU185、OTU1894、OTU190、OTU1946、OTU195、OTU197、OTU201、OTU205、OTU210、OTU215、OTU216、OTU218、OTU221、OTU225、OTU235、OTU2394、OTU246、OTU247、OTU249、OTU254、OTU255、OTU2559、OTU26、OTU260、OTU261、OTU269、OTU2734、OTU2735、OTU280、OTU281、OTU288、OTU297、OTU2996、OTU301、OTU303、OTU307、OTU309、OTU316、OTU318、OTU319、OTU325、OTU335、OTU341、OTU342、OTU350、OTU355、OTU360、OTU370、OTU374、OTU378、OTU383、OTU388、OTU389、OTU398、OTU43、OTU462、OTU536、OTU55、OTU551、OTU578、OTU64、OTU713、OTU79、OTU813、OTU89、OTU931、OTU94、OTU97、OTU98。

Red：OTU114、OTU1260、OTU135、OTU174、OTU188、OTU192、OTU202、OTU213、OTU256、OTU264、OTU299、OTU302、OTU306、OTU323、OTU35、OTU39、OTU49、OTU63、OTU65、OTU66、OTU71、OTU753、OTU8、OTU87。

Cyan：OTU124、OTU13、OTU18。

Turquoise：OTU10、OTU100、OTU101、OTU102、OTU1022、OTU103、OTU106、OTU110、OTU1132、OTU1138、OTU115、OTU125、OTU128、OTU129、OTU131、OTU134、OTU140、OTU142、OTU1425、OTU147、OTU149、OTU1491、OTU15、OTU151、OTU152、OTU154、OTU157、OTU159、OTU16、OTU160、OTU165、OTU166、OTU17、OTU170、OTU1729、OTU176、OTU178、OTU180、OTU183、OTU186、OTU191、OTU2、OTU200、OTU2031、OTU209、OTU217、OTU219、OTU220、OTU222、OTU227、OTU234、OTU236、OTU238、OTU239、OTU24、OTU240、OTU245、OTU25、OTU250、OTU252、OTU253、OTU2560、OTU257、OTU259、OTU2590、OTU263、OTU265、OTU268、OTU270、OTU275、OTU278、OTU279、OTU284、OTU287、OTU292、OTU304、OTU3087、OTU313、OTU324、OTU328、OTU334、OTU34、OTU344、OTU345、OTU346、OTU348、OTU352、OTU400、OTU410、OTU42、OTU48、OTU493、OTU5、OTU50、OTU525、OTU53、OTU561、OTU58、OTU61、OTU662、OTU676、OTU69、OTU694、OTU7、OTU70、

OTU72、OTU76、OTU78、OTU80、OTU83、OTU91、OTU934。

Midnightblue：OTU224、OTU272、OTU347。

Purple：OTU1、OTU132、OTU2030、OTU21、OTU22、OTU85。

Grey：OTU177、OTU204。

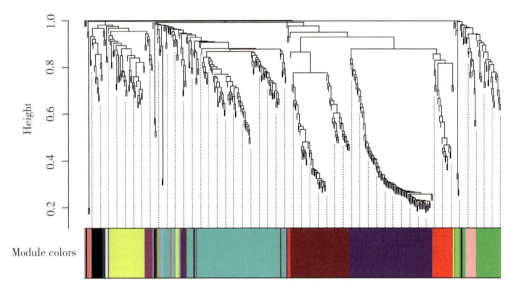

图 3-35　肠道微生态基于药效指标的模块

肠道微生态模块与药效指标之间相关性见表 3-14、图 3-36。针对不同的药效指标，发挥显著影响作用的肠道微生态模块分别为，NT-PROBNP：Purple；CTN-T：Lightcyan；PAF：Lightcyan；hs-CRP：Lightcyan；HBDH：Purple；LDH：Lightcyan；ALT：Yellow；AST：Purple；Cr：Purple；UA：Lightcyan；T-AOC：Red；MDA：Green。其中，对药效起显著影响的肠道微生态模块主要集中在 Lightcyan、Purple 模块，Lihgtcyan 模块对多个药效指标起到显著正向调控作用（$P<0.05$、$P<0.01$），包括 CTN-T、PAF、hs-CRP、HBDH、LDH、UA，表明其在心脏功能、血管炎症、肾脏损伤等方面具有重要作用。Pueple 模块对 NT-PROBNP、HBDH、AST、Cr 起到显著负向调控作用（$P<0.01$），表明其对心脏功能、肝肾功能可能具有一定的负向调控作用。此外，模块 Yellow 对 ALT、AST、Cr 具有显著正向调控作用（$P<0.01$），表明其对肝肾损伤具有保护作用；模块 Green、Red 分别对氧化应激能力具有显著正向、负向调控作用。各药效指标同时具有正向调控模块、负向调控模块作用，表明肠道微生态模块之间存在相互作用，共同影响着药效的发挥。

肠道菌群模块 Lightcyan 具有显著的正向调控作用，包括 g_Enterorhabdus、g_Roseburia 等，g_Enterorhabdus 与多种疾病如阿尔茨海默病、心血管疾病、结肠性疾病呈现负相关关系[29]，g_Roseburia 被认为是潜在的生物标志物，具有促进结肠蠕动、维持免疫反应、抗炎作用[30]。肠道菌群模块 Midnightblue 具有显著的负向调控作用，包括 g_Acinetobacter、g_Comamonas、g_Rheinheimera 等，g_Acinetobacter 是来源于食物的与腹泻相关的病原菌[31]；g_Comamonas 是来源于日常环境中的病原菌，能够引起严重的血液感染以及肠胃炎[32]；g_Rheinheimera 被证实具有抑菌的特性，对肠道微生态中的其他菌种具有较强的威胁性[33]。肠道菌群模块 Purple 具有显著的负向调控作用，包括 g_Lactobacillus、g_Ruminococcus_2、g_Enterococcus、g_Escherichia-Shigella、g_Allobaculum、g_Desulfovibrio 等。其中，g_Ruminococcus_2、g_Enterococcus、g_Escherichia-Shigella、g_Allobaculum 被广泛报道参与机体的促炎过程，g_Desulfovibrio 是分布广泛的恶性病原菌，可引起严重的感染疾病[34]；g_Lactobacillus 中利斯特氏菌可引起败血症、心包炎、脑膜炎等疾病[35]。

表3-14 肠道微生态模块与药效指标相关性（相关性及 P 值）

Effect	Most relevant module (Secondary related)	Regulation	Correlation	P value
NT-PROBNP	Purple (Lightcyan)	−	−0.63 (0.54)	0.0009 (0.006)
CTN-T	Lightcyan	+	0.6	0.002
PAF	Lightcyan	+	0.49	0.01
hs-CRP	Lightcyan	+	0.57	0.003
HBDH	Purple (Lightcyan)	−	−0.5 (0.42)	0.001 (0.04)
LDH	Lightcyan	+	0.54	0.006
ALT	Yellow	+	0.6	0.002
AST	Purple (Yellow)	−	−0.66 (0.62)	0.0004 (0.001)
Cr	Purple (Yellow)	−	−0.66 (0.59)	0.0004 (0.002)
UA	Lightcyan	+	0.62	0.001
T-AOC	Red (Purple)	−	−0.36 (0.36)	0.08 (0.09)
MDA	Green	+	0.23	0.3

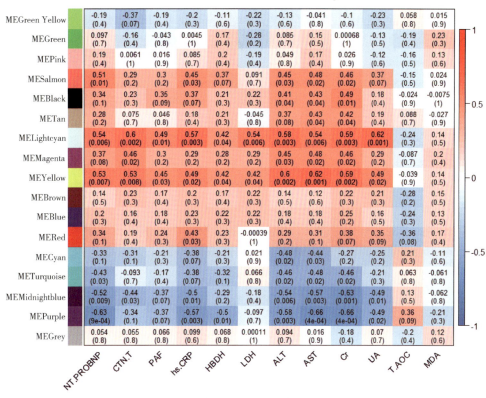

图 3-36　肠道微生态模块与药效指标相关性

第三节　本 章 小 结

基于 16S rDNA 测序技术，我们明确了复方血栓通胶囊对高脂饲喂结合心肌缺血模型大鼠肠道微生态关键菌种影响。肠道微生态 g_Coprococcus_1、g_Ruminiclostridium_5、g_Ruminiclostridium_6、g_Anaerovorax、g_Fusicatenibacter、g_Veillonella、g_Allobaculum、g_Marvinbryantia、f_Ruminococcaceae 在复方血栓通胶囊发挥心血管保护作用中关联密切。随着药物给药时间的延长，一方面，复方血栓通胶囊与阳性对照药物阿托伐他汀、替格瑞洛之间差异会逐渐变大，除对肠道微生态 g_Coprococcus_1、g_Ruminiclostridium_5、g_Anaerovorax 作用一致外，复方血栓通胶囊与阳性对照药物显著影响的 Species 完全不同，表明其对肠道微生态的作用机制与阳性对照药物具有明显差异，提示肠道微生态对不同药物疗效的发挥具有不同的作用；另一方面，复方血栓通胶囊与阳性对照药物丹参破壁饮片对肠道菌群 Species 影响的差异变小，提示复方中药长期给药对肠道微生态的影响可能会趋于稳定。

基于加权共表达网络 WGCNA 分析，我们找出了肠道微生态中存在共调控或功能相关模块。肠道微生态中共筛选了 17 个菌群模块；对药效起显著影响的肠道微生态模块主要集中在 Lightcyan 模块（g_Enterorhabdus、g_Roseburia）及 Purple 模块（g_Lactobacillus、g_Ruminococcus_2、g_Enterococcus、g_Escherichia – Shigella、g_Allobaculum、g_Desulfovibrio）。Lihgtcyan 模块对多个药效指标起到显著正向调控作用（$P<0.05$，$P<0.01$），包括 CTN-T、PAF、hs-CRP、HBDH、LDH、UA 等，表明其在心脏功能、血管炎症、肾脏损伤等方面具有重要作用；Pueple 模块对 NT-PROBNP、HBDH、AST、Cr 起到显著负向调控作用（$P<0.01$），表明其对心脏功能、肝肾功能可能具有一定的副作用。本章研究内容为理解肠道微生态在复方血栓通胶囊防治心血管疾病中的关键作用及机制提供了依据。

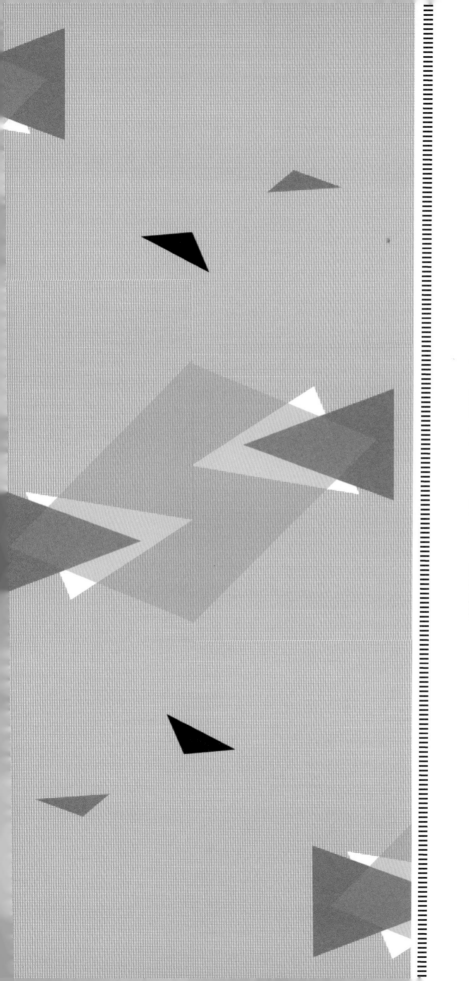

第四章 全书总结

本书建立了复方血栓通胶囊作用机制研究的新方法，明确了肠道微生态在心血管疾病中的关键作用，也为其他中药的研究提供了参考。本书主要成果如下：

一、复方血栓通胶囊网络药理学生物靶标筛选及心血管保护作用验证

基于网络药理学生物靶标预测技术，完成了复方血栓通胶囊所含化合物及113个心血管相关靶标的分子对接，共筛选出60个潜在作用靶标，分别为 ACE2、PDE4C、FAP、F13A、GABRA1、JUN、AKR1C2、MAOA、TGFB1、MMP9、NOS2、DPP4、PDE1C、TPO、DNMT1、SERPINC1、KCNK1、CKB、PPARD、AGTR1、NPR1、EGFR、MAOB、MK10、ACE、AGT、ANPEP、KCNK4、PTGIS、ITB2、PLG、KPCE、HRH1、AKR1C1、CHRM2、SERPIND1、THBD、PDE4A、PDE5A、FOLH1、HDAC2、PPARG、THRA、CDK、PAH、HMGCR、ACES、MMP2、NFKB1、NT5、F12、F3、F7A、F8、FGA、PDE4D、F2R、GP6、SERPINA5、GCR。这些靶标功能主要集中在炎症反应17个（包括血管炎症3个、血栓斑块3个），凝血、抗凝、纤溶、血小板系统14个，心脏功能5个，血压调控5个，能量及糖脂代谢5个，神经、肿瘤及其他功能9个；在此基础上，建立了大鼠高脂饲喂结合心肌缺血整体动物模型并开展了复方血栓通胶囊的系统药效学考察，确证了复方血栓通胶囊长期给药能够发挥良好的心血管保护作用，且与筛选的生物靶标功能相一致，主要体现在改善心脏功能、抑制血管炎症、降低血液黏滞、修复肝肾损伤、调控氧化应激等方面，尤其在肝肾功能、炎症、氧化等方面，复方血栓通胶囊相较于阿托伐他汀、替格瑞洛，用药安全性良好，具有明显优势。

二、复方血栓通胶囊心血管保护作用与肠道微生态相关性分析

基于16S rDNA测序技术及加权共表达网络WGCNA分析技术，找出了肠道微生态中存在共调控或功能相关的17个菌群模块，其中对药效起显著影响的肠道微生态模块主要集中在 Lightcyan 模块（g_Enterorhabdus、g_Roseburia）及 Purple 模块（g_Lactobacillus、g_Ruminococcus_2、g_Enterococcus、g_Escherichia-Shigella、g_Allobaculum、g_Desulfovibrio）。Lihgtcyan 模块对 CTN-T、PAF、hs-CRP、HBDH、LDH、UA 起到显著正向调控作用（$P<0.05$、$P<0.01$），表明其在心脏功能、血管炎症、肾脏损伤等方面具有重要作用；Purple 模块对 NT-PROBNP、HBDH、AST、Cr 起到显著负向调控作用（$P<0.01$），表明其对心脏功能、肝肾功能可能具有一定的副作用。在此基础上，明确了肠道微生态中的 g_Coprococcus_1、g_Ruminiclostridium_5、g_Ruminiclostridium_6、g_Anaerovorax、g_Fusicatenibacter、g_Veillonella、 g_Allobaculum、g_Marvinbryantia、f_Ruminococcaceae 在复方血栓通胶囊发挥心血管保护方面具有重要作用，发现阿托伐他汀、替格瑞洛长期给药对肠道微生态的影响作用相似，且复方血栓通胶囊长期给药显著影响的肠道微生态 Species（归属于显著药效调控的模块 Pink、Yellow、Turquoise、Purple）与阿托伐他汀、替格瑞洛长期给药显著影响的肠道微生态 Species（归属于弱相关模块 Brown、Blue、Grey）存在明显差异，提示肠道微生态对不同药物疗效的发挥具有不同的作用。

通过上述研究，我们实现了复方血栓通胶囊科学内涵的系统解析，弄清了其成分、药效、靶标、机制、相互作用等关键科学问题，提升了产品的科技含量。本书成果总结见图 4-1。

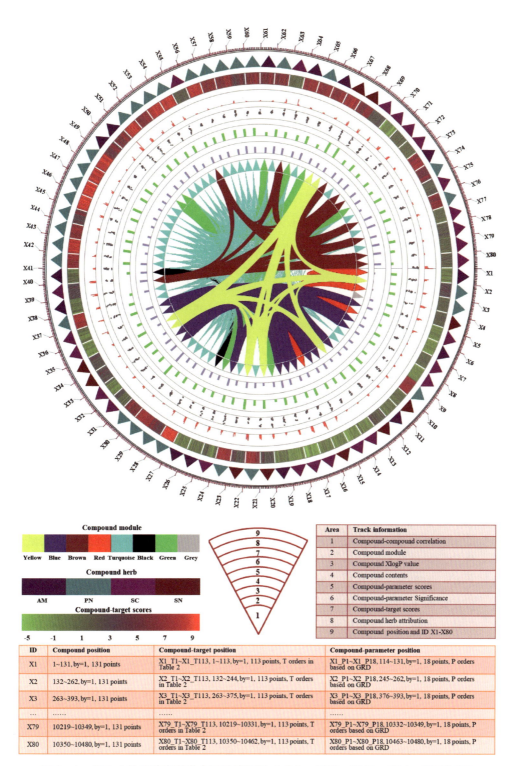

图4-1 复方血栓通胶囊科学内涵系统解析（成分、药效、靶标、机制、相互作用）

参 考 文 献

[1] 苏薇薇, 龙超峰, 刘宏, 等. 中药大品种复方血栓通胶囊的研究 [M]. 广州: 中山大学出版社, 2020.

[2] LIU H, LIANG J P, LI P B, et al. Core bioactive components promoting blood circulation in the traditional chinese medicine compound Xueshuantong capsule (CXC) based on the relevance analysis between chemical HPLC fingerprint and in vivo biological effects [J]. PLoS One, 2014, 9 (11): e112675.

[3] LIU H, ZHANG W J, LONG C F, et al. Protective effects of traditional Chinese herbal formula Compound Xueshuantong Capsule (CXC) on rats with blood circulation disorders [J]. Biotechnology & biotechnological equipment, 2017, 31 (4): 846 – 854.

[4] SHENG S J, WANG J X, WANG L R, et al. Network pharmacology analyses of the antithrombotic pharmacological mechanism of Fufang Xueshuantong capsule with experimental support using disseminated intravascular coagulation rats [J]. Journal of ethnopharmacology, 2014, 154 (3): 735 – 744.

[5] SHENG S J, WANG Y G, LONG C F, et al. Chinese medicinal formula Fufang Xueshuantong Capsule could inhibit the activity of angiotensin converting enzyme [J]. Biotechnology & biotechnological equipment, 2014, 28 (2): 322 – 326.

[6] 刘宏, 生书晶, 李沛波, 等. 复方血栓通胶囊对弥散性血管内凝血模型大鼠炎症抑制作用及机制研究 [J]. 中南药学, 2019, 17 (10): 1617 – 1621.

[7] 刘宏, 生书晶, 苏薇薇. 复方血栓通胶囊对弥散性血管内凝血模型大鼠肝肾功能的影响 [J]. 中山大学学报 (自然科学版), 2018, 57 (6): 97 – 102.

[8] 刘宏, 谢称石, 王永刚, 等. 复方血栓通胶囊基于原料药材与药效相关联的组方规律研究 [J]. 中山大学学报 (自然科学版), 2014, 53 (2): 108 – 113, 120.

[9] 梁洁萍, 陈思, 谢称石, 等. 复方血栓通胶囊中 4 个有效成分的一测多评定量方法研究 [J]. 中山大学学报 (自然科学版), 2013, 52 (5): 123 – 126, 129.

[10] 刘忠政, 梁洁萍, 聂怡初, 等. 复方血栓通胶囊基于血液循环和凝血过程相关靶点的网络药理学研究 [J]. 中山大学学报 (自然科学版), 2013, 52

(2): 97-100.

[11] 梁洁萍, 刘忠政, 彭维, 等. 复方血栓通胶囊 HPLC 指纹图谱质量控制方法研究 [J]. 中药材, 2012, 35 (11): 1854-1858.

[12] 刘宏, 苏薇薇, 彭维, 等. 中药谱效学研究过程中差异样品的构建及应用 [J]. 中山大学学报 (自然科学版), 2019, 58 (1): 126-130.

[13] 刘宏, 王永刚, 吴忠, 等. 复方中药品种基于多学科组合技术的研究 [J]. 中南药学, 2015, 13 (8): 785-788.

[14] 刘宏. 复方中药组方现代评价新模式及在复方血栓通胶囊中的应用 [D]. 广州: 中山大学, 2017.

[15] A N JAIN. Surflex-Dock 2.1: robust performance from ligand energetic modeling, ring flexibility, and knowledge-based search [J]. J Comput Aid Mol Des, 2007, 21 (5): 281-306.

[16] A N JAIN. Effects of protein conformation in docking: improved pose prediction through protein pocket adaptation [J]. J Comput Aid Mol Des, 2009, 23 (6): 355-374.

[17] CHEN T C. Extensions of the TOPSIS for group decision-making under fuzzy environment [J]. Fuzzy sets & systems, 2000, 114 (1): 1-9.

[18] MUSZBEK L, BAGOLY Z, BERECZKY Z, et al. The involvement of blood coagulation factor XIII in fibrinolysis and thrombosis [J]. Cardiovascular & hematological agents in medicinal chemistry, 2008, 6 (3): 190-205.

[19] LU Z Y, WANG F, LIANG M G. SerpinC1/Antithrombin III in kidney-related diseases [J]. Clinical science, 2017, 131 (9): 823-831.

[20] SAITO K, MOORE R, NEGISHI M. Nuclear receptor CAR specifically activates the two-pore K^+ channel kcnk1 gene in male mouse livers, which attenuates phenobarbital-induced hepatic hyperplasia [J]. Toxicological sciences, 2013, 132 (1): 151-161.

[21] SULLIVAN M, OLSEN A S, HOUSLAY M D. Genomic organisation of the human cyclic AMP-specific phosphodiesterase PDE4C gene and its chromosomal localisation to 19p13.1, between RAB3A and JUND. [J]. Cell signal, 1999, 11 (10): 735-742.

[22] KARIN M, LIU Z G, ZANDI E. AP-1 function and regulation [J]. Current opinion in cell biology, 1997, 9 (2): 240-246.

[23] BORDER W A. Transforming growth factor $\beta1$ in disease: the dark side of tissue repair. [J]. Journal of clinical investigation, 1992, 90 (1): 1-7.

[24] NOSAKA M, ISHIDA Y, KIMURA A, et al. Absence of IFN-γ accelerates thrombus resolution through enhanced MMP-9 and VEGF expression in mice [J].

Journal of clinical investigation, 2011, 121 (7): 2911-2920.

[25] Argyrakopoulou G, Doupis J. DPP4 inhibitors: from sitagliptin monotherapy to the new alogliptin-pioglitazone combination therapy [J]. Advances in therapy, 2009, 26 (3): 272-280.

[26] HAN P, WERBER J, SURANA M, et al. The calcium/calmodulin-dependent phosphodiesterase PDE1C down-regulates glucose-induced insulin secretion [J]. Journal of biological chemistry, 1999, 274 (32): 22337-22344.

[27] RIS-STALPERS C, BIKKER H. Genetics and phenomics of hypothyroidism and goiter due to TPO mutations [J]. Molecular & cellular endocrinology, 2010, 322 (1-2): 38-43.

[28] ZHANG W, WANG P, CHEN Z, et al. A new animal model of coronary thrombosis and effects of antithrombotic agents [J]. Chinese medical journal, 1995, 108 (5): 370-372.

[29] CLAVEL T, DUCK W, CHARRIER C, et al. Enterorhabdus caecimuris sp. nov. a member of the family coriobacteriaceae isolated from a mouse model of spontaneous colitis, and emended description of the genus enterorhabdus [J]. International journal of systematic & evolutionary microbiology, 2010, 60 (7): 1527-1531.

[30] TAMANAI-SHACOORI Z, SMIDA I, BOUSARGHIN L, et al. Roseburia spp. : a marker of health? [J]. Future microbiology, 2017, 12 (2): 157-170.

[31] AMORIM A M, NASCIMENTO J D. Acinetobacter: an underrated foodborne pathogen? [J]. Journal of infection in developing countries, 2017, 11 (2): 111-114.

[32] ABRAHAM J E M, SIMON G L. Comamonas testosteroni bacteremia: a case report and review of the literature [J]. Infectious diseases in clinical practice, 2007, 15 (4): 272-273.

[33] ROMANENKO L A, TANAKA N, SVETASHEV V I, et al. Rheinheimera japonicasp. nov. a novel bacterium with antimicrobial activity from seashore sediments of the Sea of Japan [J]. Archives of microbiology, 2015, 197 (4): 613-620.

[34] HAGIYA H, KIMURA K, NISHI I, et al. Desulfovibrio desulfuricans, bacteremia: a case report and literature review [J]. Anaerobe, 2018, 49: 112-115.

[35] VÁZQUEZ-BOLAND J A, KUHN M, BERCHE P, et al. Listeria pathogenesis and molecular virulence determinants [J]. Clinical microbiology reviews, 2001, 14 (3): 584-640.

附 录

附表 1 复方血栓通胶囊成分-靶标分子对接结合能分数

Targets	X1	X2	X3	X4	X5	X6	X7	X8	X9	X10	X11	X12	X13	X14	X15	X16	X17	X18	X19	X20
ACE	4.74	2.47	3.46	3.46	5.22	5.10	3.36	5.69	-0.83	4.28	5.05	5.31	5.78	5.97	5.42	5.51	6.52	5.89	4.96	3.33
ACE2	5.24	2.16	4.04	2.81	5.12	5.07	3.49	4.52	-0.18	4.24	5.38	5.51	7.02	6.42	5.01	4.78	6.38	5.28	6.31	6.95
ACES	5.17	2.79	3.50	3.39	5.20	5.88	3.75	5.20	-0.81	4.00	5.22	0.72	5.07	4.72	3.97	3.60	6.14	3.31	5.89	0.58
ADRB2	4.04	3.23	3.44	3.69	3.85	5.04	2.43	5.05	-1.69	4.18	5.21	-1.12	2.73	4.28	5.40	3.48	5.67	0.96	0.74	-1.11
AGT	5.13	2.64	4.15	3.71	5.30	4.65	3.79	4.60	-1.16	4.55	3.14	0.29	7.15	5.21	4.42	4.43	5.93	5.39	2.78	2.05
AGTR1	4.31	3.06	3.29	3.02	4.06	4.56	2.89	3.77	-0.53	3.12	4.68	4.99	4.60	5.85	4.79	5.68	5.96	6.48	6.97	6.33
PGH1	3.87	2.47	3.19	3.17	4.11	4.54	3.36	4.46	-1.72	3.86	0.96	0.14	0.90	2.08	2.51	2.63	3.90	1.59	1.75	-0.05
PGH2	3.77	2.80	3.32	3.09	4.43	4.79	3.27	4.54	-1.54	3.78	0.97	0.15	1.27	2.95	3.40	3.50	4.23	2.06	1.44	-0.24
NPR1	4.24	1.70	2.66	2.68	4.73	4.97	3.04	4.47	0.38	3.51	5.20	5.55	6.04	4.07	5.02	5.19	4.34	5.91	3.86	5.82
REN	4.63	2.02	3.10	2.68	4.02	4.64	2.88	4.15	-0.18	2.96	4.88	5.01	5.59	5.21	4.86	4.46	5.23	5.93	5.03	4.15
CHRM2	4.65	3.22	3.58	4.16	4.57	6.07	3.60	4.86	-1.62	4.32	-0.61	0.25	1.42	7.04	4.69	4.94	4.94	0.10	1.42	-1.25
ANGPT2	2.96	1.91	2.43	2.41	3.17	4.02	3.25	3.91	-0.70	2.81	3.33	2.74	3.47	4.21	4.43	4.08	4.00	4.13	4.72	2.72
ANPEP	4.66	2.35	3.05	2.71	3.53	4.22	2.95	4.03	0.29	3.65	4.93	4.29	6.29	5.74	4.31	4.48	5.26	5.45	4.23	4.48
ANXA2	3.80	1.60	3.14	2.55	4.00	4.41	3.03	4.43	-0.79	3.67	1.92	2.48	3.54	4.11	3.61	4.05	4.75	4.23	2.23	1.86

续上表

Targets	X1	X2	X3	X4	X5	X6	X7	X8	X9	X10	X11	X12	X13	X14	X15	X16	X17	X18	X19	X20
CAN	3.93	2.19	3.19	2.80	4.24	4.53	3.30	4.28	−0.41	3.25	4.40	3.38	5.05	4.57	4.39	4.39	5.36	4.13	4.05	2.66
CLEC3B	3.21	1.73	2.81	2.20	3.38	3.77	2.50	3.59	−0.20	2.55	2.55	2.34	2.57	3.97	3.76	2.99	4.02	4.41	2.47	−0.03
DNMT1	3.94	2.79	3.28	3.39	5.16	4.95	3.97	4.33	−0.73	3.67	5.04	4.98	6.33	4.66	4.14	5.54	5.18	5.55	4.82	5.47
EGFR	4.50	2.67	3.49	3.01	5.46	4.64	4.20	5.36	−0.87	4.11	4.20	4.39	6.01	5.76	4.75	4.92	6.71	4.61	4.15	1.59
FAP	4.81	4.29	3.67	4.83	3.53	4.53	3.16	5.18	−0.11	4.71	4.60	4.78	8.03	5.08	4.91	3.24	5.54	6.25	6.62	8.26
HIF1A	4.50	3.04	3.81	3.72	4.24	4.78	3.66	4.42	−1.48	3.93	1.05	0.23	1.07	2.88	2.63	3.02	3.48	2.26	0.86	−0.65
ITA2	3.45	1.96	2.96	2.81	4.21	4.35	2.82	4.39	−0.60	3.60	3.76	2.81	4.27	3.72	3.97	3.69	5.19	3.33	3.94	2.06
MMP2	5.10	2.06	4.42	3.08	6.25	5.69	3.48	4.99	−1.33	4.52	1.76	−1.04	3.26	4.20	4.13	3.62	4.83	3.78	1.21	−1.24
MMP9	4.87	2.68	3.64	2.92	5.59	5.97	4.17	5.21	−0.54	4.78	6.15	5.20	5.71	4.20	4.49	3.98	7.36	5.09	7.06	4.97
NFKB1	4.69	2.16	3.48	2.91	4.72	4.34	2.97	4.08	−0.84	3.12	4.60	2.89	6.31	4.89	4.06	4.53	5.16	5.81	5.81	−0.22
NT5	4.25	2.34	3.19	3.05	4.95	5.15	3.56	4.71	−0.11	3.48	5.53	3.58	4.95	4.53	4.47	4.87	5.40	5.77	6.13	4.06
PA24A	3.21	1.05	2.99	2.53	4.33	4.07	3.25	2.85	0.90	2.44	4.78	3.27	3.84	4.45	3.16	3.27	4.43	2.80	4.23	−0.25
PTEN	1.79	1.25	2.90	1.64	3.94	4.35	2.87	3.04	−0.69	2.65	2.25	1.65	5.17	3.05	2.57	4.42	5.12	2.95	2.26	2.15
ST14	4.35	1.76	2.67	2.93	4.39	4.81	3.50	4.42	−0.30	3.46	3.97	3.62	5.01	5.02	4.46	4.60	5.64	5.72	3.71	4.13
F10A	3.98	2.04	2.66	3.08	4.33	5.33	3.27	4.36	0.00	3.38	4.12	4.78	5.81	4.75	5.05	4.58	5.39	5.34	3.86	4.74
F11	3.79	1.87	2.51	3.01	4.39	4.56	3.18	4.19	−0.22	3.26	3.96	3.78	4.90	5.31	4.86	3.94	5.43	5.46	3.56	4.19
F12	4.09	2.21	2.97	2.89	4.65	3.45	3.14	4.58	−1.34	3.62	4.62	2.08	4.27	3.80	3.99	4.46	3.67	6.08	5.16	−0.98
F13A	4.72	2.65	3.65	3.48	5.14	5.22	4.54	5.88	−0.62	4.32	4.43	6.01	5.88	6.49	5.01	5.15	6.81	7.29	5.86	5.99
F2	4.29	2.53	3.16	3.06	4.34	4.58	3.33	4.48	−0.73	3.52	3.19	2.75	3.87	4.53	4.39	3.67	4.93	4.47	3.50	1.78
F3	3.49	1.80	2.18	2.69	3.96	4.14	3.10	4.11	−0.30	2.64	3.60	4.07	4.59	4.23	4.25	4.20	4.80	5.04	3.46	3.55
F5	3.99	2.13	2.98	3.01	4.01	3.67	3.09	3.80	−0.76	3.25	2.26	2.03	4.91	4.26	4.18	4.60	5.01	4.82	3.26	1.87

续上表

Targets	X1	X2	X3	X4	X5	X6	X7	X8	X9	X10	X11	X12	X13	X14	X15	X16	X17	X18	X19	X20
F7	3.82	1.65	2.31	3.01	3.83	5.21	3.59	4.68	0.15	2.99	4.15	4.82	4.67	4.20	4.92	4.46	4.63	5.30	3.87	4.01
F7A	3.81	2.13	2.66	2.88	4.37	4.54	4.00	4.84	−0.24	3.37	4.23	4.69	4.99	4.63	4.52	4.54	4.94	4.47	4.22	5.36
F8	2.71	2.05	2.56	2.02	3.53	4.67	3.38	3.96	−0.39	2.30	3.89	3.11	4.48	4.86	3.63	4.02	6.26	4.73	4.19	1.49
F9	3.82	1.25	2.80	2.60	3.97	4.41	2.70	4.61	−0.45	3.29	3.35	2.75	5.27	5.00	4.64	4.54	4.44	4.40	3.39	3.88
FGA	4.96	3.02	3.51	3.12	4.72	4.28	3.61	4.56	−0.88	4.51	1.80	1.38	3.61	3.64	3.87	4.45	6.08	4.90	2.15	0.36
Fibrin	4.34	2.61	3.00	2.96	4.77	5.29	3.40	4.22	0.25	3.43	4.05	2.71	4.32	5.15	5.22	3.85	5.26	4.78	3.74	3.42
VWF	4.48	2.45	3.80	3.16	4.54	4.65	3.31	4.45	−0.49	3.52	3.59	3.39	4.49	4.65	4.61	3.96	5.08	4.73	3.80	3.12
PROC	4.40	2.35	3.28	2.68	4.71	4.04	3.11	4.69	−0.66	3.75	4.98	3.79	4.66	5.30	4.06	4.77	5.37	5.12	4.67	2.84
PROS1	4.98	1.99	3.46	2.64	4.03	5.33	3.26	4.27	−0.88	4.48	4.83	0.21	1.10	3.07	3.73	3.17	4.01	2.95	4.21	−0.41
SERPINC1	4.54	2.16	3.21	3.07	4.73	4.71	3.42	4.64	−0.38	3.32	5.11	5.07	5.91	6.36	5.04	4.83	6.06	6.11	5.19	3.42
SERPIND1	4.42	3.08	3.55	3.10	5.45	5.50	3.79	5.00	−1.30	4.46	3.10	2.28	3.73	4.65	4.54	3.68	6.69	5.68	2.68	1.01
THBD	4.71	2.24	3.12	2.62	4.87	4.18	2.88	4.80	−0.64	3.65	4.23	5.60	6.27	5.07	5.36	5.12	5.36	5.89	4.75	5.51
CA1	3.54	1.74	4.09	3.25	5.22	4.71	3.58	5.33	−1.02	3.98	3.86	2.42	3.42	4.88	4.45	4.64	5.20	5.04	2.72	−0.67
CA2	3.41	1.49	3.50	3.14	4.91	4.93	3.69	5.42	−0.98	3.98	4.88	2.39	2.81	4.05	4.36	4.34	4.93	4.43	3.09	−0.12
PDE4A	5.16	2.48	3.70	3.52	4.64	5.60	3.07	4.60	0.88	3.39	5.16	4.13	5.28	5.17	4.65	4.49	5.67	5.51	4.57	5.45
PDE4B	5.10	2.22	3.04	3.00	4.42	5.00	3.12	4.09	−0.38	3.44	5.37	4.10	5.40	5.62	5.13	4.69	5.72	5.89	4.94	4.33
PDE4C	5.07	1.57	3.53	2.64	4.86	5.43	2.87	4.53	−0.14	3.18	6.30	6.27	6.74	5.36	4.11	4.44	7.58	6.44	6.51	5.04
PDE4D	5.03	2.05	3.38	3.11	4.28	4.99	3.12	4.27	−0.02	3.47	5.84	5.17	5.51	5.73	5.04	4.58	5.62	5.99	4.65	3.83
PDE5A	4.48	2.55	3.24	3.32	4.39	5.10	3.09	4.37	−0.50	3.72	5.54	4.19	6.14	5.72	4.88	4.81	5.74	6.40	5.03	3.57
KCND2	4.55	2.99	2.52	2.39	3.63	3.71	3.43	4.28	−2.21	3.66	−1.06	−1.05	2.61	3.53	3.65	3.76	5.90	3.43	1.61	−1.57
KCND3	4.42	1.16	3.49	2.27	3.83	3.09	3.76	4.94	−1.11	3.57	2.90	0.39	2.23	1.89	1.57	1.69	2.08	1.79	0.96	1.76

续上表

Targets	X1	X2	X3	X4	X5	X6	X7	X8	X9	X10	X11	X12	X13	X14	X15	X16	X17	X18	X19	X20
KCNH2	2.94	2.21	2.61	3.13	2.68	3.28	2.31	3.07	−3.01	2.91	1.03	−1.21	0.17	1.68	4.61	2.10	3.42	1.20	−0.83	−2.16
KCNK1	2.43	2.51	2.12	3.21	3.26	4.25	2.04	3.30	−0.56	2.84	4.99	5.35	4.55	4.48	4.58	4.02	5.04	5.34	6.63	5.69
KCNK4	4.24	2.12	3.40	3.13	4.83	5.03	3.54	5.30	−0.44	3.74	3.41	−0.24	6.60	5.91	5.78	5.31	6.03	5.76	5.44	5.84
KCNK9	3.88	2.06	2.94	3.31	4.42	4.31	2.65	3.73	0.07	3.16	3.59	3.85	4.22	3.09	4.18	4.28	3.95	3.41	4.09	3.84
PTGIS	3.78	1.64	1.93	2.36	3.84	5.03	1.99	3.89	−0.59	2.75	4.01	5.69	5.24	4.95	3.88	3.66	5.68	5.74	5.41	6.64
PTGS	3.31	1.56	3.44	3.07	4.71	5.48	3.51	5.13	−1.17	4.34	4.67	0.66	2.71	4.10	3.29	4.18	3.93	4.54	3.52	−1.30
LYAM2	4.40	1.83	3.49	2.59	3.65	3.96	2.89	3.34	−1.05	3.61	2.27	3.27	3.34	4.14	3.28	3.65	3.64	2.80	3.09	−0.59
LYAM3	2.88	1.42	2.95	2.55	2.94	2.96	2.19	3.52	−1.07	2.90	1.26	1.08	2.16	2.01	2.50	2.72	3.15	3.60	2.77	1.62
ITB2	3.29	1.60	3.55	2.40	4.94	4.40	3.75	4.63	−0.33	3.63	5.03	3.93	4.74	4.42	4.82	4.37	4.43	6.66	4.92	5.25
VCAM1	4.22	2.74	3.27	2.68	3.96	4.05	2.72	4.47	−1.15	3.47	1.92	2.34	4.03	4.19	4.83	4.17	4.79	4.68	3.62	0.05
F2R	4.50	2.42	3.20	3.14	4.83	4.37	3.40	4.57	−0.45	3.58	4.06	3.57	4.83	5.64	5.37	4.97	6.08	5.49	4.15	1.83
GP6	2.80	1.70	2.70	2.50	3.26	4.70	2.51	5.15	−0.10	2.90	3.43	3.42	5.53	4.76	3.96	4.53	5.37	5.47	4.10	3.18
PAF	3.66	2.07	2.82	2.60	4.49	4.23	3.00	4.15	−0.72	2.98	3.44	3.43	3.78	4.26	4.48	3.53	5.37	3.93	3.26	1.77
FLNA	4.48	2.22	3.71	3.28	4.51	4.28	3.27	4.27	−0.84	3.34	3.70	3.76	3.89	4.67	3.83	3.71	4.76	4.55	3.61	3.16
PDE10A	4.47	1.89	2.87	2.81	4.00	4.85	3.07	4.04	−0.36	3.35	5.51	3.56	5.13	5.91	4.64	3.77	5.73	5.42	5.22	5.27
PDE1C	6.02	1.68	2.73	3.42	4.16	5.42	3.72	4.16	−1.09	2.89	1.95	3.98	3.60	7.54	5.58	4.10	6.37	6.55	2.00	4.73
TNNC1	3.77	1.77	2.31	2.27	3.84	4.11	2.38	3.80	−0.58	3.18	3.34	1.87	3.70	3.65	3.45	3.70	4.06	3.41	3.17	1.02
CKB	3.95	1.89	3.00	3.08	4.14	5.27	3.56	4.88	−1.06	3.80	6.02	4.33	6.69	6.11	4.95	4.41	5.96	6.69	5.23	4.98
PLAU	4.25	2.18	2.64	2.61	3.97	4.64	2.99	4.11	−0.56	3.27	3.83	3.54	4.20	4.71	4.63	4.01	4.99	5.12	3.22	2.85
PLG	4.73	2.28	3.48	3.12	4.93	4.93	3.24	4.71	−0.52	3.70	5.39	4.44	5.64	4.87	4.66	4.20	6.02	4.82	5.09	6.00
SERPINA5	4.45	2.35	4.14	3.72	5.12	4.69	4.19	4.78	−0.34	4.34	1.17	0.54	4.22	4.35	4.69	6.08	4.31	5.11	3.52	3.33

续上表

Targets	X1	X2	X3	X4	X5	X6	X7	X8	X9	X10	X11	X12	X13	X14	X15	X16	X17	X18	X19	X20
SERPINE1	4.33	1.99	3.13	3.23	4.39	4.71	3.25	4.13	-0.68	3.12	3.75	2.06	3.74	4.15	4.07	4.03	4.66	4.31	3.50	2.70
TPA	4.20	2.36	2.27	2.98	5.23	5.84	3.58	5.29	-0.58	3.73	4.36	3.44	4.36	4.54	5.24	5.06	5.34	5.05	4.36	2.66
CAPON	5.05	2.49	3.08	3.13	3.57	3.78	2.96	3.67	-1.67	3.48	3.62	0.84	3.16	4.06	5.29	3.73	3.98	2.40	1.15	-1.27
FOLH1	6.18	3.16	4.01	3.37	4.71	5.01	4.04	4.69	-1.40	4.12	2.41	1.60	2.59	5.29	5.49	3.85	6.00	4.15	2.66	0.33
GABRA1	4.90	2.12	5.00	3.30	4.99	5.71	4.38	6.07	-1.10	4.63	6.72	4.20	7.71	7.94	5.48	5.68	7.15	5.58	5.50	8.06
GRIN3A	1.18	0.82	1.18	3.40	0.51	0.48	1.25	0.84	-2.28	0.87	-0.91	-0.25	0.62	0.75	0.83	0.26	0.45	0.83	0.79	1.10
HDAC2	4.66	2.64	2.46	3.33	4.61	6.02	2.49	4.34	-0.99	4.49	3.99	1.05	4.38	3.86	5.91	-0.63	3.13	4.96	1.42	-0.16
KPCE	3.57	2.71	1.65	2.81	3.84	4.49	1.94	3.60	-0.17	3.06	3.16	2.38	6.85	4.09	4.94	4.53	4.35	5.64	4.11	3.42
MAOA	5.44	2.82	4.16	3.85	5.82	6.45	3.64	6.12	-1.72	5.70	7.21	-0.45	3.44	6.77	6.25	5.20	8.00	5.42	6.95	-1.41
MAOB	5.35	2.79	4.19	3.54	5.29	6.10	3.97	5.42	-1.69	4.92	5.38	-0.70	3.07	6.02	5.10	4.24	6.67	5.82	5.44	-1.09
HMOX1	4.22	1.84	3.04	2.73	3.65	5.08	2.53	3.92	0.07	3.36	4.14	3.13	5.04	4.72	4.74	4.21	4.79	4.77	4.59	4.83
HRH1	6.25	2.20	4.47	2.64	4.66	5.01	3.53	4.74	-0.14	4.39	4.30	2.36	5.80	4.45	3.96	4.98	6.16	4.43	4.15	2.17
MK10	3.83	2.37	3.14	2.86	4.77	4.45	3.16	4.94	-0.20	3.86	4.85	5.17	6.16	5.88	5.07	4.83	6.03	6.36	5.11	5.09
MK14	4.30	2.04	3.14	2.98	4.64	4.97	3.72	4.93	-1.07	4.45	4.83	2.72	4.65	5.61	5.79	4.73	5.47	4.83	5.11	3.17
JUN	4.50	2.59	3.09	3.04	4.11	4.61	3.48	5.39	-0.77	3.50	5.12	4.42	6.50	6.23	5.38	6.34	6.99	4.87	6.09	2.20
GCR	4.31	2.31	3.61	3.66	4.23	4.87	3.83	4.60	-1.16	3.84	3.23	0.27	1.60	4.55	4.98	3.64	6.20	4.14	3.29	-0.61
PPARA	4.30	3.12	3.56	3.56	4.64	4.83	3.42	4.62	-1.30	3.92	4.70	1.92	4.09	4.24	4.81	3.28	5.32	3.99	5.49	2.14
PPARD	4.22	2.87	3.40	3.16	5.11	5.66	3.88	4.88	-1.25	4.42	6.26	2.28	6.87	6.05	5.78	4.53	6.96	4.38	5.44	2.40
PPARG	4.14	2.35	3.16	3.26	4.28	4.73	3.34	4.41	-1.01	3.57	4.79	3.68	5.51	5.74	4.63	4.38	5.60	6.04	5.30	3.40
TGFB1	3.87	2.14	3.19	3.49	5.60	3.98	4.78	4.79	0.01	3.88	2.76	3.98	5.08	8.08	5.70	7.56	7.66	7.41	5.29	-0.57
NOS2	3.98	2.34	2.72	3.39	4.16	5.13	3.34	4.44	-0.13	3.57	5.68	4.64	6.04	5.59	4.92	5.10	5.50	6.52	5.38	4.65

续上表

Targets	X1	X2	X3	X4	X5	X6	X7	X8	X9	X10	X11	X12	X13	X14	X15	X16	X17	X18	X19	X20
THRA	5.34	2.93	4.04	3.46	5.03	5.19	4.14	4.72	−1.97	4.37	2.89	−1.22	−1.08	4.62	2.36	2.41	7.48	0.59	2.59	−1.70
THRB	5.15	2.77	3.97	3.37	4.40	5.11	3.62	4.58	−1.99	3.75	1.61	−1.26	−0.95	4.77	3.60	1.99	5.99	−0.18	1.49	−1.67
TPO	3.25	1.85	2.58	2.35	3.28	3.97	2.72	3.53	−0.33	3.44	5.31	3.96	6.62	5.71	4.15	4.13	5.16	4.27	4.85	3.57
CDK	4.27	2.56	3.45	3.29	5.05	5.03	3.65	5.12	−0.52	4.12	5.41	4.07	5.58	5.74	4.78	5.05	5.97	6.07	5.29	4.18
MP2K	4.19	2.50	3.56	3.21	4.64	4.86	3.27	4.69	−0.64	3.72	4.75	5.43	5.97	5.88	5.30	4.97	5.98	6.22	5.13	4.46
FGF1	2.10	0.99	2.49	2.80	2.77	3.78	2.50	2.63	−0.61	2.15	2.45	1.97	3.30	3.30	2.98	2.78	3.35	2.83	2.82	3.07
FGF2	2.28	1.32	2.67	2.20	3.57	3.36	3.30	3.98	−2.49	2.86	−0.99	−0.70	1.19	3.95	3.04	2.83	4.12	2.52	1.53	−2.68
FGF4	3.76	2.42	2.32	3.32	4.79	5.49	3.59	3.30	−3.04	2.80	3.78	1.22	2.17	3.67	3.88	3.97	2.54	2.62	3.02	−0.47
DPP4	4.60	2.38	3.23	2.72	4.58	5.16	3.55	4.64	1.01	3.60	5.06	4.68	6.05	5.44	5.18	4.99	6.01	6.30	5.04	4.94
GSK3	4.13	2.40	3.53	3.03	4.80	4.80	3.39	5.03	0.65	4.08	5.32	4.85	5.69	5.14	4.58	5.37	5.74	5.39	5.49	5.38
AKR1C1	4.09	2.68	3.37	2.92	5.06	5.82	3.80	4.79	−1.78	3.95	4.34	−1.16	0.34	5.61	5.67	3.81	7.22	5.47	3.75	−1.60
AKR1C2	4.07	2.40	2.63	2.83	3.43	4.37	3.34	4.34	−1.59	3.50	2.59	0.05	3.18	7.46	5.73	4.79	6.86	6.40	2.28	−1.50
PAH	5.68	2.40	2.93	3.22	4.49	5.98	3.12	4.83	−0.47	4.00	3.27	1.80	4.89	5.37	4.29	4.34	6.04	4.91	4.55	1.02
HMGCR	4.93	2.48	4.77	3.88	5.78	5.32	4.03	5.53	−0.25	4.57	5.40	4.47	4.77	6.40	5.53	4.87	6.72	5.84	5.94	4.33
SCN10A	3.58	1.70	2.43	2.40	4.88	5.30	2.99	4.00	−0.62	2.74	5.00	2.43	4.02	4.63	4.62	4.24	4.13	4.88	3.59	3.10

Targets	X21	X22	X23	X24	X25	X26	X27	X28	X29	X30	X31	X32	X33	X34	X35	X36	X37	X38	X39	X40
ACE	−1.27	4.55	−1.20	5.28	3.94	4.26	−2.14	−0.66	−1.24	0.59	6.69	5.61	3.83	3.61	5.31	4.66	−1.01	4.61	2.16	3.44
ACE2	0.49	4.80	0.01	6.46	7.14	4.03	−2.14	5.78	−0.13	0.78	6.53	6.40	4.12	5.71	6.77	6.98	−0.56	5.71	3.09	3.26
ACES	0.14	−0.08	−1.29	1.53	4.83	4.68	−2.51	−0.46	−1.27	−0.50	1.79	5.60	1.31	0.89	4.57	2.62	−1.41	4.96	1.96	4.31
ADRB2	−1.93	−1.34	−1.92	−0.87	5.93	3.37	−2.17	−1.62	−1.75	−1.15	−0.64	3.73	−0.80	−0.06	4.03	−0.60	−1.77	2.53	0.47	4.70
AGT	−1.65	0.28	−1.43	3.95	2.65	4.94	−2.14	−1.43	−1.17	0.25	2.45	6.68	5.25	4.56	5.29	6.43	−1.26	4.54	2.96	3.58

续上表

Targets	X21	X22	X23	X24	X25	X26	X27	X28	X29	X30	X31	X32	X33	X34	X35	X36	X37	X38	X39	X40
AGTR1	−1.40	−0.36	−0.72	3.41	3.30	5.77	−2.14	−0.94	−0.89	0.31	2.90	5.10	−0.22	3.41	5.12	5.45	−0.74	5.40	2.94	4.28
PGH1	−1.63	−0.68	−1.83	0.14	1.08	4.24	−2.14	−1.45	−1.85	−1.18	0.10	0.53	−0.29	−0.24	1.28	0.61	−1.85	1.29	0.78	4.58
PGH2	−1.86	−0.32	−1.78	−0.20	0.54	4.89	−2.27	−1.37	−1.82	−1.22	−0.26	0.66	0.08	−0.13	2.55	0.83	−1.73	1.30	1.60	4.67
NPR1	2.76	5.93	0.98	6.31	4.09	3.46	−2.14	6.48	0.67	0.30	7.76	4.40	3.63	4.11	5.65	4.08	0.11	3.96	2.29	2.54
REN	−0.39	3.53	−0.59	5.27	5.07	4.29	−2.39	1.40	−0.84	0.62	4.02	5.57	3.03	2.90	5.86	5.55	−0.37	5.34	2.91	3.76
CHRM2	−1.75	−1.09	−1.75	−1.39	1.10	4.12	−2.14	−1.60	−1.85	−1.32	−0.81	1.31	4.05	3.66	3.65	−0.96	−1.87	0.55	2.63	2.32
ANGPT2	−0.54	3.26	−0.20	3.97	3.66	3.90	−2.14	1.23	−0.68	−0.20	4.18	4.36	1.86	2.79	4.56	3.65	−1.29	4.40	3.64	3.34
ANPEP	0.88	5.07	−0.42	5.90	4.94	4.49	−2.41	3.05	−0.18	1.19	4.76	6.27	2.16	3.53	6.16	4.95	0.32	4.69	2.63	3.29
ANXA2	−0.57	1.74	−0.87	2.94	2.42	3.49	−2.15	0.83	−1.09	−0.16	3.20	4.08	2.00	2.50	3.90	4.32	−1.96	2.46	2.03	2.87
CAN	0.03	1.74	−0.26	4.26	3.75	3.56	−2.37	2.02	−0.97	0.16	4.32	4.49	2.16	2.35	5.13	4.70	−0.48	4.07	2.25	3.36
CLEC3B	−1.04	0.98	−0.80	4.64	4.27	3.53	−2.14	1.60	−0.98	0.08	1.62	3.70	2.64	2.98	3.06	3.28	−1.88	2.73	2.32	3.17
DNMT1	−1.57	3.30	−1.38	7.04	4.81	4.03	−2.14	2.43	−0.67	0.38	5.19	6.78	3.01	2.12	6.71	4.68	−1.09	3.77	2.33	3.70
EGFR	1.58	2.36	−0.61	4.51	4.72	5.48	−2.14	0.92	−1.16	−0.27	3.62	3.97	3.32	4.22	6.85	5.38	−1.19	5.24	3.32	4.11
FAP	6.87	6.83	−0.52	6.71	3.09	3.17	−2.14	4.87	−0.34	−0.37	6.24	4.40	4.55	3.24	5.48	5.28	−0.65	3.12	2.67	3.23
HIF1A	−2.07	0.29	−1.83	0.38	1.39	3.04	−2.23	−0.47	−1.70	−0.63	0.32	1.47	0.49	0.64	1.63	1.57	−2.17	0.68	0.78	2.88
ITA2	−1.06	1.42	−0.75	3.14	4.27	3.12	−2.14	2.09	−0.79	0.48	3.34	4.46	4.37	2.02	5.00	3.85	−0.97	4.07	1.92	3.64
MMP2	−2.22	−1.09	−1.99	3.11	0.20	4.56	−2.14	−1.67	−1.76	−1.07	−0.88	4.34	−0.03	1.62	3.42	3.97	−2.10	1.09	0.00	2.57
MMP9	3.65	5.20	−0.80	4.97	4.51	4.81	−4.00	3.97	−1.06	1.42	3.12	4.98	2.39	3.81	6.01	4.93	−0.61	6.40	2.69	2.94
NFKB1	−1.33	2.79	−1.16	3.75	4.23	3.32	−2.15	−0.65	−1.08	−0.44	2.84	4.98	2.34	1.72	4.75	4.00	−1.36	5.07	2.45	3.83
NT5	0.72	4.15	−0.49	4.16	5.81	4.92	−2.67	2.50	−0.56	0.58	3.51	4.67	2.19	3.47	5.02	5.15	−0.26	5.78	3.16	3.87
PA24A	0.52	0.21	−0.89	3.75	3.79	5.75	−2.13	−0.02	−1.20	0.29	1.45	4.14	1.98	2.37	3.02	4.46	−0.97	3.56	2.40	5.53

续上表

Targets	X21	X22	X23	X24	X25	X26	X27	X28	X29	X30	X31	X32	X33	X34	X35	X36	X37	X38	X39	X40
PTEN	-0.79	-0.05	-0.79	5.49	3.61	3.56	-2.14	0.53	-0.89	0.11	3.28	4.12	1.77	1.33	5.15	4.83	-1.07	2.71	1.88	2.78
ST14	-0.83	3.74	-1.11	5.00	3.26	4.75	-2.15	1.37	-0.96	0.24	4.64	5.19	2.42	2.02	5.60	4.58	-1.21	2.93	2.46	3.78
F10A	0.50	4.89	-0.15	5.73	3.70	3.92	-2.14	3.60	-0.46	0.72	5.70	5.79	3.62	3.30	5.64	5.10	-0.35	4.09	1.74	3.02
F11	-0.29	4.28	-0.71	5.58	3.61	3.93	-2.39	2.23	-0.80	0.65	4.82	5.35	3.28	2.66	5.19	4.38	-0.95	3.86	2.02	3.23
F12	-1.50	-0.03	-1.56	3.85	4.24	4.38	-3.06	-0.99	-1.52	-0.65	2.79	3.09	1.18	3.41	3.90	3.42	-2.00	4.18	2.23	3.83
F13A	-0.84	6.04	-1.08	7.26	4.97	5.09	-2.41	-0.47	-1.04	-0.18	5.47	6.38	3.82	4.84	6.96	7.36	-1.06	6.68	3.06	4.21
F2	-0.62	2.13	-1.01	3.70	3.24	3.78	-2.37	0.57	-0.92	0.05	3.15	3.82	1.76	1.97	4.41	4.44	-1.21	3.13	1.65	3.23
F3	0.56	3.59	-0.59	6.02	3.93	3.77	-2.65	2.62	-0.30	0.52	5.45	4.63	2.64	2.50	5.16	4.79	-0.57	3.64	1.79	2.72
F5	-1.54	2.25	-1.18	4.82	3.55	4.35	-2.13	1.19	-0.96	0.23	3.00	4.43	2.41	2.46	5.03	4.04	-1.23	4.16	2.69	3.03
F7	0.67	3.55	-0.63	5.10	3.95	4.75	-2.94	2.98	-0.34	0.38	5.49	5.48	3.27	2.75	4.74	5.62	-0.40	4.49	2.34	2.46
F7A	0.79	3.82	-0.84	4.61	3.94	4.20	-2.71	2.19	-0.54	0.28	6.20	4.76	3.63	3.26	5.40	5.67	-0.80	4.28	2.09	3.34
F8	0.44	5.14	-0.48	3.06	3.39	3.73	-2.13	2.17	-0.77	0.08	3.49	5.32	1.84	3.24	4.07	4.96	-0.48	4.26	1.94	2.17
F9	-0.81	3.81	-0.75	5.11	3.36	3.95	-2.88	0.96	-0.82	0.47	4.43	5.45	3.01	2.59	5.83	5.81	-0.96	3.84	2.62	3.41
FGA	-1.97	0.22	-1.41	4.59	2.95	2.91	-2.14	-0.41	-2.02	0.36	2.09	4.82	2.40	1.82	4.48	3.79	-1.99	2.56	1.59	3.91
Fibrin	-0.18	3.51	-0.87	5.59	3.68	4.62	-2.14	1.06	-0.70	0.22	4.07	5.02	2.65	2.46	5.39	3.96	-1.06	3.89	1.74	4.18
VWF	-0.84	2.63	-0.91	5.00	4.08	4.01	-2.31	2.46	-0.97	-0.01	3.68	4.69	2.70	3.17	5.54	5.28	-1.14	3.46	2.42	3.39
PROC	0.05	3.78	-0.50	4.80	3.94	4.53	-2.36	2.21	-0.86	-0.19	4.13	4.87	2.15	2.84	5.22	5.13	-0.86	4.33	2.40	3.25
PROS1	-1.58	-0.40	-1.31	3.32	5.16	4.88	-2.13	-1.13	-1.39	-0.48	-0.04	4.36	1.27	0.50	4.90	2.54	-1.54	3.10	0.87	3.97
SERPINC1	-0.69	2.98	-0.67	6.10	5.47	4.74	-2.14	0.45	-0.94	0.23	4.63	5.89	2.85	3.18	5.80	6.08	-0.94	5.30	2.46	4.02
SERPIND1	-1.87	0.57	-1.43	2.72	1.69	5.57	-2.14	0.77	-1.48	-0.88	-0.89	3.46	0.86	0.47	3.03	1.61	-1.62	2.60	1.72	4.02
THBD	-0.63	3.64	-0.77	4.59	5.32	4.59	-2.76	1.77	-0.94	0.05	5.10	6.04	2.54	3.98	5.89	5.69	-0.89	4.06	2.85	3.76

续上表

Targets	X21	X22	X23	X24	X25	X26	X27	X28	X29	X30	X31	X32	X33	X34	X35	X36	X37	X38	X39	X40
CA1	-2.30	0.89	-1.37	3.04	3.63	3.91	-2.14	-1.10	-1.52	-0.32	2.49	2.89	2.15	3.74	4.45	4.41	-2.29	2.41	1.47	3.42
CA2	-2.28	0.86	-1.34	3.48	4.44	4.25	-2.14	-0.17	-1.31	-0.49	2.68	2.97	1.65	2.74	4.37	4.06	-2.04	3.38	2.18	4.27
PDE4A	-0.47	6.26	0.14	5.57	5.36	4.36	-2.14	1.22	-0.49	-0.09	7.13	5.04	2.09	3.59	4.96	5.45	-0.98	5.16	2.83	3.73
PDE4B	-0.85	2.92	-0.47	5.36	4.95	4.54	-2.42	1.31	-0.71	0.02	4.41	5.03	2.99	3.79	5.42	5.53	-0.43	5.67	2.78	3.57
PDE4C	-1.21	3.95	-0.58	6.62	7.06	5.17	-2.25	4.82	-0.69	-0.09	6.19	6.33	3.23	5.58	5.38	5.76	-0.90	7.11	3.99	3.53
PDE4D	-0.82	4.81	-0.53	6.97	4.73	4.42	-2.31	1.53	-0.68	0.48	4.74	5.92	3.27	3.72	5.50	5.70	-0.70	5.69	2.68	3.49
PDE5A	-0.86	3.55	-0.85	5.19	5.31	4.99	-2.40	0.57	-0.86	-0.17	3.57	5.93	2.00	3.15	5.74	5.06	-1.01	5.51	3.25	4.42
KCND2	-3.24	-2.43	-2.83	-0.76	-0.93	3.53	-2.14	-2.06	-2.22	-0.84	-0.14	0.94	0.98	0.31	1.76	1.16	-3.02	1.21	0.68	3.64
KCND3	-0.75	1.23	-1.51	2.22	1.55	1.32	-2.16	1.25	-1.31	-0.59	2.62	1.71	0.28	0.34	2.47	2.94	-1.17	2.12	0.38	1.26
KCNH2	-3.94	-1.94	-4.34	0.01	-0.46	2.82	-2.15	-3.28	-4.32	0.29	0.78	-0.98	-0.55	1.97	1.13	-0.17	-3.93	-0.24	2.05	2.96
KCNK1	5.27	6.13	0.28	5.52	5.03	3.60	-2.15	4.17	-0.40	1.04	5.67	4.78	1.34	4.07	4.48	6.77	-0.08	5.64	1.85	2.93
KCNK4	-0.37	4.34	-0.85	5.99	4.40	4.20	-4.00	-0.72	-0.95	-0.20	0.16	4.42	1.22	0.47	7.01	5.72	-1.10	5.29	2.01	4.42
KCNK9	0.10	3.23	-0.66	4.00	3.06	4.13	-2.60	2.93	-0.46	0.44	3.75	3.87	2.38	2.57	4.15	4.35	-0.19	4.17	2.40	3.46
PTGIS	-1.44	4.40	-0.92	6.52	3.68	4.12	-2.14	2.30	-0.97	1.56	7.04	5.21	2.79	2.38	4.84	4.29	-1.05	3.72	1.93	3.82
PTGS	-2.00	0.41	-1.44	2.13	3.59	4.42	-2.14	-0.87	-1.38	-0.48	1.67	2.37	3.70	1.75	3.43	4.04	-2.35	3.30	2.15	3.45
LYAM2	-1.36	1.37	-2.52	3.40	4.20	4.31	-2.14	0.51	-2.22	-0.10	1.81	3.64	2.11	1.61	3.09	2.99	-1.49	2.28	1.23	2.27
LYAM3	-1.33	0.81	-1.68	4.59	1.03	3.92	-2.15	-0.04	-1.57	0.00	2.39	1.62	2.45	0.84	2.32	1.79	-1.84	2.11	2.06	2.01
ITB2	-1.60	2.94	-1.06	3.96	6.73	4.57	-2.13	2.41	-0.64	0.64	3.77	5.37	3.13	2.30	6.00	4.84	-0.99	4.91	2.08	4.26
VCAM1	-1.37	4.83	-1.28	4.08	4.67	4.05	-2.14	-0.89	-1.30	0.13	2.62	4.71	2.46	2.13	4.15	4.25	-1.26	4.04	2.22	3.58
F2R	-0.99	1.85	-1.04	3.41	4.92	4.43	-2.14	0.99	-1.29	-0.09	3.68	4.45	2.62	2.69	4.57	4.26	-1.50	4.12	2.04	3.46
GP6	1.95	4.20	-0.68	3.87	4.63	3.70	-2.14	3.43	-0.61	2.42	3.80	5.08	2.86	2.47	4.92	3.99	-0.93	4.58	1.83	3.40

续上表

Targets	X21	X22	X23	X24	X25	X26	X27	X28	X29	X30	X31	X32	X33	X34	X35	X36	X37	X38	X39	X40
PAF	−1.47	2.66	−0.94	3.56	2.70	3.65	−2.76	1.79	−1.11	0.30	3.82	4.13	1.75	1.78	3.72	3.35	−1.23	3.14	2.13	3.48
FLNA	−1.14	4.07	−1.25	4.47	4.54	3.97	−2.14	0.09	−1.06	−0.01	3.48	3.75	1.90	3.34	4.49	4.53	−1.06	3.67	2.16	3.99
PDE10A	−0.23	2.18	−0.72	4.85	5.15	4.27	−2.15	0.19	−0.92	−0.19	3.67	5.38	1.94	3.14	5.99	4.96	−0.87	5.24	2.72	4.05
PDE1C	−1.04	3.98	−1.18	3.45	3.88	3.71	−2.13	−0.78	−1.47	−0.20	4.96	4.26	0.44	3.43	6.09	7.17	−1.64	4.17	2.73	3.41
TNNC1	−0.56	1.38	−1.08	3.00	3.77	3.53	−2.37	1.67	−1.02	0.42	3.44	3.29	1.49	1.74	3.28	3.06	−0.57	3.14	2.20	2.90
CKB	−0.53	4.23	−1.05	3.22	5.05	5.28	−2.61	0.84	−1.30	−0.26	1.52	5.74	1.69	4.93	6.19	5.17	−0.95	5.39	2.34	4.27
PLAU	−0.66	2.68	−1.01	5.12	3.21	3.96	−2.40	1.79	−0.91	0.41	3.90	4.36	2.76	2.47	4.54	4.36	−1.35	2.94	1.81	3.27
PLG	−0.23	3.67	−0.90	5.26	4.03	4.70	−2.14	1.26	−0.85	0.43	3.94	6.27	3.14	3.51	5.80	5.72	−0.82	5.10	2.74	3.10
SERPINA5	−1.68	3.07	−0.88	2.71	3.54	4.32	−2.13	−0.45	−1.07	−0.72	2.01	4.63	3.06	4.03	4.29	3.80	−1.77	1.84	4.18	4.03
SERPINE1	−0.99	2.56	−1.02	4.53	3.33	3.91	−2.51	1.67	−1.09	−0.13	3.21	3.55	2.56	2.80	4.60	4.69	−1.51	3.80	2.34	3.45
TPA	−0.49	2.71	−0.42	4.51	4.15	4.01	−2.60	1.64	−0.95	0.44	4.63	3.69	2.02	2.85	4.08	5.63	−1.16	3.14	2.34	3.44
CAPON	−2.37	−0.18	−1.86	3.30	4.00	4.08	−4.00	−0.10	−3.68	−0.10	1.25	4.94	2.93	2.72	5.08	4.05	−1.51	3.66	2.30	2.53
FOLH1	−1.95	0.67	−1.68	1.52	2.30	3.90	−2.27	−1.30	−1.68	−0.62	1.09	2.42	0.72	0.77	3.28	2.83	−1.71	2.23	1.37	3.23
GABRA1	−1.60	4.99	−1.16	3.86	5.53	5.41	−2.14	−1.07	−1.06	−0.90	7.89	4.68	2.20	7.40	7.49	6.23	−1.92	3.71	1.69	5.75
GRIN3A	−2.47	−0.12	−2.86	−0.78	0.63	0.61	−2.90	−2.46	−3.20	−0.67	0.79	0.27	−1.26	−0.33	1.04	0.43	−3.23	0.83	−0.31	0.31
HDAC2	−1.54	1.95	−1.63	−0.31	1.03	3.93	−2.14	−1.27	−1.38	−1.19	−0.58	3.20	−1.28	1.68	5.10	3.98	−1.90	0.94	−1.07	4.53
KPCE	−0.87	2.61	−0.82	5.89	4.05	4.35	−2.14	2.27	−0.90	0.01	4.98	7.70	1.65	3.05	4.94	6.07	−0.81	5.03	2.17	3.84
MAOA	−1.90	−1.25	−1.85	−0.56	5.19	5.18	−2.13	−1.72	−1.88	−1.23	−0.92	4.98	−0.55	−0.69	1.96	2.05	−1.74	7.18	1.82	4.86
MAOB	−1.83	−1.29	−1.79	−0.29	4.58	4.80	−2.22	−1.56	−1.87	−1.22	−0.94	2.48	−0.67	−0.79	2.61	1.90	−1.69	4.96	0.82	4.31
HMOX1	0.52	2.57	−0.52	4.78	3.79	4.25	−2.31	0.75	−0.54	0.70	5.22	4.87	2.85	3.40	5.00	4.99	−0.82	4.34	2.55	3.15
HRH1	0.12	3.79	−0.59	4.68	3.33	2.49	−2.14	0.47	−0.64	0.09	6.65	5.80	2.30	1.60	4.22	4.47	−0.83	3.78	1.02	2.69

续上表

Targets	X21	X22	X23	X24	X25	X26	X27	X28	X29	X30	X31	X32	X33	X34	X35	X36	X37	X38	X39	X40
MK10	-0.18	3.68	-0.73	5.05	5.01	4.89	-2.40	0.64	-0.78	-0.05	3.30	5.49	2.11	3.15	6.30	5.19	-0.72	5.52	2.73	4.08
MK14	-0.84	1.50	-1.26	2.58	4.94	5.99	-2.13	-0.48	-1.13	-0.82	0.51	3.79	2.22	1.39	5.80	1.40	-1.21	4.61	3.99	5.02
JUN	-0.89	0.75	-0.99	3.37	6.41	5.07	-3.07	-0.42	-1.03	0.34	6.00	6.60	2.52	2.57	6.00	2.97	-1.15	6.26	2.74	4.77
GCR	-1.72	-0.11	-1.58	-0.03	2.45	4.40	-2.14	-1.10	-1.61	-0.98	0.28	1.37	1.69	0.38	2.34	1.50	-1.51	3.10	1.96	3.96
PPARA	-1.67	0.36	-1.39	3.65	4.72	4.43	-2.62	-1.17	-1.54	-0.97	1.67	4.02	0.06	0.79	4.49	2.83	-1.51	5.91	2.31	4.31
PPARD	-1.59	1.37	-1.30	2.20	5.07	4.09	-2.14	-1.05	-1.34	-0.72	1.16	5.30	0.16	0.64	6.05	3.25	-1.40	5.27	3.57	4.23
PPARG	-1.14	1.92	-1.21	3.74	4.62	4.79	-2.24	-0.96	-1.24	-0.10	2.08	5.46	1.78	1.61	6.02	4.91	-1.31	4.91	2.11	3.89
TGFB1	-1.00	3.25	-0.73	6.91	4.54	5.34	-2.14	0.51	-0.17	-0.16	3.54	5.26	6.68	4.09	6.85	7.13	-1.10	5.16	3.43	3.16
NOS2	-0.98	4.16	-0.98	6.12	5.21	4.84	-2.67	1.57	-0.98	0.33	6.90	6.07	3.02	3.26	6.50	6.56	-0.82	5.34	3.00	4.24
THRA	-2.14	-1.70	-2.08	-1.54	0.35	5.25	-2.15	-1.99	-2.18	-1.37	-1.49	-1.12	-1.35	-1.32	-1.08	-1.09	-2.02	1.01	-0.46	4.76
THRB	-2.21	-1.66	-2.13	-1.44	0.15	5.07	-2.26	-1.98	-2.15	-1.26	-1.46	-0.95	-1.31	-1.33	-1.03	-1.12	-2.05	0.17	-0.23	4.57
TPO	1.55	5.13	-0.11	7.12	4.18	4.26	-2.14	4.38	1.21	0.44	4.99	4.44	3.68	3.29	5.52	4.04	0.26	5.70	2.55	3.80
CDK	-0.89	3.25	-0.85	4.58	5.47	4.85	-2.28	-0.26	-0.94	-0.08	2.76	4.99	2.05	2.78	6.18	4.75	-0.99	5.38	3.00	4.05
MP2K	-0.79	3.49	-0.90	5.32	5.35	4.99	-2.50	0.08	-1.11	0.07	3.69	5.93	2.84	3.35	5.93	5.70	-1.00	5.41	2.88	4.12
FGF1	-0.33	2.13	-0.70	3.33	2.72	3.22	-2.41	1.05	-0.82	-0.27	2.97	2.99	1.55	1.79	3.67	3.36	-0.87	2.93	1.53	2.62
FGF2	-2.90	-0.96	-1.45	0.58	0.44	3.73	-2.14	-0.35	-2.00	0.04	0.58	0.49	1.31	0.48	1.46	1.65	-2.69	2.10	2.66	3.17
FGF4	-1.79	1.42	-3.32	3.77	5.15	4.04	-2.14	2.37	-1.43	0.57	0.55	3.71	3.35	2.77	3.20	3.68	-3.04	3.07	0.68	3.87
DPP4	0.66	5.25	1.07	6.92	5.44	4.76	-2.37	4.26	-0.11	0.97	5.57	6.10	3.63	4.00	6.68	6.10	-0.32	5.99	2.48	3.53
GSK3	0.06	3.68	-0.12	5.61	4.80	4.75	-2.52	2.92	-0.59	0.55	4.48	5.47	2.28	3.05	5.43	5.39	-0.54	5.73	3.00	3.96
AKR1C1	-2.30	-1.63	-1.92	-1.16	5.18	4.35	-2.13	-1.86	-2.00	-1.37	-1.17	-0.07	1.63	-0.18	7.13	0.14	-2.08	4.27	2.23	4.74
AKR1C2	-2.01	-1.22	-1.68	-0.79	5.42	4.82	-2.14	-1.64	-1.73	-1.25	-1.04	1.48	1.58	0.53	3.11	0.28	-2.07	2.19	3.42	6.00

续上表

Targets	X21	X22	X23	X24	X25	X26	X27	X28	X29	X30	X31	X32	X33	X34	X35	X36	X37	X38	X39	X40
PAH	-1.51	1.21	-1.24	3.19	4.86	4.13	-2.13	-0.40	-1.41	-0.50	2.30	4.64	3.54	2.47	6.04	2.00	-1.13	4.22	1.89	4.51
HMGCR	0.16	4.45	-0.49	4.95	5.48	5.09	-2.36	3.13	-0.56	0.94	5.31	4.66	3.78	4.33	5.15	5.05	-0.14	5.70	2.44	4.24
SCN10A	-2.25	2.73	-0.92	2.23	4.36	4.20	-2.15	-0.67	-1.07	0.06	2.49	4.87	3.36	1.42	4.91	4.03	-1.01	3.73	2.02	3.31

Targets	X41	X42	X43	X44	X45	X46	X47	X48	X49	X50	X51	X52	X53	X54	X55	X56	X57	X58	X59	X60
ACE	-0.60	-1.31	-0.49	1.64	-1.26	-1.35	-1.06	-0.95	-0.07	-0.91	-0.84	-0.11	-0.92	-1.20	3.84	-0.90	-0.35	-0.74	0.60	-0.64
ACE2	0.59	-0.91	1.19	3.31	-0.67	-0.61	-0.39	-0.10	1.97	1.39	-0.44	2.01	-0.70	-0.65	3.72	-0.37	2.07	2.04	4.72	2.50
ACES	-1.19	-1.72	-1.16	-0.08	-1.50	-2.01	-1.17	-1.27	-0.08	-0.12	-1.35	-0.82	-1.48	-1.36	2.98	-1.67	-0.15	-0.03	-0.04	-0.20
ADRB2	-1.44	-2.15	-1.48	-1.48	-2.16	-2.13	-1.92	-2.00	-1.81	-1.77	-1.90	-1.35	-1.99	-1.83	0.03	-1.72	-1.84	-1.72	-1.28	-1.78
AGT	-1.10	-2.25	-1.31	-0.93	-2.66	-1.97	-1.57	-1.94	-0.55	-0.92	-1.92	-1.04	-1.71	-1.57	3.41	-3.93	-4.47	-1.76	-0.68	-1.44
AGTR1	-0.58	2.24	0.85	6.24	-1.51	-0.92	-0.90	-0.52	0.43	-1.08	-0.82	-0.17	-1.13	-0.90	5.10	-0.94	-0.30	-0.63	-0.11	0.24
PGH1	-1.64	-2.12	-1.49	-1.13	-2.22	-2.16	-2.05	-2.08	-1.31	-1.62	-2.19	-1.27	-2.01	-2.20	1.54	-1.87	-1.61	-1.58	-1.20	-1.56
PGH2	-1.63	-1.93	-1.60	-1.26	-2.07	-2.09	-1.79	-1.93	-1.42	-1.37	-1.99	-1.30	-1.97	-1.91	2.28	-1.83	-1.45	-1.50	-1.16	-1.51
NPR1	0.69	-0.26	0.38	3.32	-0.94	-1.28	-0.87	-0.77	2.68	0.93	-0.81	1.20	-0.91	-1.09	2.95	0.57	5.78	4.59	5.03	5.81
REN	-0.68	-0.84	-0.39	2.28	-1.04	-1.02	-0.66	-0.60	0.73	1.65	-0.62	0.11	-0.89	-0.82	3.68	-0.74	0.34	0.78	2.43	0.58
CHRM2	-1.69	-2.10	-1.70	-1.55	-2.50	-2.10	-2.03	-2.22	-1.63	-1.70	-2.10	-1.36	-2.07	-2.21	3.57	-2.03	-2.06	-1.86	-1.62	-1.98
ANGPT2	-0.62	-1.65	-0.37	2.28	-2.49	-2.23	-1.21	-3.06	2.31	1.06	-2.27	-0.07	-1.17	-3.12	2.95	-1.74	-1.14	-0.31	1.86	-0.16
ANPEP	0.09	-0.56	1.32	4.28	-0.75	-0.72	-0.67	-0.31	3.57	0.80	-0.21	0.57	-0.86	-0.53	3.65	-0.39	3.03	3.07	2.90	2.52
ANXA2	-0.55	-2.16	-0.50	1.71	-2.42	-2.04	-2.44	-1.94	0.62	0.56	-2.48	0.06	-1.92	-2.38	2.13	-1.97	-0.29	0.08	0.79	0.10
CAN	-0.34	-0.80	-0.08	1.68	-2.01	-1.80	-1.35	-1.31	1.46	0.80	-0.49	0.48	-0.88	-1.29	3.06	-0.50	1.64	1.96	2.56	0.69
CLEC3B	-0.80	-2.07	-0.65	1.84	-2.29	-3.39	-2.91	-2.24	-0.13	-0.50	-1.72	-0.31	-1.63	-1.87	2.54	-2.08	-2.14	-1.08	1.41	-0.92
DNMT1	-0.41	-2.46	-0.22	0.91	-2.70	-2.86	-2.56	-1.54	0.36	-1.03	-1.19	-0.52	-1.36	-1.62	2.73	-1.58	-0.99	1.48	0.10	-2.17

续上表

Targets	X41	X42	X43	X44	X45	X46	X47	X48	X49	X50	X51	X52	X53	X54	X55	X56	X57	X58	X59	X60
EGFR	-0.98	-2.18	-0.40	1.93	-1.53	-1.64	-1.60	-2.04	1.15	0.65	-2.36	-0.28	-1.53	-1.71	3.46	-1.10	-1.84	-0.84	0.87	-0.20
FAP	0.17	-0.47	0.00	4.17	-0.85	-0.60	-0.50	-0.46	3.31	2.69	-0.03	-0.03	-0.58	-0.41	2.83	-0.19	6.67	3.36	2.34	6.20
HIF1A	-1.46	-2.63	-1.43	-0.37	-3.08	-3.13	-2.66	-2.98	-1.22	-1.60	-2.77	-1.06	-2.46	-3.00	1.66	-2.87	-2.63	-2.12	0.04	-2.22
ITA2	-0.18	-2.75	-0.16	3.00	-2.95	-1.63	-3.19	-2.13	1.45	1.21	-2.00	0.30	-1.98	-1.50	2.94	-2.67	-1.06	0.13	2.00	-0.34
MMP2	-1.61	-3.61	-1.53	0.12	-4.00	-4.51	-4.48	-2.12	-1.58	-4.28	-4.00	-1.41	-2.18	-2.37	3.94	-4.42	-2.08	-2.08	-1.29	-1.68
MMP9	-0.53	0.29	-0.69	0.48	-0.23	-1.26	-0.88	-0.82	1.07	3.12	-1.06	-0.44	-0.77	-1.04	4.43	-0.34	-0.41	0.59	0.20	-0.09
NFKB1	-0.46	-1.64	-0.11	0.43	-1.65	-1.81	-1.57	-2.90	-0.51	-0.31	-1.52	-0.56	-1.83	-1.78	2.89	-1.46	-1.15	0.20	-0.09	-0.75
NT5	-0.24	-1.59	-0.04	3.15	-1.79	-1.30	-1.00	-1.08	1.15	1.21	-1.36	0.26	-1.34	-1.47	4.72	-1.32	1.13	2.27	2.23	1.96
PA24A	-0.61	-3.09	-0.33	1.77	-4.94	-1.85	-2.99	-1.54	2.07	1.16	-1.15	0.33	-1.24	-4.84	3.88	-1.32	-0.73	-0.93	2.65	-0.77
PTEN	-0.56	-4.30	-0.61	1.77	-1.79	-2.16	-3.68	-4.00	0.79	-0.29	-1.76	0.35	-1.83	-1.07	3.34	-4.51	-3.29	-1.04	3.96	-0.81
ST14	-0.23	-2.08	-0.12	1.80	-2.17	-2.06	-1.02	-1.70	1.13	0.99	-1.98	0.92	-1.51	-1.80	3.23	-1.83	0.57	0.63	2.07	-0.66
F10A	1.04	-0.72	0.98	3.85	-0.61	-0.79	-0.53	-0.55	3.37	2.39	-0.66	1.19	-0.76	-0.74	2.71	-0.50	2.96	2.88	4.03	2.34
F11	-0.15	-1.23	0.29	3.26	-1.42	-1.65	-1.04	-1.24	2.30	1.31	-1.27	1.07	-1.30	-1.49	2.53	-1.06	1.49	0.87	2.90	1.93
F12	-0.96	-2.09	-1.04	-0.03	-3.05	-4.13	-1.95	-3.02	-1.10	-1.15	-1.93	-0.44	-3.13	-1.62	2.85	-3.09	-1.84	-3.38	-0.13	-1.85
F13A	-0.87	-1.12	-0.82	0.94	-1.41	-1.25	-1.38	-1.07	0.68	-0.79	-0.94	-0.09	-1.80	-1.15	4.05	-0.79	-0.80	-0.08	0.07	0.23
F2	-0.60	-1.77	-0.41	1.69	-1.97	-2.06	-1.79	-1.64	0.63	0.23	-1.72	-0.18	-1.64	-1.91	2.58	-1.53	-0.06	-0.07	1.36	-0.31
F3	-0.20	-1.21	0.38	3.81	-1.32	-1.39	-1.18	-1.59	2.59	1.44	-0.90	0.40	-1.29	-1.31	2.65	-1.70	1.89	1.56	2.35	1.10
F5	-0.60	-2.78	-0.22	2.32	-2.76	-2.80	-2.80	-2.22	0.50	-0.06	-2.49	-0.34	-2.17	-2.07	3.05	-2.43	-1.65	-0.93	1.97	-0.90
F7	0.11	-0.92	0.83	4.32	-1.28	-0.92	-0.41	-0.79	2.39	2.80	-0.94	0.84	-0.80	-0.05	2.39	-0.85	2.47	2.40	3.53	2.37
F7A	-0.20	-1.24	0.30	3.20	-1.55	-1.29	-1.18	-0.86	2.23	1.39	-0.79	0.63	-1.04	-1.31	2.72	-1.07	2.48	2.32	2.37	2.10
F8	-0.25	-0.90	-0.24	3.59	-0.77	-0.63	-0.19	0.48	2.25	3.06	-0.48	-0.23	-0.79	-0.36	2.52	0.72	0.40	1.34	2.44	2.59

续上表

Targets	X41	X42	X43	X44	X45	X46	X47	X48	X49	X50	X51	X52	X53	X54	X55	X56	X57	X58	X59	X60
F9	-0.31	-1.82	0.38	2.29	-2.57	-2.32	-1.70	-1.86	1.45	1.98	-1.37	0.21	-1.82	-1.91	2.77	-1.50	0.50	0.67	2.22	0.38
FGA	-0.83	-3.30	-1.73	0.69	-3.94	-3.33	-2.75	-3.21	-0.83	-2.09	-3.61	-0.30	-2.86	-2.83	3.13	-3.65	-2.93	-2.69	1.10	-2.51
Fibrin	-0.29	-1.93	-0.35	2.30	-1.33	-2.39	-1.16	-1.12	1.43	0.64	-2.13	-0.15	-1.68	-1.23	2.87	-1.18	0.08	0.02	3.04	0.09
VWF	-0.02	-1.86	-0.03	2.81	-1.75	-2.32	-1.75	-1.93	1.27	-0.30	-1.85	0.47	-1.81	-1.65	2.86	-1.83	-0.85	0.69	2.60	-0.82
PROC	-0.43	-1.29	0.01	2.89	-1.97	-1.99	-1.08	-1.79	1.92	0.53	-1.41	0.99	-1.22	-1.59	2.77	-1.10	0.08	0.23	2.14	0.63
PROS1	-0.94	-2.51	-0.24	3.48	-2.19	-3.08	-2.05	-1.69	-1.36	-0.90	-1.87	-0.24	-1.57	-2.29	0.71	-1.34	-1.63	-1.80	-0.50	-1.50
SERPINC1	-0.83	-1.21	-0.54	1.22	-1.26	-1.16	-0.85	-1.05	1.04	-0.08	-1.11	-0.28	-1.09	-1.26	3.22	-1.09	-0.07	0.17	1.64	-0.21
SERPIND1	-1.41	-1.93	-1.25	-1.44	-2.04	-2.02	-1.65	-1.69	-0.99	-1.55	-1.96	-1.00	-1.84	-1.86	2.86	-1.68	-1.60	-1.09	0.62	-0.87
THBD	-0.60	-1.11	-0.19	0.93	-1.66	-1.05	-0.91	-0.72	0.59	-0.65	-0.76	-0.39	-0.57	-0.54	3.33	-0.69	0.55	1.04	1.26	1.22
CA1	-0.59	-2.62	-1.28	2.36	-3.49	-3.18	-2.90	-2.32	-1.04	-2.11	-2.67	-0.61	-2.23	-2.78	1.90	-3.23	-2.17	-2.48	-0.37	-1.66
CA2	-1.00	-2.75	-0.87	0.98	-2.86	-3.02	-2.73	-3.20	-0.67	-1.93	-2.80	-0.57	-2.46	-2.80	2.22	-2.88	-2.56	-2.52	-0.13	-2.58
PDE4A	-0.31	-1.07	-0.17	1.17	-1.21	-1.84	-0.79	-0.82	0.97	2.36	-1.08	0.69	-1.16	-1.34	2.91	-1.08	2.11	1.41	2.44	0.68
PDE4B	-0.37	-1.13	-0.45	1.23	-1.26	-1.30	-0.84	-1.06	1.85	1.64	-0.88	0.32	-1.19	-1.22	3.68	-0.89	1.24	0.85	2.06	0.95
PDE4C	-0.46	-1.29	0.68	4.21	-1.31	-1.41	-1.54	-1.25	5.92	3.65	-1.69	0.39	-1.78	-1.68	2.92	-0.97	-0.79	0.00	3.26	0.48
PDE4D	-0.09	-1.06	0.15	2.38	-1.34	-1.46	-0.97	-0.95	1.55	1.62	-1.01	0.36	-1.33	-1.54	3.31	-0.88	0.51	0.68	2.32	0.58
PDE5A	-0.62	-1.02	-0.70	0.00	-1.40	-1.43	-0.93	-1.01	-0.05	0.67	-1.12	-0.28	-1.35	-1.26	3.84	-1.12	0.84	0.97	0.46	0.98
KCND2	-2.83	-3.14	-2.16	-1.16	-4.03	-3.04	-3.59	-3.37	-2.04	-2.50	-2.98	-2.81	-4.32	-2.53	1.39	-2.19	-3.17	-2.96	-1.17	-3.08
KCND3	0.59	-1.73	-0.46	0.74	-2.46	-2.47	-0.88	-2.05	1.64	0.67	-1.02	-0.37	-1.99	-1.66	1.14	-1.26	0.30	1.26	0.37	0.29
KCNH2	-2.20	-3.79	-1.60	-1.77	-4.90	-4.69	-2.37	-4.00	-3.28	-2.31	-4.80	-1.85	-4.26	-4.83	2.21	-4.87	-3.94	-2.23	-3.28	-4.41
KCNK1	1.82	0.27	1.15	4.39	1.63	-0.33	0.74	0.41	4.35	6.61	0.21	2.22	0.19	-0.17	3.49	1.04	3.83	4.44	4.12	5.62
KCNK4	1.11	-0.27	-0.78	1.11	-1.13	-1.19	0.82	-0.79	2.81	-0.40	-0.69	-0.46	-1.19	-1.02	3.06	-0.65	4.67	2.36	-0.23	0.32

续上表

Targets	X41	X42	X43	X44	X45	X46	X47	X48	X49	X50	X51	X52	X53	X54	X55	X56	X57	X58	X59	X60
KCNK9	-0.01	-1.17	-0.27	3.25	-1.77	-1.33	-1.18	-1.03	3.01	1.93	-0.74	0.03	-1.08	-1.27	2.30	-0.78	1.55	0.59	2.80	0.90
PTGIS	-0.50	-1.63	-0.49	5.83	-1.59	-1.64	-1.18	-1.40	-0.32	-0.67	-1.46	0.63	-1.60	-1.45	2.96	-1.44	-0.71	-0.98	3.77	-0.97
PTGS	-1.18	-2.48	-0.97	-0.24	-3.21	-3.08	-2.63	-3.22	-1.43	-1.46	-2.30	-0.61	-2.59	-3.30	2.43	-2.53	-2.27	-1.77	1.00	-2.34
LYAM2	-1.59	-3.36	-0.70	0.30	-4.21	-1.99	-1.68	-4.04	-1.57	-1.28	-4.24	-0.31	-1.73	-2.22	1.98	-3.25	-2.98	-2.40	2.14	-2.21
LYAM3	-0.60	-2.68	-1.52	0.89	-2.90	-2.17	-3.05	-2.26	-0.62	-0.20	-2.55	0.00	-2.83	-2.43	2.53	-3.28	-0.69	0.37	0.73	-1.78
ITB2	-0.41	-2.56	-0.25	2.63	-2.59	-1.09	-1.41	-2.30	1.15	1.50	-2.16	-0.09	-2.34	-1.32	3.27	-1.35	-1.61	-0.28	1.96	-0.48
VCAM1	-0.96	-1.82	-0.80	0.43	-2.74	-2.82	-1.81	-2.13	0.56	-0.45	-2.65	-0.60	-1.86	-2.18	3.69	-1.41	-0.60	-1.16	1.55	1.11
F2R	-0.88	-1.99	-0.59	1.10	-2.09	-2.06	-2.07	-2.49	0.63	-0.55	-1.84	-0.31	-1.93	-1.67	2.98	-2.37	-1.25	-1.13	0.49	-0.53
GP6	1.51	-0.97	0.05	4.29	-1.75	-1.77	-4.24	-2.99	2.76	3.58	-1.14	0.76	-1.04	-2.29	2.72	-0.78	1.20	3.34	3.01	6.75
PAF	0.51	-1.90	-0.83	1.87	-2.27	-2.07	-2.10	-2.30	0.59	1.14	-2.46	-0.58	-2.32	-1.99	3.42	-2.01	-0.31	-0.42	1.21	-0.29
FLNA	-0.94	-1.96	-0.61	2.07	-1.85	-1.86	-1.55	-1.36	0.51	0.45	-1.65	-0.61	-1.44	-1.56	3.11	-1.59	-0.68	-1.60	1.77	-1.34
PDE10A	-0.67	-0.89	-0.78	1.16	-1.26	-1.22	-0.69	-1.17	1.37	1.36	-0.86	-0.50	-1.14	-1.13	3.16	-0.78	1.02	2.40	0.79	1.71
PDE1C	-0.83	-1.78	-0.75	3.41	-1.73	-1.87	-1.45	-1.61	-0.85	-0.32	-1.94	-0.67	-1.87	-1.78	2.83	-2.05	-1.51	-1.00	-1.12	-1.64
TNNC1	-1.06	-1.85	0.19	2.50	-2.24	-1.80	-1.77	-2.01	1.12	1.06	-1.63	0.36	-1.17	-1.73	2.47	-1.70	0.88	0.67	2.09	-0.35
CKB	-0.95	-1.39	-0.78	0.32	-1.69	-1.34	-1.24	-1.19	0.85	0.78	-1.18	-0.32	-1.36	-1.28	3.50	-0.90	-0.36	-0.17	0.55	-0.40
PLAU	-0.29	-1.75	0.08	2.43	-2.17	-2.20	-1.89	-1.83	1.36	0.28	-2.03	0.29	-1.85	-2.05	2.55	-1.57	0.33	0.33	1.73	0.14
PLG	-0.56	-1.85	0.13	2.47	-1.20	-1.46	-1.40	-1.14	1.28	0.19	-1.15	0.09	-1.37	-1.12	3.25	-1.04	-0.31	0.29	1.18	-0.06
SERPINA5	-0.46	-2.30	-4.00	2.96	-3.89	-3.01	-1.99	-2.03	-1.62	-1.41	-2.00	-0.43	-1.71	-3.77	5.61	-1.80	-0.84	-1.85	0.22	-1.32
SERPINE1	-0.55	-2.37	-0.21	1.37	-2.41	-2.23	-2.03	-1.90	0.43	-0.47	-1.81	-0.05	-1.70	-1.94	2.74	-1.73	-0.91	-0.40	0.73	0.18
TPA	-0.75	-1.45	-0.12	1.97	-1.75	-2.95	-1.42	-1.52	0.50	0.59	-1.40	-0.07	-1.54	-1.74	2.96	-1.70	0.20	0.65	1.34	1.05
CAPON	-1.70	-4.45	-1.73	-2.98	-4.00	-4.12	-3.38	-4.67	-3.68	-4.23	-4.56	-0.49	-2.20	-2.44	3.52	-1.44	-1.64	-3.93	0.04	-1.01

续上表

Targets	X41	X42	X43	X44	X45	X46	X47	X48	X49	X50	X51	X52	X53	X54	X55	X56	X57	X58	X59	X60
FOLH1	-1.49	-2.08	-1.48	-0.74	-2.61	-2.38	-2.07	-2.20	-1.07	-1.21	-2.22	-1.20	-2.05	-2.20	2.06	-2.27	-1.49	-1.80	-0.63	-1.34
GABRA1	-1.50	-1.60	-1.55	-0.98	-2.18	-2.25	-1.74	-1.84	-1.30	-1.38	-1.87	-1.16	-2.11	-1.85	3.57	-1.77	-1.64	-1.04	-1.14	-1.46
GRIN3A	-2.46	-3.61	-2.71	-1.93	-3.38	-3.54	-2.63	-3.37	-2.36	-3.10	-3.26	-2.23	-2.86	-3.63	0.11	-3.36	-1.56	-1.46	-0.66	-3.08
HDAC2	-0.70	-2.13	-0.74	-1.51	-2.13	-2.25	-1.51	-1.84	-1.28	-1.69	-1.91	-1.45	-1.94	-1.85	2.26	-1.83	-0.83	-1.46	-1.61	-0.86
KPCE	-0.95	-0.83	-0.71	1.20	-1.37	-1.30	-1.03	-0.77	1.39	-0.39	-0.78	-0.64	-1.21	-1.12	2.80	-0.63	2.85	-0.46	2.17	0.48
MAOA	-1.76	-2.14	-1.75	-1.61	-2.08	-2.17	-1.97	-1.88	-1.76	-1.60	-1.99	-1.52	-1.99	-2.03	3.04	-1.84	-1.83	-1.86	-1.36	-1.80
MAOB	-1.70	-2.09	-1.64	-1.37	-2.24	-2.21	-1.88	-1.89	-1.49	-1.40	-2.06	-1.43	-1.91	-2.01	1.78	-1.86	-1.61	-1.57	-1.17	-1.75
HMOX1	-0.43	-0.87	0.10	2.14	-1.27	-1.22	-0.76	-0.90	1.56	1.36	-1.19	-0.08	-0.97	-1.40	2.78	-0.87	0.96	0.84	3.00	0.65
HRH1	-0.56	-1.20	0.12	3.78	-3.94	-3.09	-4.21	-3.46	2.02	-0.25	-3.47	-0.20	-1.94	-1.63	2.55	-1.80	-0.45	-4.21	4.58	1.57
MK10	-0.68	-0.93	-0.35	0.48	-1.12	-1.23	-0.90	-0.75	0.31	0.95	-0.84	-0.24	-1.10	-1.10	3.60	-0.94	0.74	0.28	0.80	0.27
MK14	-0.82	-1.33	-1.13	-0.83	-1.48	-1.61	-1.26	-1.48	-0.35	-0.04	-1.24	-0.77	-1.75	-1.39	4.01	-1.52	-0.77	-0.21	-0.69	-0.71
JUN	-0.89	-1.09	0.04	0.06	-1.29	-1.33	-1.38	-1.18	-0.48	0.76	-1.05	-0.81	-1.38	-1.37	4.32	-1.02	0.53	-0.65	1.43	-0.64
GCR	-1.44	-1.72	-1.52	-0.66	-1.90	-1.79	-2.16	-1.71	-1.30	-1.00	-1.71	-0.80	-1.72	-1.78	3.22	-1.56	-1.67	-1.57	-1.03	-1.58
PPARA	-1.35	-1.74	-1.30	-1.34	-1.69	-1.73	-1.62	-1.65	-1.36	-1.05	-1.59	-1.03	-1.70	-1.70	3.96	-1.64	-1.47	-1.31	-0.96	-1.62
PPARD	-1.52	-1.40	-1.44	-1.36	-1.69	-1.49	-1.39	-1.62	-1.08	-0.91	-1.20	-1.24	-1.71	-1.57	3.90	-1.58	-1.03	-1.12	-1.15	-1.22
PPARG	-0.98	-1.66	-0.88	-0.04	-1.66	-1.55	-1.47	-1.41	-0.43	-0.82	-1.51	-0.79	-1.59	-1.56	3.02	-1.36	-1.06	-1.09	-0.38	-1.32
TGFB1	-0.38	-1.38	-0.97	-0.22	-1.26	-1.29	-1.45	-1.09	-0.51	-0.91	-1.61	-0.45	-1.55	-1.35	2.88	-1.33	-1.18	0.21	4.02	0.32
NOS2	0.33	-1.14	0.17	1.92	-1.93	-1.57	-1.31	-1.25	0.85	1.53	-1.28	0.71	-1.40	-1.46	3.47	-1.49	0.55	0.44	2.67	-0.36
THRA	-1.96	-2.29	-1.94	-1.76	-2.29	-2.30	-2.22	-2.19	-2.03	-1.88	-2.20	-1.82	-2.18	-2.45	0.08	-1.99	-2.15	-2.06	-1.77	-2.10
THRB	-1.95	-2.35	-1.96	-1.76	-2.38	-2.40	-2.24	-2.23	-2.02	-1.98	-2.25	-1.76	-2.23	-2.27	0.37	-2.12	-2.17	-2.12	-1.70	-2.15
TPO	1.06	0.02	3.17	7.35	0.27	-0.26	0.23	0.59	1.98	2.53	0.12	0.44	0.01	0.00	2.33	-0.58	6.87	4.11	4.34	6.89

续上表

Targets	X41	X42	X43	X44	X45	X46	X47	X48	X49	X50	X51	X52	X53	X54	X55	X56	X57	X58	X59	X60
CDK	-0.74	-1.33	-0.63	0.19	-1.42	-1.65	-1.25	-1.32	-0.08	0.02	-1.33	-0.33	-1.36	-1.28	3.77	-1.09	0.14	0.01	0.40	0.14
MP2K	-0.55	-1.35	-0.09	0.45	-1.43	-1.46	-1.19	-1.21	0.34	-0.09	-1.33	1.04	-1.27	-1.45	3.58	-0.96	0.33	0.20	0.82	0.22
FGF1	-0.43	-1.97	-0.43	1.41	-2.43	-1.34	-1.88	-1.28	1.15	1.54	-1.64	0.07	-1.09	-2.30	2.13	-1.03	-0.15	1.31	1.37	0.61
FGF2	-2.85	-3.47	-2.10	-1.16	-4.49	-3.76	-4.30	-3.37	-2.66	-1.80	-3.29	-1.82	-3.43	-3.69	2.79	-4.15	-3.09	-3.05	-0.60	-3.22
FGF4	-0.77	-3.29	0.77	0.17	-4.78	-4.57	-3.56	-4.69	0.15	-1.33	-4.26	-0.50	-2.16	-4.32	2.36	-1.97	-1.34	-3.02	2.59	-0.47
DPP4	0.89	-0.85	1.22	4.42	-0.93	-1.28	-0.86	-0.66	2.92	3.07	-0.84	1.31	-0.94	-1.01	3.29	-0.36	2.46	2.87	4.98	2.85
GSK3	-0.45	-0.81	0.09	2.06	-1.28	-1.12	-0.93	-0.93	2.19	1.86	-0.95	0.97	-1.17	-0.89	3.48	-0.83	1.62	1.61	3.14	1.84
AKR1C1	-1.91	-2.56	-1.94	-1.75	-3.85	-4.36	-2.37	-2.23	-2.10	-1.78	-2.16	-1.33	-4.36	-2.51	3.29	-4.00	-4.63	-2.07	-1.51	-2.15
AKR1C2	-1.80	-2.46	-1.88	-1.70	-2.22	-2.30	-2.22	-4.16	-1.67	-1.97	-2.31	-1.42	-2.50	-1.86	3.13	-1.90	-1.90	-1.76	-1.49	-1.91
PAH	-1.00	-1.80	-0.66	0.66	-1.81	-1.89	-1.73	-0.56	0.52	0.30	-0.59	-0.48	-1.75	-1.77	3.34	-1.21	-0.86	0.71	0.35	-0.24
HMGCR	-0.26	-0.91	0.14	4.40	-1.19	-0.73	-0.58	-0.80	3.85	2.55	-0.29	0.76	-0.98	-1.16	3.18	-0.57	2.52	2.48	3.34	1.99
SCN10A	-0.55	-1.98	-0.31	1.68	-2.97	-2.78	-1.17	-2.34	-0.86	-2.27	-1.24	-0.57	-1.07	-1.37	2.26	-1.45	-1.56	-1.34	0.32	-1.43

Targets	X61	X62	X63	X64	X65	X66	X67	X68	X69	X70	X71	X72	X73	X74	X75	X76	X77	X78	X79	X80
ACE	-0.56	-0.57	3.64	-0.10	-0.69	-0.99	-0.81	-0.05	2.94	6.23	3.69	3.74	-1.06	-0.19	3.53	-0.18	4.11	3.55	4.08	3.45
ACE2	1.37	4.64	3.35	0.60	-0.26	0.64	2.19	1.68	3.31	7.13	3.19	3.23	0.80	1.86	3.75	0.61	3.43	3.58	3.15	2.97
ACES	-0.46	0.02	4.47	-1.03	-0.64	-0.66	-0.69	-0.55	3.28	5.68	3.34	3.78	-0.63	0.00	2.26	-0.71	3.98	3.25	4.01	2.90
ADRB2	-1.50	-1.57	1.20	-1.84	-1.69	-1.89	-1.55	-1.67	-0.20	5.94	0.60	2.45	-1.91	-1.43	0.38	-1.41	2.07	2.14	0.60	0.88
AGT	-1.03	-3.50	3.35	-1.72	-1.26	-1.37	-4.21	-3.58	3.15	5.88	3.43	3.76	-1.16	-1.80	4.04	-0.83	4.36	3.04	3.32	4.56
AGTR1	3.35	-0.04	4.07	-1.25	-0.93	-1.16	0.21	3.39	2.78	5.52	4.15	4.16	-0.78	-0.67	2.29	-0.36	4.27	4.51	4.44	4.77
PGH1	-1.52	-1.45	2.87	-1.72	-1.53	-1.66	-1.59	-0.82	1.74	4.57	1.74	2.69	-1.89	-1.23	0.92	-1.31	2.25	1.29	1.59	1.45
PGH2	-1.61	-1.51	3.80	-1.47	-1.51	-1.70	-1.46	-1.07	1.32	5.03	2.49	3.79	-1.67	-1.30	2.67	-1.34	3.11	2.65	2.58	2.66

续上表

Targets	X61	X62	X63	X64	X65	X66	X67	X68	X69	X70	X71	X72	X73	X74	X75	X76	X77	X78	X79	X80
NPR1	2.12	0.83	3.17	0.71	2.48	0.20	3.07	2.64	2.71	4.49	3.05	3.18	1.27	3.74	3.35	1.33	3.57	3.09	3.47	3.88
REN	1.43	1.06	3.94	-0.54	0.46	-0.37	0.95	2.33	3.36	4.94	4.07	3.97	-0.41	2.65	3.38	1.24	4.04	3.70	4.14	3.61
CHRM2	-1.75	-1.81	4.57	-1.73	-1.75	-1.70	-1.80	-1.52	0.94	5.42	4.47	5.51	-1.88	-1.71	3.16	-1.70	3.07	2.80	3.17	2.68
ANGPT2	1.52	0.45	3.52	1.17	-0.78	1.55	-2.05	-0.29	2.70	3.84	3.16	3.35	0.21	1.13	2.95	-0.12	3.19	3.01	3.44	3.71
ANPEP	2.03	3.53	3.43	0.78	1.12	2.63	1.46	2.19	3.29	5.33	3.91	3.27	0.53	4.25	3.04	1.45	3.71	3.25	3.40	3.21
ANXA2	0.11	-0.49	2.81	-0.73	-1.41	-0.65	-0.92	-0.05	1.73	3.52	2.81	2.65	-1.29	0.32	3.05	-0.62	2.61	2.30	2.55	2.47
CAN	1.51	1.72	3.16	-0.53	0.92	0.15	-0.52	0.33	3.06	4.23	3.42	3.36	0.48	2.01	3.28	0.11	2.80	3.04	3.14	3.04
CLEC3B	-0.80	-0.93	2.91	-1.29	-1.22	-0.99	-2.67	-2.17	2.42	3.92	3.17	2.64	-0.85	0.66	3.19	0.04	3.30	2.24	3.15	2.73
DNMT1	0.22	-0.49	3.85	-1.48	-0.21	-1.52	-0.55	1.52	3.23	6.21	3.46	3.43	-1.23	0.41	2.93	0.13	3.60	3.24	4.07	3.70
EGFR	1.79	-0.20	4.26	-1.42	0.64	-0.58	-0.82	1.09	2.86	6.11	3.45	4.18	0.55	0.48	3.91	0.90	4.44	3.00	4.35	3.35
FAP	3.25	2.54	3.88	-0.16	0.50	2.26	4.64	5.85	3.75	5.77	3.87	3.03	2.67	2.99	2.87	1.08	4.00	3.36	3.29	4.18
HIF1A	-1.67	-1.91	2.16	-1.84	-2.13	-1.51	-3.39	-1.99	1.47	2.96	1.78	2.07	-1.90	-1.42	1.70	-1.62	1.85	1.49	1.90	1.79
ITA2	1.15	-1.18	3.58	-0.32	-0.36	-0.53	-2.32	-0.62	3.40	3.28	3.25	3.33	-0.73	0.35	2.53	0.70	3.34	2.92	3.26	3.39
MMP2	-2.06	-2.21	2.27	-1.71	-2.03	-1.67	-3.68	-3.75	2.00	5.04	3.64	2.23	-1.94	-1.92	2.76	-2.24	4.57	2.59	3.26	3.72
MMP9	0.92	4.68	2.33	-0.50	-0.25	6.47	0.01	0.51	2.42	5.86	2.75	2.04	6.27	0.82	4.25	-0.10	2.64	2.94	3.47	2.56
NFKB1	0.91	-0.55	3.48	-0.58	-0.86	-1.19	-1.18	-0.89	3.21	4.76	4.08	4.26	-0.56	-0.28	3.86	-0.58	3.20	3.68	4.27	3.14
NT5	1.40	1.74	4.25	1.20	0.24	0.81	-0.64	0.77	3.15	4.46	4.08	4.81	1.04	2.40	3.03	1.30	5.02	4.41	4.99	4.52
PA24A	0.59	-0.64	3.89	0.71	-0.23	-0.97	-0.35	-0.75	2.53	4.47	3.15	4.01	-0.98	1.99	4.28	-0.16	5.01	3.73	4.55	3.72
PTEN	-0.53	-1.67	2.39	2.26	-0.76	-0.51	-4.37	-0.98	2.86	3.22	2.50	2.96	-1.36	-3.28	3.90	2.03	3.10	2.16	2.40	1.86
ST14	0.45	0.58	3.54	0.06	-0.75	0.17	-1.23	-0.15	3.10	4.34	3.05	3.39	-0.40	0.74	3.35	-0.14	3.15	3.16	2.96	2.92
F10A	1.87	2.69	3.55	1.61	1.15	1.79	1.38	2.18	2.67	4.86	3.22	3.45	1.57	3.26	3.04	1.49	3.35	3.13	3.34	3.02

续上表

Targets	X61	X62	X63	X64	X65	X66	X67	X68	X69	X70	X71	X72	X73	X74	X75	X76	X77	X78	X79	X80
F11	0.55	1.95	3.33	0.87	0.48	0.56	0.06	1.08	2.90	4.16	2.69	3.27	0.61	1.84	3.22	1.16	2.98	2.65	2.88	2.63
F12	-1.12	-1.60	3.08	-2.57	-1.42	-1.51	-4.19	-1.04	3.75	4.44	3.42	3.39	-1.63	-2.60	2.90	-0.95	3.31	3.08	3.64	3.82
F13A	-0.13	-0.07	4.24	-0.76	-0.43	-0.05	0.63	1.24	3.69	5.30	4.16	3.93	-0.37	0.92	2.87	-0.34	3.74	3.43	4.06	3.86
F2	0.09	0.30	3.12	-0.49	-0.43	-0.38	-0.72	0.65	2.31	4.58	2.86	3.02	-0.74	0.67	2.70	-0.10	3.05	2.48	2.81	2.56
F3	1.28	1.59	3.07	0.66	0.11	1.61	0.44	2.08	2.66	4.26	2.98	3.10	0.82	2.10	2.87	0.51	2.88	2.68	2.94	2.79
F5	0.21	0.07	3.23	-1.33	-1.01	-0.29	-2.06	-0.26	3.30	4.19	3.28	3.50	-1.15	1.73	2.94	-1.09	3.61	2.77	3.31	3.17
F7	2.21	1.90	3.51	1.04	0.59	1.78	1.26	2.26	2.47	4.62	3.46	3.14	1.37	2.68	3.05	0.72	2.86	2.46	2.95	2.30
F7A	0.93	1.33	3.52	1.34	-0.16	0.91	0.81	2.18	2.75	4.67	3.31	3.54	0.20	1.78	3.33	0.73	3.57	3.04	3.33	2.87
F8	2.53	3.68	2.96	0.64	1.35	2.12	2.50	1.54	2.58	2.44	2.62	2.35	1.20	1.74	2.20	1.37	2.29	2.42	2.68	2.46
F9	0.09	-0.08	3.99	-0.18	-0.32	0.47	-0.51	0.16	2.85	3.63	3.24	3.89	-0.44	2.07	3.13	0.51	3.40	3.13	3.26	3.17
FGA	-1.45	-2.13	3.19	-2.10	-1.62	-1.55	-3.68	-2.05	2.86	3.61	3.26	3.18	-2.15	-3.58	3.36	-0.90	3.56	3.10	3.41	3.31
Fibrin	1.86	0.77	2.79	-0.75	0.59	0.21	0.74	1.55	2.41	5.11	2.82	2.96	-0.72	2.26	2.76	-0.29	3.21	2.41	2.53	2.46
VWF	0.49	0.59	3.26	-1.30	-0.48	-0.35	-1.06	-0.13	2.78	5.44	3.51	3.38	-0.46	0.53	3.27	0.19	3.14	3.32	3.22	3.16
PROC	1.04	0.92	3.33	0.18	0.22	0.14	-0.90	0.79	2.71	5.12	3.06	3.70	0.33	0.72	3.32	0.63	4.03	2.78	3.12	3.26
PROS1	-1.07	-1.21	2.75	-2.99	-1.16	-3.88	-4.05	-1.23	2.06	4.72	2.63	3.41	-1.43	-0.87	3.33	-0.36	3.33	2.45	2.16	2.29
SERPINC1	0.48	0.86	4.06	-0.43	0.76	-0.02	0.72	1.49	3.32	4.63	3.66	3.66	-0.68	1.47	3.36	0.74	3.84	3.63	3.58	3.12
SERPIND1	-1.18	-1.01	3.80	-1.74	-1.20	-1.64	-1.22	0.55	1.87	6.21	2.76	3.62	-1.57	-1.36	4.10	-0.59	3.92	1.66	3.09	1.82
THBD	0.58	0.18	3.39	-0.72	0.07	-0.03	0.51	3.49	3.35	5.09	3.93	3.65	-0.74	2.28	4.66	1.38	3.94	3.14	4.02	3.60
CA1	-2.05	-2.72	3.92	-2.07	-1.54	-1.64	-3.20	-1.49	2.17	3.36	3.09	3.98	-1.80	-1.57	2.50	-1.38	4.10	2.62	3.84	2.37
CA2	-1.42	-2.13	3.99	-1.76	-1.51	-1.55	-3.82	-2.56	2.39	3.81	3.17	4.18	-1.91	-1.50	2.60	-0.82	4.00	2.56	3.54	2.92
PDE4A	0.76	2.52	4.67	-1.12	0.61	-0.29	0.00	2.91	3.04	3.64	3.86	4.56	-0.98	2.61	3.80	1.84	3.96	3.52	4.67	2.83

续上表

Targets	X61	X62	X63	X64	X65	X66	X67	X68	X69	X70	X71	X72	X73	X74	X75	X76	X77	X78	X79	X80
PDE4B	1.44	1.34	4.07	−0.52	0.48	0.33	0.30	1.62	3.37	5.31	4.13	3.90	−0.47	2.36	3.37	0.53	3.86	3.66	4.06	3.60
PDE4C	−0.48	−0.46	3.70	0.62	1.32	1.76	−0.10	3.35	2.52	5.22	3.86	3.28	2.06	6.26	4.31	0.64	3.49	2.51	2.97	3.03
PDE4D	1.28	0.52	3.94	−0.50	0.44	0.13	0.76	0.71	3.16	4.70	4.01	4.03	−0.37	1.70	3.53	0.90	3.92	3.46	4.10	3.69
PDE5A	1.06	0.66	4.47	−0.84	0.39	−0.25	−0.05	1.02	3.51	4.99	4.34	4.20	−0.99	1.28	2.97	0.06	4.42	3.73	3.90	3.88
KCND2	−1.85	−2.89	2.49	−2.82	−2.87	−1.81	−4.14	−3.01	2.17	3.49	2.37	2.04	−2.04	−2.77	2.18	−2.64	2.17	1.45	1.28	3.04
KCND3	0.95	0.73	0.68	−0.45	0.40	−1.17	−0.90	−1.92	1.30	1.94	1.22	1.53	−0.40	−0.49	0.56	−0.62	1.51	0.80	0.94	0.61
KCNH2	−3.04	−3.62	3.05	−4.09	−4.41	−3.45	−4.41	−2.98	1.71	3.27	2.29	1.85	−3.77	−1.78	2.16	−4.39	2.64	1.57	2.14	1.62
KCNK1	5.11	5.08	3.28	3.22	3.48	3.95	2.32	9.00	1.64	4.20	3.57	2.81	3.27	5.35	3.81	1.53	2.93	5.46	3.76	3.92
KCNK4	0.38	−0.01	3.37	−1.92	5.01	1.29	1.95	2.47	3.88	4.24	4.58	3.94	−0.92	2.62	4.36	2.63	4.42	3.72	4.44	4.64
KCNK9	1.33	0.80	3.56	1.31	0.27	2.53	0.36	0.01	4.18	3.89	3.05	3.64	0.95	1.34	2.36	0.57	3.33	2.56	3.69	2.65
PTGIS	2.19	−0.72	3.53	−0.93	−0.66	−0.20	−1.03	−0.35	2.61	4.31	3.36	3.86	−1.24	−0.38	3.30	0.13	4.12	3.12	3.35	2.48
PTGS	−1.59	−2.18	4.13	−1.83	−1.76	−1.70	−3.71	−0.82	3.34	4.38	3.41	4.33	−1.81	−1.71	2.88	−1.65	4.45	1.94	3.99	3.01
LYAM2	−1.11	−3.88	2.51	−4.19	−2.95	−1.17	−3.99	−2.24	2.27	4.23	2.00	2.39	−2.27	−0.87	2.67	−3.90	2.54	2.45	2.31	2.32
LYAM3	0.25	0.08	2.88	−0.64	−0.94	−1.02	−2.93	−1.82	2.08	3.11	2.92	2.50	−1.15	−1.66	2.65	−2.13	3.01	2.44	3.21	2.34
ITB2	1.35	0.66	4.36	1.32	−0.54	2.46	0.64	1.26	3.95	4.29	3.70	4.18	1.06	1.15	3.51	0.26	4.07	3.68	4.10	2.86
VCAM1	−0.49	−0.51	3.50	−1.97	−0.83	−0.44	−1.87	−2.00	3.37	3.53	3.95	3.21	−1.48	0.28	3.06	−0.48	3.66	2.92	3.86	3.18
F2R	−0.34	−0.72	3.50	−0.99	−1.66	−1.42	−2.10	−0.76	2.72	5.14	3.47	3.20	−1.43	0.21	3.28	−0.16	3.32	2.87	3.40	3.36
GP6	1.41	2.27	2.48	1.76	−0.15	3.19	−0.32	4.90	2.24	3.57	3.16	3.07	4.50	2.36	3.30	1.72	2.77	2.92	3.48	3.10
PAF	0.53	0.78	3.69	−0.36	−0.50	−0.44	−1.82	−0.68	2.38	4.45	3.70	3.78	−1.04	1.12	3.54	−0.29	4.21	3.61	3.89	3.94
FLNA	0.07	0.81	2.96	−0.86	−0.08	−0.55	−1.40	−0.89	2.95	5.14	2.92	2.84	−0.95	1.15	3.05	0.35	2.96	2.57	2.84	2.45
PDE10A	1.49	1.51	4.08	−0.94	−0.10	−0.28	−0.10	2.55	2.58	4.92	3.85	4.41	−0.82	2.11	2.74	0.45	4.38	3.02	4.00	3.31

续上表

Targets	X61	X62	X63	X64	X65	X66	X67	X68	X69	X70	X71	X72	X73	X74	X75	X76	X77	X78	X79	X80
PDE1C	-1.18	-0.51	4.12	-1.50	-0.67	-1.66	-0.70	-1.36	2.98	4.77	4.15	3.69	-1.66	-1.21	4.36	-0.69	4.29	3.71	3.45	2.64
TNNC1	1.20	0.73	3.28	-0.19	-0.36	0.01	-0.49	-0.13	2.52	3.98	3.43	2.79	0.62	1.37	3.04	-0.34	2.87	3.00	2.68	2.85
CKB	0.20	0.60	4.16	-0.92	-0.25	0.23	-0.47	-0.28	3.16	5.60	4.14	3.77	-1.04	0.13	4.63	0.25	4.16	3.89	4.25	3.85
PLAU	0.12	-0.09	3.57	-0.31	-0.25	-0.21	-1.21	-0.11	2.38	3.94	2.98	3.71	-0.58	0.51	3.31	0.06	3.16	3.13	3.07	3.26
PLG	0.49	0.45	4.25	0.43	0.24	-0.17	1.63	0.36	3.30	5.12	3.96	3.91	-0.51	3.43	3.25	1.47	4.25	3.13	3.30	3.66
SERPINA5	-1.23	-1.41	4.34	-1.21	-1.46	-2.98	-4.34	-3.28	2.84	3.62	4.81	4.25	-0.63	0.36	4.39	0.34	4.53	4.63	4.52	4.32
SERPINE1	-0.05	-0.63	3.47	-0.63	-1.30	-0.49	-1.71	-0.22	3.07	4.37	3.46	3.19	-0.70	0.32	2.91	-0.53	3.01	3.53	2.92	3.14
TPA	0.72	-0.27	4.10	1.23	1.01	0.77	-1.80	-0.23	2.80	4.82	3.40	3.85	-0.60	0.40	4.19	0.99	4.10	3.32	3.43	3.83
CAPON	-1.69	-1.68	3.26	-1.06	-0.62	-1.42	-4.45	-4.09	3.88	3.67	3.43	4.01	-1.34	-1.93	2.81	-0.81	3.22	2.64	3.40	3.05
FOLH1	-1.07	-0.94	2.57	-1.75	-1.52	-1.46	-1.95	-0.92	1.83	5.84	2.32	2.45	-1.75	-0.85	2.19	-0.76	2.71	2.45	2.22	2.74
GABRA1	-1.47	-1.26	3.78	-1.52	-1.45	-1.20	-1.42	-0.48	3.25	4.78	3.95	3.48	-1.35	-1.31	4.57	-0.82	2.90	2.41	3.84	3.30
GRIN3A	-1.58	-1.54	0.44	-2.97	-3.14	-2.98	-2.84	-1.42	0.18	0.82	0.10	-0.03	-2.59	-1.15	0.14	-2.88	0.25	0.01	0.00	-0.16
HDAC2	1.45	-1.66	3.04	-1.87	-0.62	-1.15	-1.17	-0.92	0.61	7.70	1.08	2.70	-1.66	-1.07	1.32	-1.34	3.05	-0.25	3.19	2.58
KPCE	-0.26	0.21	2.90	-0.40	1.31	-0.32	1.31	0.47	3.79	4.45	3.98	2.86	-0.55	1.67	2.70	0.72	3.39	3.75	3.32	3.55
MAOA	-1.58	-1.56	5.38	-1.85	-1.49	-1.87	-1.67	-1.67	0.35	7.11	2.74	5.20	-1.95	-1.49	1.93	-1.13	4.80	2.21	3.08	3.89
MAOB	-1.47	-1.37	3.91	-1.77	-1.27	-1.65	-1.79	-1.46	0.62	6.50	2.17	3.57	-1.68	-1.27	1.93	-1.11	3.75	1.69	2.45	3.23
HMOX1	0.46	1.56	3.30	0.20	0.25	1.18	1.25	1.44	2.80	5.44	3.41	3.59	0.36	1.79	3.48	0.49	3.59	3.74	3.58	3.16
HRH1	1.05	1.31	2.77	1.37	-1.20	1.16	-0.69	-1.00	2.37	3.28	3.05	3.03	2.88	-3.45	3.09	-1.53	3.13	3.30	3.29	2.88
MK10	0.83	0.30	4.26	-0.14	0.32	0.31	0.32	1.40	3.68	5.07	4.13	3.85	0.06	1.42	3.30	0.21	4.13	3.22	4.05	3.70
MK14	-0.65	-0.58	5.40	-1.03	-0.28	-0.88	-0.98	-0.56	3.96	5.03	4.66	5.13	-0.67	-0.30	3.03	-1.01	5.33	3.06	4.99	4.15
JUN	-0.31	1.43	4.38	-0.55	0.58	-0.87	1.21	2.70	3.95	5.74	4.66	4.26	-1.24	0.02	3.10	-0.51	4.56	2.74	4.51	4.42

续上表

Targets	X61	X62	X63	X64	X65	X66	X67	X68	X69	X70	X71	X72	X73	X74	X75	X76	X77	X78	X79	X80
GCR	-1.00	-1.41	3.37	-1.70	-1.24	-1.74	-1.03	-1.29	2.41	5.58	2.53	3.01	-1.72	-1.33	3.10	-1.23	3.59	3.01	3.20	3.57
PPARA	-1.40	-1.40	4.67	-1.46	-1.21	-1.52	-1.17	-0.57	3.56	5.97	4.59	4.68	-1.56	-1.05	2.44	-1.27	4.31	2.58	4.32	3.50
PPARD	-0.15	-1.11	4.60	-1.51	-1.10	-1.43	-1.11	-0.14	3.44	5.89	4.17	3.65	-1.34	-0.75	2.63	-0.97	4.19	3.37	4.58	3.77
PPARG	-0.73	-1.19	4.11	-1.06	-0.83	-1.08	-0.64	-0.50	2.85	5.80	3.49	3.95	-1.31	0.03	2.83	-0.61	3.96	3.56	3.83	3.30
TGFB1	-1.04	0.45	4.49	-0.21	-1.07	-0.33	-1.20	-0.32	3.36	6.07	4.13	3.56	-0.51	2.52	3.50	0.25	4.16	3.49	4.17	3.47
NOS2	1.44	1.75	3.89	-0.27	0.48	-0.34	-0.46	0.39	3.85	5.80	3.98	4.06	-1.03	1.43	3.47	1.05	4.28	3.47	4.09	3.65
THRA	-1.91	-1.89	0.15	-2.11	-1.85	-2.05	-1.93	-1.72	-0.79	6.01	-0.59	-0.07	-2.14	-1.68	-0.13	-1.58	0.00	-0.02	-0.31	0.48
THRB	-1.94	-1.96	0.44	-2.09	-1.89	-2.11	-1.99	-1.84	-0.34	5.60	0.27	0.45	-2.14	-1.71	0.59	-1.60	0.33	0.64	0.01	0.64
TPO	1.43	6.47	3.04	1.62	2.27	2.66	0.73	1.36	1.97	3.45	4.05	3.04	1.30	5.30	3.51	2.74	4.43	2.29	2.75	2.16
CDK	0.29	0.60	4.13	-0.91	-0.46	-0.54	0.25	1.10	3.74	4.87	4.31	4.08	-0.89	1.22	3.31	0.29	4.27	3.72	3.99	3.81
MP2K	-0.06	-0.17	4.16	-0.56	-0.27	-0.37	0.01	1.10	3.59	5.19	3.92	4.05	-0.77	0.74	3.71	0.74	4.27	3.43	3.98	3.39
FGF1	1.07	1.09	2.64	0.14	-0.37	0.31	-0.49	0.03	1.93	2.31	2.04	2.59	-0.40	1.78	2.19	0.32	2.49	2.72	2.32	2.34
FGF2	-1.85	-2.65	3.53	-2.65	-3.11	-4.07	-4.48	-2.90	3.04	3.25	3.08	3.66	-2.89	-3.33	3.55	-2.80	3.79	3.53	3.74	4.31
FGF4	-1.08	-0.82	2.58	-3.88	-4.00	-1.68	-4.61	-3.46	2.39	3.24	2.67	3.17	-2.05	-4.21	3.81	-4.15	2.55	2.72	2.78	2.79
DPP4	2.84	3.08	3.68	0.75	1.32	1.13	1.48	2.90	3.35	5.04	3.26	4.20	0.71	2.93	3.76	2.44	3.91	3.78	3.79	3.65
GSK3	2.07	2.11	4.21	1.01	0.77	1.21	1.00	1.88	3.06	4.95	4.18	4.18	0.95	2.43	3.32	1.80	4.28	3.52	4.07	3.47
AKR1C1	-1.81	-1.88	5.33	-2.13	-2.05	-2.27	-4.63	-1.77	2.96	5.59	3.48	5.63	-2.19	-2.04	1.25	-1.69	6.05	2.76	5.36	3.20
AKR1C2	-1.67	-1.87	6.20	-2.07	-1.44	-1.68	-1.79	-1.43	3.97	7.69	3.60	6.19	-1.99	-1.65	2.12	-1.51	7.04	2.67	6.80	6.13
PAH	0.86	-0.37	3.99	0.11	0.30	0.52	-0.36	0.47	2.98	5.09	3.46	3.77	-1.13	0.67	3.05	0.50	3.38	3.07	2.59	2.42
HMGCR	2.60	2.41	3.74	0.42	1.05	0.84	2.71	3.23	2.87	5.46	3.62	3.66	0.23	4.24	3.24	1.92	3.85	3.08	3.68	3.29
SCN10A	-0.36	-0.88	2.87	-0.80	-0.98	-1.37	-2.33	-0.63	2.00	4.71	2.98	2.67	-1.08	-0.30	2.46	-2.31	3.08	2.84	2.87	3.14

注：结合能分数大于 6 对应的靶标为潜在核心靶标。

附表 2 差异样品与化合物特征峰面积构成的基因表达矩阵[14]

No.	X1	X2	X3	X4	X5	X6	X7	X8	X9	X10	X11	X12	X13	X14	X15	X16	X17	X18	X19	X20
S1	0.2274	0.8520	0.2578	0.7941	0.8735	0.4394	1.1095	1.1281	0.5835	1.5827	0.8348	2.1939	0.9119	0.8982	2.3159	0.6764	0.9488	0.8962	1.4770	1.8975
S2	0.6791	1.0566	1.8959	1.2213	0.1773	0.9271	0.4952	0.4721	0.0387	1.4718	1.0085	0.2315	0.0523	0.0794	1.2067	0.1798	0.1697	0.0716	0.8596	0.1376
S3	0.6359	0.7684	0.5497	1.0326	1.4967	0.6279	1.6871	1.5225	0.8705	1.2478	0.6117	1.5830	1.6335	1.5385	1.4504	1.4099	1.4185	1.4124	1.3669	1.6813
S4	0.7420	1.0329	0.7038	0.8870	0.5856	0.4529	0.6470	0.7610	0.5599	1.4042	1.6791	1.4071	0.5518	0.5188	1.4399	0.7200	0.7040	0.7083	1.5402	1.3224
S5	0.6651	0.6935	0.9020	0.9686	1.8645	1.4271	1.7814	1.7256	0.9316	1.1323	0.3618	1.5839	1.7383	1.6556	1.1962	1.7745	1.6310	1.7238	0.0551	1.7016
S6	0.9159	0.8745	0.9809	0.9833	1.0161	0.5016	0.9309	0.9713	0.8243	1.1987	1.3220	1.2178	0.9516	0.9654	1.1044	0.8820	1.0748	1.0527	1.3823	1.2322
S7	0.7625	1.1636	0.8788	0.9020	0.0163	1.2721	0.2225	0.2306	0.9818	0.0504	2.1102	1.0936	0.0008	0.0011	0.9546	0.0056	0.0044	0.0006	2.1647	1.2502
S8	1.4649	0.9128	1.5048	1.1714	1.6158	1.0499	1.3553	1.3624	1.4690	0.7641	0.6345	0.8246	1.6241	1.7416	0.6097	1.9671	1.5168	1.5427	1.2414	0.9710
S9	1.9557	1.2418	1.3691	1.0489	1.4636	1.9679	0.4555	0.5198	1.2812	0.5876	1.2002	0.6098	0.4652	0.5349	0.5691	0.6745	0.6501	0.6027	0.7713	0.5167
S10	1.5876	1.0045	1.1493	1.0684	1.9005	0.9907	1.6431	1.5385	1.6112	0.3399	0.4517	2.0637	1.9675	1.9654	1.1502	1.8219	1.7590	1.8431	0.0871	0.2855
S11	1.3639	1.3993	1.8080	0.9224	0.9900	2.3434	0.6725	1.7680	1.8483	2.2206	1.6857	0.0020	1.0067	1.0991	0.0029	0.8882	1.1230	1.1458	1.0544	0.0040

No.	X21	X22	X23	X24	X25	X26	X27	X28	X29	X30	X31	X32	X33	X34	X35	X36	X37	X38	X39	X40
S1	0.7471	1.9802	0.6018	0.9169	1.4780	1.6194	0.8947	0.6624	0.5175	1.5061	0.7987	0.6676	1.8306	1.8483	1.1013	0.7558	0.3284	1.7010	0.9802	2.0592
S2	0.6354	0.1616	0.0074	0.0223	0.5908	1.7045	0.8258	0.0103	0.0078	1.4592	0.0095	0.0273	0.2364	0.2986	0.0473	0.0350	0.0156	3.0939	0.1838	1.9706
S3	0.9829	1.3184	0.9656	1.4604	0.6836	0.7578	0.9573	1.0390	0.7777	1.6413	1.8957	1.4184	1.6518	1.6351	1.4801	1.5335	0.7359	0.6685	1.4964	0.9146
S4	0.8088	1.4762	0.6130	0.5743	1.4805	1.3927	0.9106	0.7786	0.6663	1.5091	0.3751	1.4834	1.3878	1.4053	0.4554	0.5656	0.6976	1.4239	2.2343	1.4951
S5	0.8276	1.0664	1.0446	1.6737	0.0028	0.0019	0.9271	1.1180	0.8692	1.6512	2.4640	1.9700	1.4815	1.4708	1.3982	1.8716	1.8463	0.0002	1.3990	0.0029
S6	0.5070	1.4588	1.0227	1.0599	0.8308	0.6949	0.9301	0.9940	0.8790	1.6612	0.9610	0.9831	1.3360	1.3469	1.0745	1.0745	0.8522	0.4291	0.0003	0.4822
S7	1.0270	1.3882	1.2385	0.0017	2.0494	1.3408	0.9253	1.1362	1.4991	0.8784	0.0000	0.0008	0.1044	1.0745	0.0010	0.0019	1.2782	1.0340	0.0154	1.0061
S8	1.1972	1.3559	1.3751	1.5831	0.7242	0.7153	1.0354	1.3118	1.2643	0.1715	1.7626	1.6529	0.9130	0.8796	1.7068	1.6607	1.4041	0.4713	1.4182	0.6624
S9	1.0959	0.5121	1.3062	0.6915	1.5172	1.2038	1.0107	1.2504	1.5880	0.1596	0.1936	0.3739	0.7271	0.7159	0.7756	0.3947	1.6271	0.8624	0.3444	0.9468

续上表

No.	X21	X22	X23	X24	X25	X26	X27	X28	X29	X30	X31	X32	X33	X34	X35	X36	X37	X38	X39	X40
S10	1.5929	0.2782	1.3722	1.8316	0.1205	1.1750	1.3110	1.3620	1.3450	1.1914	1.9744	2.4901	1.3294	0.3229	1.9655	2.2064	1.4000	0.0633	1.7966	0.0914
S11	1.5783	0.0039	1.4527	1.1847	1.5222	1.3941	1.2719	1.3372	1.5860	0.1712	0.5654	0.9324	0.0022	0.0021	1.3436	0.8999	1.8147	1.2523	1.1315	1.3687

No.	X41	X42	X43	X44	X45	X46	X47	X48	X49	X50	X51	X52	X53	X54	X55	X56	X57	X58	X59	X60
S1	0.3479	0.3018	0.3136	0.3765	0.3121	0.3571	0.2571	0.3507	1.1178	1.2959	0.1296	0.2752	0.1608	0.1863	1.1001	0.1628	0.1954	0.2244	0.3360	0.2103
S2	0.0153	0.0062	0.0053	0.0132	0.0066	0.0145	0.0040	0.0095	0.0826	0.0901	0.0072	0.0244	0.0066	0.0083	0.3627	0.0027	0.0056	0.0127	0.0311	0.0063
S3	0.8746	0.8480	0.8765	0.8957	0.7720	0.9733	0.8724	0.9310	1.1069	0.9795	0.6789	0.8144	0.7917	0.7529	1.6779	0.8776	0.7318	0.7958	0.9175	0.8556
S4	0.6628	0.7160	0.7554	0.7803	0.8336	0.5713	0.7185	0.9462	1.7395	1.9914	0.6097	0.7151	0.7078	0.7491	2.0381	0.7505	0.6064	0.7342	0.7591	0.6481
S5	1.1340	1.1700	1.1210	1.2041	1.2279	1.5238	1.0781	1.3139	0.0013	0.0009	1.2684	1.1502	1.1525	1.0957	1.4121	1.1350	0.9947	1.0482	1.0006	1.1027
S6	1.0369	1.1284	1.0419	1.0686	1.1628	1.4007	1.1192	1.2298	0.7999	0.6494	1.0739	1.0424	0.9618	1.0775	0.8286	0.9789	1.1355	1.1681	1.1191	1.1365
S7	1.0431	1.1783	1.1129	1.1046	1.2493	1.3975	1.1143	1.2006	1.5305	1.7140	0.0366	1.1455	0.8829	1.2801	0.0491	1.2593	1.2087	1.2509	1.1030	0.9618
S8	1.5288	1.4397	1.4888	1.3939	1.8879	1.5190	1.8879	1.2932	0.9250	0.8273	1.6060	1.5646	1.8125	1.6527	0.9828	1.6236	1.6329	1.4739	1.4564	1.5037
S9	1.3141	1.1587	1.2195	1.2031	1.1179	0.7592	1.3480	1.1860	1.4879	1.4302	1.4221	1.2327	1.0818	0.4025	1.4414	1.2313	1.3330	1.4281	1.2105	1.3335
S10	1.4971	1.5180	1.5741	1.5355	1.5094	1.3563	1.6292	1.3817	0.0926	0.0768	1.6833	1.6152	1.8937	1.7314	1.2319	1.2666	1.8331	1.6325	1.6245	1.6982
S11	1.5453	1.5350	1.4911	1.4245	1.4236	0.7584	1.3403	1.1574	2.1161	1.9445	1.4843	1.4203	1.5025	1.3842	0.9144	1.5016	1.3229	1.4281	1.4423	1.5434

No.	X61	X62	X63	X64	X65	X66	X67	X68	X69	X70	X71	X72	X73	X74	X75	X76	X77	X78	X79	X80
S1	1.7871	0.1549	0.8529	0.6751	0.1305	0.7275	0.6172	0.9425	0.9068	0.7698	1.0393	0.8908	0.6192	0.2160	1.1210	0.0989	1.0811	1.3126	0.8416	0.0599
S2	0.1442	0.0095	0.4860	0.0228	0.0073	0.0122	0.0277	0.0640	0.7016	0.4319	0.6448	0.4410	0.0372	0.0350	0.3550	0.0018	0.7311	2.4290	0.8416	0.0397
S3	0.7894	0.7947	1.2885	1.2072	0.7599	1.2137	1.9982	1.1241	1.4200	1.0643	1.3827	0.8946	1.3079	0.7732	1.3318	0.6525	1.3395	1.2483	1.2421	0.7290
S4	1.8866	0.5994	1.9596	1.6356	0.5677	1.6808	1.5947	1.6386	2.3887	0.9097	2.2710	2.6307	1.8320	0.7280	2.9854	0.4960	2.2929	1.8631	2.8393	6.8979
S5	0.0505	0.9723	1.3830	0.0032	1.0842	0.0017	2.0751	0.0345	1.2164	0.0238	1.3066	1.3897	0.0111	0.0183	1.2010	1.3865	1.1171	0.8380	1.0750	1.0163
S6	0.5342	1.0704	0.8849	0.8610	1.1743	0.6279	1.6500	1.6171	0.7679	1.0985	0.7436	0.8906	0.5961	1.1675	0.9206	1.2178	0.5852	1.0135	0.7112	0.3767

续上表

No.	X61	X62	X63	X64	X65	X66	X67	X68	X69	X70	X71	X72	X73	X74	X75	X76	X77	X78	X79	X80
S7	1.4975	1.1669	0.1203	1.7015	1.5000	1.7213	1.4256	1.2094	0.0932	1.2750	0.1252	0.0847	1.2528	1.3113	0.5034	1.2383	0.0779	0.9099	0.2286	0.0022
S8	0.9402	1.6021	1.1294	1.1821	1.5688	1.3073	0.9135	0.7347	0.8669	0.8497	0.9002	1.3663	1.2698	1.5275	0.9214	1.6515	1.0256	0.6824	0.7971	0.8246
S9	1.3919	1.3399	0.5214	1.4878	1.1932	1.5791	0.5449	0.4702	0.5129	1.2656	0.4960	0.1896	1.8095	1.1720	0.4349	1.0393	0.3936	0.2300	0.5087	0.0019
S10	0.1810	1.7702	1.3863	0.1868	1.6774	0.1231	0.1668	0.1617	1.1494	1.0468	1.2006	1.3420	0.2438	1.6256	0.6440	1.9261	1.2469	0.1789	0.9134	0.8259
S11	1.7973	1.5197	0.9878	2.0370	1.3366	1.9899	0.0018	0.0033	0.9763	1.2648	0.8899	0.8800	2.0207	1.4255	0.5814	1.2913	1.1091	0.2941	1.0016	0.2259

注：X2、X21、X27、X30、X38、X39、X55、X63、X69、X71、X72、X77、X79 为正模式下峰面积，其余成分为负模式下峰面积。

附表 3 差异样品与药效指标构成的性状矩阵

No.	HGB	HCT	RDW	HBDH	LDH	AST	ALT	ALP	CDCP	Cr	UA	SK	MDA	T-AOC	hs-CRP	IL-6	TNF-α	C3	IgM	PAF
S1	155.22	43.57	17.82	712.43	1506.14	1075.14	254.57	178.50	23.68	30.14	65.43	5.97	6.56	5.01	2.64	41.27	238.89	1.77	177.91	3.37
S2	151.11	42.65	16.96	693.56	1366.75	1006.88	211.00	142.50	24.12	33.13	58.89	5.86	6.38	4.63	2.54	39.49	222.17	1.75	169.29	3.15
S3	153.22	42.40	17.08	771.50	1533.20	1275.43	255.14	158.71	25.26	31.88	55.75	5.86	6.82	4.50	2.79	42.14	230.15	1.79	176.86	3.22
S4	154.75	42.42	16.43	741.43	1421.86	968.63	219.14	165.75	25.20	32.43	55.50	5.80	6.81	4.53	2.32	32.71	205.78	1.60	156.76	2.71
S5	155.57	43.32	17.85	858.71	1906.71	1288.29	264.29	181.43	23.79	32.86	60.00	6.08	6.91	4.50	2.68	38.38	210.23	1.73	181.50	2.84
S6	154.71	43.56	17.06	636.86	1210.67	1009.43	249.75	150.13	24.26	33.22	63.11	5.87	6.28	4.85	2.37	37.27	211.79	1.63	163.06	2.90
S7	155.86	43.03	17.20	729.71	1667.50	1295.00	287.00	177.25	24.87	32.71	62.50	6.02	6.52	4.59	2.71	39.33	235.48	1.80	172.24	3.19
S8	155.17	43.64	17.90	834.60	1804.20	1197.43	204.00	149.33	24.14	37.17	68.00	5.99	6.40	4.69	2.48	36.68	208.68	1.90	176.75	3.06
S9	158.11	43.95	17.23	720.00	1446.00	1227.00	244.88	183.57	25.30	34.11	65.29	5.83	6.06	4.95	2.63	41.17	234.68	1.88	176.53	3.29
S10	154.60	42.67	17.05	942.14	1875.00	1305.86	271.00	170.88	25.27	34.00	62.00	5.63	6.26	4.82	2.60	37.89	228.88	1.84	170.18	3.21
S11	156.29	43.32	17.11	851.29	1968.71	1308.00	255.43	184.14	24.29	34.50	64.88	5.81	5.94	4.69	2.58	40.51	223.95	1.90	178.48	3.20

注：药效以各组大鼠的指标检测均值表示。

附表 4　不同药物处理动物组与肠道菌群 OTU 构成的基因表达矩阵

OTU	G1	G2	G3	G4	G5	G6	G7	G8	G9	G10	G11	G12	G13	G14	G15	G16
OTU1	82508	55545	67903	19440	45230	10857	73518	36293	117448	219493	123673	357038	211434	308967	161521	209905
OTU10	124	35	97	77	507	36	64	13	1827	48778	68724	60662	59014	38185	20547	85090
OTU100	419	0	1	5	1	0	0	0	4033	855	1944	1554	3440	1074	1008	2435
OTU101	111	1	4	1	133	0	99	0	2093	1274	5401	5340	6691	2980	2137	4058
OTU102	1113	58	86	90	63	211	199	149	1486	417	919	973	1679	686	1036	1448
OTU1022	206	6	1	3	4	9	7	1	128	84	180	328	429	198	234	436
OTU103	286	1	0	3	0	0	0	0	2123	6600	1714	1895	5224	992	1876	3902
OTU1031	23	36	20	48	32	18	42	10	21	0	0	0	1	0	0	0
OTU104	111	257	10505	982	367	6074	322	941	1261	572	108	227	117	280	63	318
OTU105	869	1292	2113	999	1112	559	762	1255	3214	35	83	38	37	55	58	39
OTU1057	2795	5	3	2	19	0	10	1	695	1	1	3	4	3	2	1
OTU106	364	709	588	741	328	1429	1442	1384	7391	933	3241	7182	5289	2493	2885	2053
OTU107	24	732	2414	3381	1774	2701	1541	2425	1	1	1	1	0	0	1	1
OTU1072	4	95	1839	1619	351	9	6	2220	8	5	4	5	2	39	4	6
OTU1075	38	4800	4071	5825	2789	4056	2862	2464	13	179	141	22	1032	17	4	89
OTU108	0	0	3	4	3	0	0	0	14973	60	19	23	169	12	9	24
OTU109	167	1303	909	289	486	870	1691	323	6091	208	919	1498	1883	899	959	276
OTU11	2497	3269	2245	4441	4868	9449	8765	5765	166573	15306	16751	20669	33749	12860	21644	29473
OTU110	2134	1	2	1	0	0	1	0	3003	1361	4284	1885	5037	3918	2837	1988
OTU111	1235	6	1	5	3	0	0	0	6832	236	633	1447	574	347	291	1974
OTU112	1210	232	322	319	248	249	318	417	633	17	82	180	82	43	53	84

续上表

OTU	G1	G2	G3	G4	G5	G6	G7	G8	G9	G10	G11	G12	G13	G14	G15	G16
OTU113	5831	61	39	39	282	201	122	16	1103	685	3004	1753	3815	1004	1863	1084
OTU1132	1134	5	0	0	53	0	0	5	1053	33	508	320	1550	38	82	94
OTU1138	165	2	0	0	95	2	1	0	206	197	396	451	943	173	845	186
OTU114	5109	268	141	126	330	436	266	115	1	0	0	1	0	0	0	0
OTU115	657	7	2	1	129	2	2	0	2995	880	2441	1279	4817	761	2262	675
OTU1152	9253	16	0	2	91	0	3	0	1384	52	1367	118	1395	138	677	662
OTU116	4260	12	70	5	3	76	6	8	12810	531	470	657	410	451	581	486
OTU117	348	2787	2776	1815	1591	4313	5102	5833	4	1	0	1	0	1	0	1
OTU118	156	252	81	298	165	1159	340	321	8601	222	1213	1565	4753	1233	1829	843
OTU119	6648	1035	1305	1437	1157	1461	1753	1667	729	1950	2629	2063	3398	1995	1531	2664
OTU12	3948	36698	33770	42609	38400	14178	41614	34877	2179	197	67	278	296	115	15	90
OTU120	342	213	181	443	216	195	370	373	251	31	154	122	365	57	64	226
OTU121	10804	42	0	0	0	0	0	0	667	8	54	53	521	192	127	146
OTU122	3875	41	9	9	1178	71	52	4	2032	1238	433	1363	2572	775	506	598
OTU1228	2549	4	2	2	0	1	2	0	14788	38	109	2671	82	67	10	5
OTU1229	354	175	160	446	187	88	235	47	3521	304	732	1023	1667	611	452	796
OTU123	596	1	2	0	1	0	0	0	8265	22	80	349	1433	50	264	305
OTU124	0	3	0	0	2	1	2	0	0	1	13465	156	3	2	875	5
OTU1249	134	919	1278	1240	1254	677	2725	743	53	0	6	12	3	1	10	2
OTU125	816	221	182	184	376	794	578	326	1051	1257	1941	1464	1819	1078	1419	2231
OTU126	336	678	729	584	309	2524	2912	1819	249	1214	1413	534	468	1010	508	1032

续上表

OTU	G1	G2	G3	G4	G5	G6	G7	G8	G9	G10	G11	G12	G13	G14	G15	G16
OTU1260	2717	17	0	0	0	1	0	0	0	0	0	0	0	0	0	6
OTU127	0	697	3230	2469	581	626	437	725	14	0	1	0	1	0	1	1
OTU128	2670	0	0	1	0	1	0	0	1117	1246	394	393	5627	149	557	2589
OTU129	211	242	156	201	139	671	327	444	1026	438	655	649	1798	947	1355	797
OTU13	6140	692	3411	103	584	1094	357	411	4198	33207	67136	18572	22411	22894	6596	24759
OTU130	2583	139	217	207	464	201	378	563	3075	4	50	160	67	11	55	20
OTU1307	0	26	293	735	386	140	475	445	2	0	0	0	1	0	0	0
OTU131	598	4	3	1	109	1	1	0	927	339	976	995	1749	450	1849	839
OTU132	0	0	0	0	0	0	0	0	1266	548	1377	6782	1542	1181	637	670
OTU133	0	249	185	293	50	634	183	13	25	328	252	466	215	355	210	226
OTU134	3731	8	0	0	2	1	0	0	3578	512	1318	680	9003	392	6189	918
OTU135	9526	27	0	0	0	2	0	0	0	0	0	0	0	0	0	0
OTU136	58	377	153	426	312	107	132	147	600	211	211	247	202	189	70	179
OTU137	11505	52	4	0	1311	8	0	1	289	1	5	35	5	3	3	8
OTU138	3	357	267	615	581	312	256	244	4	49	3	18	34	52	4	7
OTU139	782	11	1	1	0	0	0	0	7888	2	5	2	27	3	5	0
OTU14	1041	21531	24376	48565	27585	22271	28021	31393	101	6	4	16	10	10	4	7
OTU140	293	119	122	192	202	135	222	426	530	61	169	417	920	147	153	293
OTU141	4	672	1083	989	584	1550	4368	1444	2968	88	93	149	484	181	163	77
OTU142	738	296	313	325	283	512	508	517	1095	348	1408	1225	2471	583	1001	499
OTU1425	138	0	3	22	93	0	0	0	966	110	271	543	2494	270	400	249

续上表

OTU	G1	G2	G3	G4	G5	G6	G7	G8	G9	G10	G11	G12	G13	G14	G15	G16
OTU143	2993	1	1	0	0	0	0	0	2787	7	591	81	132	30	19	41
OTU144	10	12	1292	1545	1934	911	110	474	2	0	1	0	0	1	2	0
OTU145	4801	5	0	0	1	0	0	0	2340	14	46	89	163	31	77	11
OTU146	0	403	931	1238	703	726	1656	1511	1	0	0	1	3	0	0	0
OTU147	747	64	64	111	55	428	286	406	321	344	1957	745	2111	457	1293	1009
OTU148	0	201	366	223	116	260	213	217	3	0	6	3	7	1	0	2
OTU1484	0	84	135	385	30	159	162	240	4	2	9	4	3	1	2	1
OTU149	375	71	66	157	66	65	20	4	3627	475	1692	2955	6379	1161	1135	3375
OTU1491	323	3	2	3	41	2	3	0	703	276	420	846	744	242	435	325
OTU15	1548	2881	5243	2524	2086	7874	9953	1154	15253	13290	48384	20790	19502	15957	28484	22043
OTU150	699	288	89	150	137	158	97	103	136	17	67	115	84	42	25	78
OTU151	26	418	249	587	486	360	649	316	15	2	0	0	0	1	0	1
OTU152	35	230	459	388	278	280	496	300	133	148	0	8	231	18	0	3
OTU153	4234	15	4	0	168	2	6	1	810	271	1280	732	1376	1119	1000	997
OTU154	420	354	324	483	929	338	428	127	156	1	3	17	11	7	3	12
OTU155	107	35	54	100	165	119	164	78	81	73	228	280	430	134	129	291
OTU156	12990	19	7	0	0	3	0	1	752	2	5	7	7	0	7	12
OTU1561	22306	56	0	1	0	1	0	0	5458	32	41	40	330	120	195	141
OTU157	80	40	28	116	96	27	156	47	178	298	188	825	807	415	191	765
OTU158	1876	31	29	47	11	115	61	101	3951	77	432	531	1958	563	689	351
OTU1588	1305	2	0	0	0	0	0	0	0	0	0	0	0	0	0	0

续上表

OTU	G1	G2	G3	G4	G5	G6	G7	G8	G9	G10	G11	G12	G13	G14	G15	G16
OTU159	465	48	54	32	42	41	21	106	264	72	220	411	1990	185	289	306
OTU1594	1	0	6712	9826	2086	4	7	3	19	5	3	0	2	0	0	3
OTU16	412	2225	1231	1238	484	1831	323	1124	282	27567	19012	21938	4417	42378	38068	66702
OTU160	104	0	21	19	24	11	18	8	66	596	600	663	765	515	783	1241
OTU161	45	126	134	251	250	172	261	194	2	84	1	1	18	110	7	0
OTU162	695	22	22	61	15	40	122	77	2972	222	566	747	714	247	639	924
OTU163	4788	3	0	0	0	0	0	0	438	4	4	0	18	0	11	7
OTU164	4	18	16	24	69	14	48	10	16	1	22	128	9	16	23	14
OTU165	1039	7	3	1	1	2	1	1	1204	300	756	753	2502	641	2055	1193
OTU166	427	0	0	0	0	0	0	0	297	167	270	456	2303	143	420	246
OTU167	251	2	4	1	1	4	4	3	1299	663	540	764	607	394	207	151
OTU168	5818	227	93	69	16	578	433	152	0	0	0	0	0	0	0	0
OTU169	39	270	181	339	295	154	210	131	33	3	19	22	3	11	3	2
OTU17	1352	3649	5102	5296	3431	4731	4705	2408	7972	14807	47840	26096	35600	27635	26525	35716
OTU170	355	83	96	160	86	96	140	54	146	81	256	314	927	151	328	248
OTU171	4843	7	0	0	0	0	0	0	21	1	3	1	48	1	0	4
OTU172	3850	12	11	9	15	10	28	10	1577	59	204	131	209	33	165	183
OTU1729	95	5	5	6	16	2	3	1	131	41	163	169	316	110	132	65
OTU173	1	94	127	200	136	195	128	172	25	48	106	249	495	149	40	139
OTU174	3105	13	19	4	9	29	2	5	2808	32	75	69	142	63	37	127
OTU175	0	0	0	0	1	0	0	0	4055	6	7	14	15	3	8	10

续上表

OTU	G1	G2	G3	G4	G5	G6	G7	G8	G9	G10	G11	G12	G13	G14	G15	G16
OTU176	193	77	21	25	3	11	62	16	369	272	282	744	796	365	263	280
OTU1767	973	4	0	2	0	0	0	0	2216	10	17	36	109	19	29	42
OTU177	58	699	37	304	154	126	86	199	38	66	70	400	40	65	746	278
OTU178	157	88	72	82	95	122	192	79	119	149	344	354	675	207	444	426
OTU179	222	0	4	1	0	0	0	0	1348	36	276	722	448	3	129	77
OTU18	196	1509	4200	815	1742	543	277	627	871	1143	201512	4667	343	2876	31289	2226
OTU180	0	0	0	12	0	0	2	0	91	0	0	327	797	2516	0	0
OTU181	61	175	74	85	123	299	64	40	92	8	14	26	48	42	8	20
OTU182	5076	39	0	3	1	2	2	0	1262	0	9	1	7	3	3	1
OTU183	1029	20	21	42	33	78	48	52	1091	1743	1785	2058	2668	1351	1974	2044
OTU184	3073	10	0	0	607	0	91	1	29	0	9	2	5	2	5	6
OTU185	1843	7	0	0	0	3	0	1	1309	23	589	752	92	77	31	59
OTU186	240	1	0	0	1	0	0	0	1658	2038	635	1631	1760	1036	1449	939
OTU1861	1530	2	0	1	35	2	0	0	2737	14	79	36	81	17	31	45
OTU187	18	300	146	418	260	229	1234	417	18	1	4	2	9	9	2	3
OTU188	3311	31	15	2	15	58	210	148	0	0	0	0	0	1	0	0
OTU189	0	32	41	98	75	64	63	59	18	9	16	42	39	10	11	24
OTU1894	988	2	0	0	12	0	0	0	386	9	13	14	33	7	3	34
OTU19	812	15730	26103	34806	11680	23231	28039	12934	180	10	10	4	21	11	14	12
OTU190	658	37	18	26	86	124	57	45	281	102	201	283	556	160	203	77
OTU191	232	13	26	18	72	18	16	3	428	325	336	214	402	168	140	430

续上表

OTU	G1	G2	G3	G4	G5	G6	G7	G8	G9	G10	G11	G12	G13	G14	G15	G16
OTU192	4487	23	3	55	588	0	947	6	1	0	0	0	0	0	0	0
OTU193	271	29	150	52	104	72	213	56	92	8	41	335	63	31	12	11
OTU194	15	523	660	536	249	937	680	383	0	0	0	1	1	1	0	1
OTU1946	7378	11	0	0	1	2	2	0	185	3	4	7	4	2	3	8
OTU195	8587	21	0	1	0	0	0	0	776	27	5	0	69	24	25	7
OTU196	0	231	341	561	165	575	273	591	0	0	0	1	1	2	1	0
OTU197	5064	8	0	0	0	1	1	0	0	0	0	0	0	0	1	0
OTU198	111	409	256	241	376	33	355	168	198	3	35	53	36	6	14	28
OTU199	98	54	32	99	70	65	28	33	294	8	38	51	28	73	16	23
OTU2	43	6698	1408	1454	1302	6290	5108	2282	13204	125450	85189	128161	140794	135419	55653	113057
OTU20	29760	10858	5728	3447	3535	23963	19053	11307	34313	478	3679	16241	14592	2453	8838	5247
OTU200	81	0	0	0	1	0	0	0	573	328	359	477	738	220	100	371
OTU201	4607	24	1	2	3	2	5	0	0	0	3	2	1	0	1	0
OTU202	805	44	36	69	38	75	282	176	0	0	0	0	0	0	0	0
OTU2028	1	99	124	879	266	287	189	431	0	0	0	0	0	0	0	0
OTU203	206	76	106	78	125	151	172	99	190	63	150	176	281	110	110	100
OTU2030	2	10	40	10	17	19	10	3	6	161	46	322	70	86	81	197
OTU2031	1277	142	146	44	71	239	420	66	2540	647	1615	1400	3863	979	1361	1267
OTU2034	1406	73	71	52	252	59	356	64	1542	365	254	690	1267	273	656	297
OTU204	27	14	0	1	7	215	302	42	0	1248	0	0	1	35	0	0
OTU205	1034	36	21	5	9	47	97	49	42	246	423	299	335	161	282	320

续上表

OTU	G1	G2	G3	G4	G5	G6	G7	G8	G9	G10	G11	G12	G13	G14	G15	G16
OTU206	1	22	248	326	196	328	465	764	0	0	0	0	0	0	0	0
OTU207	75	113	148	391	62	198	782	491	0	3	0	0	0	25	0	0
OTU208	634	3	1	0	0	1	0	0	2570	201	38	41	174	57	21	50
OTU209	179	15	7	5	18	26	35	15	315	259	587	806	554	274	490	396
OTU21	878	4342	21860	2325	1384	12128	2091	3175	2916	21184	12361	25689	11450	20363	9326	23525
OTU210	1295	18	18	26	146	36	42	8	325	35	56	87	87	108	94	48
OTU211	1219	1	0	0	0	0	0	0	1295	19	16	13	27	7	23	24
OTU212	256	23	2	1	5	16	11	4	806	14	75	202	407	138	65	72
OTU213	1084	9	18	14	65	22	49	22	0	0	0	0	0	0	0	0
OTU214	137	168	101	807	109	783	146	442	0	5	5	0	3	1	4	4
OTU215	3177	1951	350	149	109	654	215	24	175	2	39	6	10	6	14	18
OTU216	3735	4	8	0	0	4	0	2	843	166	314	198	650	222	239	215
OTU217	47	23	23	44	14	19	72	20	386	0	0	0	0	0	0	0
OTU218	680	36	12	17	0	0	0	0	24	54	228	212	807	176	137	219
OTU219	90	1	0	3	197	2	2	1	161	20913	7439	75083	1904	28190	12492	9338
OTU22	691	10	70	63	43	11	12	1	542	170	351	529	972	221	582	327
OTU220	133	12	0	1	7	31	15	4	147	0	0	0	0	0	0	0
OTU221	2429	6	0	0	0	0	0	0	0	617	567	446	400	652	824	616
OTU222	5	93	42	27	16	80	55	44	9	39	9	10	5	26	5	59
OTU2227	1	66	120	112	26	32	72	21	2	0	1	0	0	0	4	0
OTU223	1	120	122	149	235	79	310	74	7							

续上表

OTU	G1	G2	G3	G4	G5	G6	G7	G8	G9	G10	G11	G12	G13	G14	G15	G16
OTU224	232	501	719	515	400	481	518	469	531	390	668	1105	682	415	535	882
OTU225	457	52	51	30	45	58	61	17	260	137	232	205	306	159	98	198
OTU226	701	2	1	0	2	2	0	0	2978	115	139	334	353	113	500	149
OTU227	445	0	0	0	0	0	0	0	104	348	264	134	576	111	175	140
OTU2279	46	94	258	277	383	20	151	42	129	1	4	3	1	3	4	4
OTU228	381	96	53	127	54	350	3788	136	574	119	646	406	756	188	404	201
OTU2280	9	237	79	122	108	56	252	311	0	0	0	0	0	0	1	0
OTU229	104	0	1	3	2	0	0	0	2551	22	51	78	122	16	90	22
OTU23	6753	4781	1470	4354	8029	6376	8511	2907	4856	2288	7355	4824	10772	4199	1758	2642
OTU230	177	0	0	1	75	5	1	0	1106	7	10	27	36	13	29	14
OTU231	19	21	39	53	19	40	13	25	761	140	180	186	296	111	136	95
OTU232	0	93	21	746	526	108	425	1	2	1	31	52	34	2	25	3
OTU233	48	31	0	7	343	26	366	1	0	0	0	0	0	1	0	1
OTU234	4	39	109	190	39	62	39	82	350	54	181	267	788	269	164	150
OTU235	3271	30	57	32	94	47	703	116	0	0	0	0	0	0	0	0
OTU236	6	6	4	28	11	12	69	7	108	109	152	289	609	123	130	306
OTU237	35	72	484	104	107	332	74	60	69	281	104	856	149	339	126	258
OTU238	78	3	1	0	35	9	1	1	412	112	153	205	570	113	331	91
OTU239	284	20	0	0	227	25	1	1	151	160	245	330	1666	231	227	170
OTU2394	652	2	2	0	360	0	6	3	63	0	3	1	42	1	4	0
OTU24	12179	1268	2377	3290	1052	971	3419	1708	5061	9788	29277	20633	20875	12177	16435	32317

续上表

OTU	G1	G2	G3	G4	G5	G6	G7	G8	G9	G10	G11	G12	G13	G14	G15	G16
OTU240	3	36	117	51	492	76	209	183	226	161	168	174	599	178	314	86
OTU241	17	79	20	86	33	17	89	16	0	3	0	1	2	0	0	0
OTU242	18	34	59	62	39	52	44	92	50	30	39	28	108	17	10	16
OTU243	2138	7	0	0	46	0	0	0	1527	1	4	4	6	2	4	13
OTU244	28	147	73	137	143	61	67	53	46	0	1	6	1	3	2	0
OTU245	410	4	0	1	3	7	0	0	403	162	238	273	512	101	901	186
OTU246	1636	43	23	7	42	670	124	236	1	0	0	0	2	0	0	0
OTU247	598	264	140	245	51	478	282	234	0	0	0	0	0	0	0	0
OTU248	672	8	0	0	0	0	0	0	560	12	78	72	174	11	216	25
OTU249	1867	6	0	1	0	1	1	1	0	0	0	0	0	0	0	0
OTU25	3980	2595	3393	2012	2044	6108	4341	2723	4176	2422	7350	3750	19877	21821	5248	4161
OTU250	66	3	2	4	39	28	14	1	100	164	294	431	323	203	833	423
OTU251	33	87	96	154	85	98	155	143	33	8	27	36	43	17	19	19
OTU252	41	12	4	0	0	12	1	1	110	53	97	90	1169	74	198	24
OTU253	367	296	469	341	82	1001	312	480	1586	633	2761	2812	4740	1693	1927	2423
OTU254	753	39	110	88	77	213	510	144	61	14	137	662	171	30	42	48
OTU255	1270	6	7	488	0	0	0	0	2	0	0	0	0	0	0	0
OTU2559	3030	19	2	3	5	1	2	5	128	22	3953	228	428	65	413	68
OTU256	504	41	37	0	16	57	102	20	158	7	11	29	8	34	5	5
OTU2560	83	5	2	2	9	6	15	2	84	14	32	91	217	39	68	22
OTU257	125	21	17	16	53	41	34	17	73	53	82	104	252	59	141	77

续上表

OTU	G1	G2	G3	G4	G5	G6	G7	G8	G9	G10	G11	G12	G13	G14	G15	G16
OTU258	0	146	109	216	188	153	515	113	5	108	2	1	56	216	1	0
OTU259	502	8	3	4	6	18	31	28	187	89	280	256	1311	147	262	308
OTU2590	48	0	1	0	0	0	2	0	158	113	268	136	297	83	64	169
OTU26	12459	9184	6377	6193	1582	2927	9435	2410	7781	5730	4360	11595	11645	6783	4400	7051
OTU260	1535	7	0	0	0	0	0	0	53	0	2	3	0	0	1	3
OTU261	1543	3	0	0	0	12	4	3	307	23	151	150	530	103	125	26
OTU262	0	0	0	0	0	0	0	0	1299	5	39	65	47	24	311	19
OTU263	26	1	0	0	34	14	14	1	22	89	132	127	521	238	217	270
OTU264	128	39	83	43	75	110	116	48	52	15	86	80	44	23	34	33
OTU265	113	5	2	23	13	27	19	3	185	51	190	146	355	169	98	177
OTU266	1063	5	1	6	95	3	7	0	1357	52	340	499	599	148	524	138
OTU267	106	98	44	99	65	46	76	25	360	6	18	44	25	2	13	14
OTU268	409	151	32	57	165	113	231	105	212	342	513	341	724	439	589	817
OTU269	1015	5	2	1	2	4	3	0	265	78	61	110	201	112	59	52
OTU27	159	4423	5189	3629	2507	7912	5598	6272	4533	206	921	3262	975	494	846	719
OTU270	454	9	2	12	21	9	19	4	301	56	209	123	673	122	315	146
OTU271	114	0	0	0	1	0	0	0	833	19	465	86	6	1	0	0
OTU272	36	68	138	80	76	86	86	85	82	66	90	176	101	67	85	151
OTU273	1546	11	0	1	2	0	0	0	1178	2	33	7	42	4	7	4
OTU2734	1029	7	3	6	3	10	19	8	281	167	559	445	838	288	334	489
OTU2735	2206	7	0	0	2	0	0	0	2	0	0	0	0	0	0	0

续上表

OTU	G1	G2	G3	G4	G5	G6	G7	G8	G9	G10	G11	G12	G13	G14	G15	G16
OTU274	5	123	67	302	58	76	347	152	0	0	0	0	0	0	0	0
OTU275	2	42	23	37	54	41	37	43	24	131	264	420	464	190	285	329
OTU276	297	8	10	21	34	17	100	2	662	5	8	30	16	8	5	4
OTU277	348	35	25	11	42	27	58	34	660	14	48	75	80	25	20	40
OTU278	3	12	1	6	203	43	31	6	25	191	228	74	220	166	148	237
OTU279	26	3	1	0	12	0	1	0	218	13	98	279	102	47	265	150
OTU28	455	5342	8651	9166	9161	11706	18718	2730	2018	88	5	0	87	251	4	4
OTU280	1374	6	0	0	0	0	0	0	343	5	34	45	71	18	39	22
OTU281	1096	0	0	0	0	0	0	0	0	0	0	0	1	0	0	0
OTU282	125	0	0	0	0	0	0	0	1204	2	1	1	0	0	2	5
OTU283	864	1	0	0	10	0	0	0	900	148	842	776	777	207	223	150
OTU284	832	7	0	1	20	0	3	0	925	73	313	226	894	336	758	241
OTU285	2594	7	0	1	34	1	0	0	2568	55	419	317	816	107	557	129
OTU286	84	3	3	8	16	5	3	0	249	18	14	26	24	27	10	3
OTU287	1292	1	6	41	391	3	2	0	1087	478	830	605	2600	704	1483	415
OTU2873	234	33	15	22	9	55	45	10	631	1	6	49	57	16	34	33
OTU288	347	96	67	134	163	42	235	11	135	15	47	47	297	156	84	71
OTU2882	2668	9	2	3	111	1	10	3	2735	128	538	641	1489	136	1067	304
OTU289	0	5	0	3	3	0	5	2	0	3	11	6	8	6	1	6
OTU2896	323	3	2	0	53	2	9	1	444	6	41	16	77	6	44	14
OTU29	1192	12197	20936	7205	4325	16036	10649	5609	961	298	1475	5025	1525	626	3236	678

续上表

OTU	G1	G2	G3	G4	G5	G6	G7	G8	G9	G10	G11	G12	G13	G14	G15	G16
OTU290	480	1	0	2	0	5	0	0	471	93	73	134	428	70	464	185
OTU291	95	123	123	142	99	139	138	107	15	5	7	23	6	18	6	12
OTU292	37	6	3	2	1	6	16	2	218	136	222	250	588	302	355	166
OTU293	59	0	0	0	0	1	0	0	1098	9	13	5	38	25	14	22
OTU294	33	26	27	34	50	53	20	25	50	17	37	36	52	20	36	23
OTU295	1065	14	0	0	1	1	0	0	1154	14	58	57	84	16	24	59
OTU296	4	64	37	98	56	39	38	28	4	12	0	1	0	4	1	2
OTU297	1917	5	0	2	16	0	1	0	316	53	306	89	422	182	275	55
OTU298	1393	9	3	0	102	0	0	0	1867	4	27	29	22	17	5	19
OTU299	236	6	12	2	5	1	10	0	241	7	11	44	40	12	9	23
OTU2996	882	0	0	0	0	0	0	0	77	1	8	2	3	1	3	0
OTU3	9377	191591	137930	105453	58032	156789	84092	91545	21264	3319	279	493	102	352	164	2524
OTU30	409	1577	1663	4142	842	4503	1183	6081	10522	2533	6901	6655	7639	4259	5349	3348
OTU300	4	87	34	81	86	104	57	34	2	0	0	1	0	0	3	1
OTU301	2107	5	0	0	90	22	6	0	18	1	0	14	5	0	0	0
OTU302	126	2	3	0	4	14	5	13	44	24	94	45	85	20	54	73
OTU303	835	1	0	1	0	0	0	0	94	16	51	16	126	11	46	76
OTU304	20	3	0	0	60	1	0	0	184	44	109	79	184	67	94	71
OTU305	21	9	8	23	13	33	33	11	22	22	52	45	72	22	44	25
OTU306	125	67	80	39	25	136	42	70	82	4	1	44	4	13	1	0
OTU307	2040	3	3	0	0	0	0	0	0	0	0	0	0	0	0	0

续上表

OTU	G1	G2	G3	G4	G5	G6	G7	G8	G9	G10	G11	G12	G13	G14	G15	G16
OTU308	499	1	14	2	0	2	1	1	1186	9	16	113	33	21	11	29
OTU3080	439	42	47	25	28	18	18	11	1106	53	142	176	370	53	67	134
OTU3087	29	9	2	10	27	59	18	31	348	152	175	154	510	186	272	372
OTU309	562	61	77	153	61	167	42	136	0	0	0	0	0	1	1	0
OTU31	458	4199	17935	17063	6123	9111	7435	10328	50	1110	945	1371	1600	749	1282	1728
OTU310	90	15	13	16	6	46	13	32	7	4	9	9	82	2	4	7
OTU313	93	3	1	19	13	5	8	1	76	21	197	242	183	80	183	45
OTU316	720	1	2	4	1	9	5	1	6	7	15	53	32	12	35	29
OTU318	883	0	0	0	0	0	0	0	445	12	72	12	45	20	20	38
OTU319	554	11	3	2	12	6	27	1	61	33	69	185	163	41	45	121
OTU32	1417	849	7389	1332	2692	3947	1804	361	475	18	383	269	52	60	24	57
OTU321	16	62	20	54	37	53	47	39	4	2	2	18	8	12	4	12
OTU323	52	1	0	0	0	0	0	1	178	60	91	143	101	121	105	109
OTU324	93	0	0	0	2	0	0	0	111	33	131	51	569	21	60	28
OTU325	673	37	19	22	16	17	66	28	11	104	82	41	104	25	32	46
OTU328	533	60	45	98	27	103	91	101	612	126	199	285	1087	146	160	285
OTU33	104	1898	1994	3854	6365	1574	2291	1179	26	0	14	3	12	0	3	0
OTU331	336	1	0	0	1	0	0	0	766	23	18	31	55	23	67	41
OTU332	10	82	51	88	53	66	88	29	1	11	35	27	25	28	13	15
OTU334	259	7	3	2	9	11	13	3	125	246	183	188	709	156	347	169
OTU335	1225	2	0	0	0	0	0	0	106	0	0	13	0	0	0	4

续上表

OTU	G1	G2	G3	G4	G5	G6	G7	G8	G9	G10	G11	G12	G13	G14	G15	G16
OTU338	773	3	0	2	0	1	1	0	911	19	15	25	23	16	10	24
OTU34	2197	514	683	579	1182	500	1998	450	3873	6926	10132	5249	7787	3110	3272	11640
OTU341	1035	1	0	0	0	1	0	0	100	2	5	19	7	3	9	26
OTU342	1640	2	0	0	0	0	0	0	327	8	24	17	45	5	14	21
OTU344	2777	5	4	20	122	1	5	0	1694	344	1544	1424	5865	1206	2721	917
OTU345	109	946	1198	949	1091	372	972	318	237	55	84	287	141	64	17	56
OTU346	157	6	7	3	31	24	18	5	81	46	115	268	231	199	107	148
OTU347	41	74	124	81	78	84	104	94	86	91	96	174	105	61	123	130
OTU348	1	32	47	22	20	7	32	16	32	50	91	207	421	69	130	60
OTU35	52938	422	294	662	448	300	646	255	0	0	0	0	0	0	0	0
OTU350	1072	0	0	0	0	0	0	0	34	9	9	7	14	4	4	3
OTU352	0	8	57	17	91	27	86	13	92	5	31	79	185	51	75	9
OTU355	4683	13	0	1	49	1	0	0	1014	15	45	35	65	15	40	27
OTU36	2124	9171	16834	22398	17043	7153	31507	6125	49	2	11	13	33	3	2	3
OTU360	2220	3	0	0	0	1	0	0	556	5	0	10	27	3	40	13
OTU361	1606	6	4	1	0	0	1	0	1923	53	377	92	335	92	176	38
OTU363	2	0	0	0	1	0	0	1	1449	2	0	0	1	0	0	0
OTU365	217	12	2	5	38	4	5	0	546	85	31	79	14	35	4	41
OTU369	186	0	0	0	0	0	0	0	1151	0	1	0	0	2	0	0
OTU37	10	3395	4318	5302	2589	1170	2330	3303	7	262	10	177	4533	5756	0	200
OTU370	289	18	4	12	15	61	123	42	121	31	56	24	64	66	33	67

续上表

OTU	G1	G2	G3	G4	G5	G6	G7	G8	G9	G10	G11	G12	G13	G14	G15	G16
OTU371	625	0	0	0	0	0	0	0	791	13	44	35	68	24	51	27
OTU372	49	0	0	0	0	0	0	0	1219	27	101	197	156	30	69	89
OTU374	5784	24	0	1	10	3	0	2	1523	68	123	89	599	93	303	173
OTU378	5909	8	84	8	100	45	30	1	1451	64	27	103	57	54	53	74
OTU38	1848	6234	1592	1167	1705	3795	9947	1583	14	180	927	526	1505	1205	159	2893
OTU383	1008	17	6	1	9	21	17	4	287	2	28	66	137	23	16	22
OTU388	245	10	3	4	5	21	14	9	6	29	37	5	21	6	15	35
OTU389	981	0	0	0	0	1	0	1	131	14	48	50	289	47	159	92
OTU39	2842	2017	2510	950	1568	3176	4277	3314	14041	171	704	4991	3824	1628	3415	1318
OTU398	1543	8	1	1	0	0	4	4	154	9	4	21	26	14	68	17
OTU4	2002	266512	92222	44712	59327	65417	39458	7857	12173	1382	643	659	2833	1130	414	1131
OTU40	123	8803	10962	12556	14112	3779	15738	7144	26	4	8	9	33	4	4	4
OTU400	1185	32	10	18	23	33	23	41	631	709	1095	1011	2388	772	1255	1311
OTU401	1955	11	2	17	0	0	1	0	3103	14	39	39	134	38	47	53
OTU409	392	1	2	0	0	3	0	0	352	15	45	51	36	19	13	25
OTU41	5	3124	2857	3524	568	1042	2060	6123	8	928	964	1694	2760	2218	1137	1173
OTU410	67	1	0	0	4	2	4	0	31	37	155	59	550	72	112	112
OTU419	130	8	20	302	31	41	74	155	6	5	14	29	17	10	7	13
OTU42	4614	3817	1727	1133	2989	5336	3108	2408	9369	4828	12815	14167	16246	8304	8694	9511
OTU43	39990	79	2	3	67	0	12	1	21572	4838	6267	3463	20301	3193	12251	5352
OTU44	315	1497	717	3770	2826	1414	1001	1169	1033	21	54	81	75	51	43	69

续上表

OTU	G1	G2	G3	G4	G5	G6	G7	G8	G9	G10	G11	G12	G13	G14	G15	G16
OTU441	426	16	9	42	21	10	58	45	382	47	135	71	199	38	61	37
OTU445	827	1	0	0	1	0	0	0	536	5	8	7	11	4	7	10
OTU45	557	794	783	2022	585	1585	1300	1581	151	9	11	3	72	1	0	21
OTU451	1709	5747	1479	1147	1587	3497	9325	1506	19	151	817	552	1386	1308	150	2879
OTU455	1	1	621	35	18	404	4	44	72	21	0	0	0	3	1	2
OTU46	2474	789	1092	1356	7322	788	695	1166	16750	174	496	226	2105	1662	553	638
OTU462	1408	3	4	0	2	2	0	0	498	38	53	39	128	40	129	49
OTU47	8	3213	3793	6987	2360	6914	12364	7140	11	0	0	2	0	4	3	2
OTU48	2837	2648	1093	927	1763	7601	629	1638	2538	3905	8900	5357	9330	5680	2426	7202
OTU49	14357	423	56	72	157	28	572	46	0	1	0	1	0	0	3	0
OTU493	2197	11	3	11	2781	3	20	2	1456	670	407	895	7162	386	1847	971
OTU5	392	609	273	366	237	7878	289	317	17078	167557	226917	147888	122090	49487	72184	71120
OTU50	1439	35	111	2	3	46	22	33	3898	3015	4753	7971	9377	4514	5039	4143
OTU51	206	2918	4365	6668	6079	2440	2256	1496	16	1	2	1	2	0	2	2
OTU52	530	7201	3637	4898	2678	10289	4212	2037	9	1	0	3	3	5	1	1
OTU525	90	2	1	0	5	0	0	0	168	112	107	77	505	123	202	36
OTU53	6	216	106	227	96	96	730	571	458	7424	2655	5936	6626	4619	3804	6957
OTU536	617	25	12	15	37	36	21	20	117	41	77	133	235	36	60	63
OTU538	55	1523	506	4493	635	103	732	45	778	1065	4	154	2140	920	121	0
OTU54	34	3060	4189	3333	972	8970	7276	5572	850	884	2881	3253	2599	4276	4472	1987
OTU55	15488	144	102	76	2077	271	198	79	4720	1653	3472	3534	3619	1838	3199	1290

续上表

OTU	G1	G2	G3	G4	G5	G6	G7	G8	G9	G10	G11	G12	G13	G14	G15	G16
OTU551	2006	2	0	0	2	0	1	0	459	18	27	28	57	13	23	31
OTU56	575	1800	1445	1722	2118	2316	2358	1360	7	1	1	0	1	2	1	0
OTU561	2746	20	9	13	1147	19	18	1	2115	1918	2124	2426	5474	2046	2836	3484
OTU57	205	1077	796	525	420	1160	538	897	125	27	49	196	96	61	33	25
OTU578	3692	13	1	0	0	0	2	0	813	15	22	31	28	31	30	31
OTU58	5654	1032	5	28	403	144	229	11	6397	4054	5652	9659	18390	3643	2502	11446
OTU59	75	1532	2209	5373	3022	1115	2794	3182	8	1	2	2	2	0	0	0
OTU6	31	55483	111391	94238	93219	132165	124030	124491	156	7	16	24	22	16	14	16
OTU60	335	5404	6383	1217	2560	2970	2601	4213	1529	143	309	765	805	174	361	211
OTU61	306	209	252	269	350	489	428	412	4466	3372	7372	2131	3026	3034	2600	3928
OTU62	7258	63	13	30	2395	170	211	14	8164	808	2996	1222	6790	1405	3364	1174
OTU63	8360	339	408	916	456	917	505	780	1	0	0	0	0	0	1	1
OTU64	27203	64	1	3	0	0	1	0	6009	54	700	55	122	16	68	36
OTU65	32023	67	3	0	1	0	2	0	0	0	0	0	0	0	0	0
OTU658	4	160	140	140	139	213	1309	88	6	0	0	1	0	1	0	0
OTU66	3330	783	1306	379	269	1819	1968	1174	3396	484	1011	1072	1773	706	1128	1009
OTU662	236	412	477	713	505	386	763	438	272	10	13	66	54	15	12	12
OTU67	733	1671	2289	3062	2262	1299	1743	1969	589	23	66	105	101	70	40	37
OTU676	631	702	564	1376	501	490	736	1450	67	3	24	0	31	1	2	1
OTU68	90	4684	4635	4999	1372	4049	3053	2354	43	568	732	732	905	497	370	680
OTU69	13	63	178	51	51	14	606	112	230	4329	4803	2795	6357	2246	4206	3732

续上表

OTU	G1	G2	G3	G4	G5	G6	G7	G8	G9	G10	G11	G12	G13	G14	G15	G16
OTU694	1091	0	1	4	13	7	14	0	376	113	218	157	1159	83	275	48
OTU7	21071	16612	4531	6340	2803	4432	7156	1295	42548	65507	37112	55436	66558	40334	34440	23054
OTU70	5	1531	2784	850	449	3158	2254	1978	1827	526	3031	7656	8770	3869	5448	999
OTU700	10	82	403	43	32	210	31	60	62	39	36	67	33	47	75	51
OTU71	5205	400	509	656	1457	539	878	294	3625	3	15	45	71	26	22	31
OTU713	818	4	2	0	2	0	11	0	234	4	2	3	35	1	5	2
OTU72	3	288	228	274	514	692	853	156	1829	1046	3670	3657	6496	2507	1813	2045
OTU73	316	2990	2647	4876	6239	4564	3784	3662	24	1	10	11	14	17	4	5
OTU74	531	299	552	1137	2167	457	1465	724	12	738	2	0	2	58	0	0
OTU743	6	3894	2390	4596	1133	2086	2760	2354	6	1	1	2	11	2	1	1
OTU75	2	1121	3631	1545	2662	1900	7685	1667	1	3	0	2	0	1	0	1
OTU753	1352	4606	3284	1603	2396	3611	6013	2375	5212	2433	6508	7098	4752	2608	3530	4265
OTU76	43	2343	3307	4824	2649	1328	4716	1201	6	0	2	3	5	3	0	1
OTU77	6633	400	601	232	257	775	1451	463	8568	1161	1096	4140	3551	757	1639	843
OTU78	1424	815	462	1163	608	1504	1285	1787	4699	767	1566	2109	5010	1692	1678	1424
OTU783	1	577	332	0	2	160	0	154	17	11	67	85	100	38	33	44
OTU79	22345	55	67	2	1	0	2	0	0	0	0	0	0	0	0	0
OTU798	648	1637	2542	3381	3164	1879	3111	999	285	7	32	40	103	9	40	7
OTU8	25813	5609	6716	7583	4763	7855	15263	7520	18091	14491	24440	16988	32189	14439	19110	34796
OTU80	2	1419	2054	3347	1460	1878	886	2551	4	0	0	0	0	1	0	0
OTU81	218	3525	1776	2165	1249	1266	3300	2523	166	21	50	25	178	26	21	32

续上表

OTU	G1	G2	G3	G4	G5	G6	G7	G8	G9	G10	G11	G12	G13	G14	G15	G16
OTU813	19309	7	2	2	0	0	1	1	5150	24	114	6	746	14	15	62
OTU82	5	4368	8802	2964	1156	3668	1413	257	141	193	1600	8098	1670	1992	2445	692
OTU83	49	17	8	87	38	190	42	30	3755	4192	9275	5270	10974	5440	4129	5387
OTU84	4	1259	2946	1397	201	226	3215	3734	319	476	857	434	765	549	519	436
OTU85	238	16	51	92	35	1076	441	1018	101	2544	1778	5592	3051	2118	2578	4558
OTU86	383	604	107	122	144	405	390	313	77	83	331	1414	532	286	426	1041
OTU87	1094	867	646	1437	379	1981	2515	3348	3148	893	2353	2216	2860	1623	1946	2260
OTU88	1079	3979	1695	3844	2161	2455	2154	1311	185	2	6	11	19	0	6	6
OTU89	17187	20	0	0	1	0	0	1	1200	400	340	72	1048	54	103	262
OTU892	100	885	978	1507	1319	902	1151	727	131	4	1	1	1	1	2	1
OTU9	50	30603	35228	16382	9736	38841	37089	29331	316	2288	10642	8850	4783	3431	9601	9895
OTU90	1079	1866	1865	1802	681	3120	3446	719	6	0	0	0	1	2	2	0
OTU91	78	355	324	621	522	717	878	541	162	602	2987	1129	2203	1263	736	1707
OTU92	10	29	42	316	286	654	37	155	8	76	6	18	47	58	9	14
OTU93	31	1617	2191	978	539	1801	535	942	58	170	652	906	1027	554	1487	178
OTU931	4296	4	0	0	0	0	0	0	17	0	0	0	0	2	0	0
OTU934	710	1	7	7	477	15	24	2	617	301	959	1254	2210	627	1889	629
OTU94	14006	533	398	402	592	2531	9207	281	212	1502	246	2396	718	748	250	353
OTU95	8577	2	1	2	0	1	1	0	8750	23	157	429	847	322	468	296
OTU96	56	2690	1171	549	442	1996	2045	1130	83	57	99	223	192	150	160	255
OTU97	13868	18	21	41	8	23	35	0	2291	37	199	144	499	231	133	464

续上表

OTU	G1	G2	G3	G4	G5	G6	G7	G8	G9	G10	G11	G12	G13	G14	G15	G16
OTU98	12114	37	0	0	34	2	3	0	2648	93	224	199	301	52	337	379
OTU985	1	1091	850	2739	1065	1738	1964	2333	3	0	0	0	0	0	0	0
OTU986	1	44	33	11	9	72	27	22	7	3	15	11	28	10	16	16
OTU99	3	666	1517	596	355	1433	943	763	4583	548	1320	1723	2959	550	1152	871

G1~G16 respectively represent: Normal_6; Model_6; CXC_low_6; CXC_mid_6; CXC_high_6; DS_6; Atorvastatin_6; Ticagrelor_6; Normal_12; Model_12; CXC_low_12; CXC_mid_12; CXC_high_12; DS_12; Atorvastatin_12; Ticagrelor_12。

附表 5　不同药物处理动物组与药效指标构成的性状矩阵

Treatment	NT-PROBNP	CTN-T	PAF	hs-CRP	HBDH	LDH	ALT	AST	Cr	UA	T-AOC	MDA
Normal_6	204.38	165.65	1.96	2.93	3573.16	4317.52	36.21	102.21	32.73	139.55	0.43	5.98
Model_6	351.39	283.52	3.33	5.58	3692.68	6391.93	60.08	164.67	54.01	164.31	0.27	8.13
CXC_low_6	260.65	236.01	2.29	4.01	3605.27	5159.43	50.56	122.91	42.11	151.62	0.40	6.01
CXC_mid_6	239.33	192.55	2.09	3.49	3602.23	5171.83	44.74	126.70	43.94	141.60	0.44	5.68
CXC_high_6	196.30	178.08	1.87	3.01	3571.43	5077.28	35.88	100.47	38.50	142.37	0.47	5.67
DS_6	273.53	205.02	2.36	4.53	3620.03	5201.27	43.95	118.42	47.53	158.90	0.39	6.13
Atorvastatin_6	220.04	178.16	2.24	3.90	3581.11	5237.79	50.88	122.55	44.49	158.97	0.40	6.08
Ticagrelor_6	255.34	188.34	2.30	4.10	3595.14	5172.82	41.19	123.16	49.98	150.58	0.38	5.92
Normal_12	226.14	154.52	2.03	3.21	3588.11	4473.46	39.14	112.21	35.11	135.03	0.43	5.97
Model_12	403.10	295.56	3.33	6.21	3736.70	6614.23	81.45	207.18	57.23	187.94	0.25	8.39
CXC_low_12	313.11	241.00	2.49	5.23	3633.15	4812.66	68.49	175.50	52.41	159.84	0.36	6.46

注：药效以各组大鼠的指标检测均值表示。

OTU_Taxonomy

OTU1: k_Bacteria; p_Firmicutes; c_Bacilli; o_Lactobacillales; f_Lactobacillaceae; g_Lactobacillus; s_uncultured_bacterium_g_Lactobacillus。OTU10: k_Bacteria; p_Firmicutes; c_Erysipelotrichia; o_Erysipelotrichales; f_Erysipelotrichaceae; g_Faecalibaculum; s_uncultured_bacterium_g_Faecalibaculum。OTU100: k_Bacteria; p_Firmicutes; c_Clostridia; o_Clostridiales; f_Ruminococcaceae; g_[Eubacterium]_coprostanoligenes_group; s_uncultured_bacterium_g_[Eubacterium]_coprostanoligenes_group。OTU101: k_Bacteria; p_Bacteroidetes; c_Bacteroidia; o_Bacteroidales; f_Bacteroidales_S24-7_group; g_uncultured_bacterium_f_Bacteroidales_S24-7_group; s_uncultured_bacterium_f_Bacteroidales_S24-7_group。OTU102: k_Bacteria; p_Bacteroidetes; c_Bacteroidia; o_Bacteroidales; f_Bacteroidales_S24-7_group; g_uncultured_bacterium_f_Bacteroidales_S24-7_group; s_uncultured_bacterium_f_Bacteroidales_S24-7_group。OTU1022: k_Bacteria; p_Firmicutes; c_Clostridia; o_Clostridiales; f_Ruminococcaceae; g_Intestinimonas; Unclassified。OTU103: k_Bacteria; p_Firmicutes; c_Erysipelotrichia; o_Erysipelotrichales; f_Erysipelotrichaceae; g_uncultured_bacterium_f_Erysipelotrichaceae; s_uncultured_bacterium_f_Erysipelotrichaceae。OTU1031: k_Bacteria; p_Firmicutes; c_Clostridia; o_Clostridiales; f_Lachnospiraceae; g_Blautia; s_uncultured_bacterium_g_Blautia。OTU104: k_Bacteria; p_Proteobacteria; c_Gammaproteobacteria; o_Enterobacteriales; f_Enterobacteriaceae; g_Enterobacter; s_Enterobacter_hormaechei。OTU105: k_Bacteria; p_Firmicutes; c_Clostridia; o_Clostridiales; f_Clostridiaceae_1; g_Clostridium_sensu_stricto_1; s_uncultured_bacterium_g_Clostridium_sensu_stricto_1。OTU1057: k_Bacteria; p_Firmicutes; c_Clostridia; o_Clostridiales; f_Lachnospiraceae; g_uncultured_bacterium_f_Lachnospiraceae; s_uncultured_bacterium_f_Lachnospiraceae。OTU106: k_Bacteria; p_Bacteroidetes; c_Bacteroidia; o_Bacteroidales; f_Bacteroidales_S24-7_group; g_uncultured_bacterium_f_Bacteroidales_S24-7_group; s_uncultured_bacterium_f_Bacteroidales_S24-7_group。OTU107: k_Bacteria; p_Proteobacteria; c_Deltaproteobacteria; o_Desulfovibrionales; f_Desulfovibrionaceae; g_Desulfovibrio; s_uncultured_bacterium_g_Desulfovibrio。OTU1072: k_Bacteria; p_Firmicutes; c_Clostridia; o_Clostridiales; f_Lachnospiraceae; g_[Ruminococcus]_torques_group; Unclassified。OTU1075: k_Bacteria; p_Firmicutes; c_Clostridia; o_Clostridiales; f_Lachnospiraceae; g_Blautia; Unclassified。OTU108: k_Bacteria; p_Firmicutes; c_Clostridia; o_Clostridiales; f_Ruminococcaceae; g_uncultured_bacterium_f_Ruminococcaceae; s_uncultured_bacterium_f_Ruminococcaceae。OTU109: k_Bacteria; p_Bacteroidetes; c_Bacteroidia; o_Bacteroidales; f_Bacteroidales_S24-7_group; g_ uncultured_bacterium_f_Bacteroidales_S24-7_group; s_uncultured_bacterium_f_Bacteroidales_S24-7_group。OTU11: k_Bacteria; p_Bacteroidetes; c_Bacteroidia; o_Bacteroidales; f_Bacteroidales_S24-7_group; g_uncultured_bacterium_f_Bacteroidales_S24-7_group; s_uncultured_bacterium_f_Bacteroidales_S24-7_group。OTU110: k_Bacteria; p_Firmicutes; c_Clostridia; o_Clostridiales; f_Ruminococcaceae; g_[Eubacterium]_coprostanoligenes_group; s_uncultured_bacterium_g_[Eubacterium]_coprostanoligenes_group。OTU111: k_Bacteria; p_Firmicutes; c_Clostridia; o_Clostridiales; f_Ruminococcaceae; g_Ruminococcus_2; s_uncultured_bacterium_g_Ruminococcus_2。OTU112: k_Bacteria; p_Firmicutes; c_Clostridia; o_Clostridiales; f_Family_XIII; g_Family_XIII_AD3011_group; Unclassified。OTU113: k_Bacteria; p_Firmicutes; c_Clostridia; o_Clostridiales; f_Lachnospiraceae; g_Coprococcus_1; s_uncultured_bacterium_g_Coprococcus_1。OTU1132: k_Bacteria; p_Firmicutes; c_Clostridia; o_Clostridiales; f_Lachnospiraceae; g_uncultured_bacterium_f_Lachnospiraceae; s_uncultured_bacterium_f_Lachnospiraceae。OTU1138: k_Bacteria; p_Firmicutes; c_Clostridia; o_Clostridiales; f_Lachnospiraceae; g_uncultured_bacterium_f_Lachnospiraceae; s_uncultured_bacterium_f_Lachnospiraceae。OTU114: k_Bacteria; p_Bacteroidetes; c_Bacteroidia; o_Bacteroidales; f_Bacteroidales_S24-7_group; g_uncultured_bacterium_f_Bacteroidales_S24-7_group; s_uncultured_bacterium_f_Bacteroidales_S24-7_group。OTU115: k_Bacteria; p_Firmicutes; c_Clostridia; o_Clostridiales; f_Lachnospiraceae; g_Lachnospiraceae_UCG-006; s_uncultured_bacterium_g_Lachnospiraceae_UCG-006。OTU1152: k_Bacteria; p_Firmicutes; c_Clostridia; o_Clostridiales; f_Lachnospiraceae; g_Lachnospiraceae_NK4A136_group; s_uncultured_bacterium_g_Lachnospiraceae_NK4A136_group。OTU116: k_Bacteria; p_Saccharibacteria; Unclassified; Unclassified; Unclassified; g_Candidatus_Saccharimonas; s_uncultured_bacterium_g_Candidatus_Saccharimonas。OTU117: k_Bacteria; p_Proteobacteria; c_Betaproteobacteria; o_Burkholderiales; f_Alcaligenaceae; g_Sutterella; s_uncultured_bacterium_g_Sutterella。OTU118: k_Bacteria; p_Bacteroidetes; c_Bacteroidia; o_Bacteroidales; f_Bacteroidales_S24-7_group; g_uncultured_bacterium_f_Bacteroidales_S24-7_group; s_uncultured_bacterium_f_Bacteroidales_S24-7_group。OTU119: k_Bacteria; p_Bacteroidetes; c_Bacteroidia; o_Bacteroidales; f_Bacteroidales_S24-7_group; g_uncultured_bacterium_f_Bacteroidales_S24-7_group; s_uncultured_bacterium_f_Bacteroidales_S24-7_group。OTU12: k_Bacteria; p_Firmicutes; c_Clostridia; o_Clostridiales; f_Lachnospiraceae; g_Blautia; Unclassified。OTU120: k_Bacteria; p_Firmicutes; c_Clostridia; o_Clostridiales; f_Ruminococcaceae; g_Candidatus_Soleaferrea; Unclassified。OTU121: k_Bacteria; p_Firmicutes; c_Clostridia; o_Clostridiales; f_Ruminococcaceae; g_Ruminiclostridium_6; s_uncultured_bacterium_g_

Ruminiclostridium_6。OTU122: k_Bacteria; p_Firmicutes; c_Clostridia; o_Clostridiales; f_Lachnospiraceae; g_uncultured_bacterium_f_Lachnospiraceae; s_uncultured_bacterium_f_Lachnospiraceae。OTU1228: k_Bacteria; p_Firmicutes; c_Clostridia; o_Clostridiales; f_Ruminococcaceae; g_Ruminococcus_2; s_uncultured_bacterium_g_Ruminococcus_2。OTU1229: k_Bacteria; p_Firmicutes; c_Clostridia; o_Clostridiales; f_Lachnospiraceae; g_Lachnoclostridium; Unclassified。OTU123: k_Bacteria; p_Firmicutes; c_Clostridia; o_Clostridiales; f_Ruminococcaceae; g_Ruminococcaceae_UCG-013; s_uncultured_bacterium_g_Ruminococcaceae_UCG-013。OTU124: k_Bacteria; p_Proteobacteria; c_Alphaproteobacteria; o_Rickettsiales; f_Anaplasmataceae; g_Wolbachia; Unclassified。OTU1249: k_Bacteria; p_Firmicutes; c_Clostridia; o_Clostridiales; f_Lachnospiraceae; g_Marvinbryantia; s_uncultured_bacterium_g_Marvinbryantia。OTU125: k_Bacteria; p_Firmicutes; c_Clostridia; o_Clostridiales; f_Ruminococcaceae; g_Ruminiclostridium_9; s_uncultured_bacterium_g_Ruminiclostridium_9。OTU126: k_Bacteria; p_Firmicutes; c_Clostridia; o_Clostridiales; f_Ruminococcaceae; g_Ruminococcaceae_UCG-009; s_uncultured_bacterium_g_Ruminococcaceae_UCG-009。OTU1260: k_Bacteria; p_Firmicutes; c_Clostridia; o_Clostridiales; f_Ruminococcaceae; g_uncultured_bacterium_f_Ruminococcaceae; s_uncultured_bacterium_f_Ruminococcaceae。OTU127: k_Bacteria; p_Firmicutes; c_Clostridia; o_Clostridiales; f_Ruminococcaceae; g_Flavonifractor; s_uncultured_bacterium_g_Flavonifractor。OTU128: k_Bacteria; p_Firmicutes; c_Clostridia; o_Clostridiales; f_Lachnospiraceae; g_Lachnospiraceae_NK4A136_group; s_uncultured_bacterium_g_Lachnospiraceae_NK4A136_group。OTU129: k_Bacteria; p_Bacteroidetes; c_Bacteroidia; o_Bacteroidales; f_Prevotellaceae; g_Prevotellaceae_NK3B31_group; s_uncultured_bacterium_g_Prevotellaceae_NK3B31_group。OTU13: k_Bacteria; p_Firmicutes; c_Erysipelotrichia; o_Erysipelotrichales; f_Erysipelotrichaceae; g_uncultured_bacterium_f_Erysipelotrichaceae; s_uncultured_bacterium_f_Erysipelotrichaceae。OTU130: k_Bacteria; p_Firmicutes; c_Clostridia; o_Clostridiales; f_Family_XIII; g_[Eubacterium]_nodatum_group; s_uncultured_bacterium_g_[Eubacterium]_nodatum_group。OTU1307: k_Bacteria; p_Firmicutes; c_Clostridia; o_Clostridiales; f_Lachnospiraceae; g_Hungatella; Unclassified。OTU131: k_Bacteria; p_Firmicutes; c_Clostridia; o_Clostridiales; f_Ruminococcaceae; g_uncultured_bacterium_f_Ruminococcaceae; s_uncultured_bacterium_f_Ruminococcaceae。OTU132: k_Bacteria; p_Firmicutes; c_Clostridia; o_Clostridiales; f_Ruminococcaceae; g_Ruminococcus_2; s_uncultured_bacterium_g_Ruminococcus_2。OTU133: k_Bacteria; p_Proteobacteria; c_Betaproteobacteria; o_Burkholderiales; f_Alcaligenaceae; g_Parasutterella; Unclassified。OTU134: k_Bacteria; p_Firmicutes; c_Clostridia; o_Clostridiales; f_Lachnospiraceae; g_Lachnospiraceae_NK4A136_group; s_uncultured_bacterium_g_Lachnospiraceae_

NK4A136_group。OTU135: k_Bacteria; p_Bacteroidetes; c_Bacteroidia; o_Bacteroidales; f_Bacteroidales_S24-7_group; g_uncultured_bacterium_f_Bacteroidales_S24-7_group; s_uncultured_bacterium_f_Bacteroidales_S24-7_group。OTU136: k_Bacteria; p_Actinobacteria; c_Coriobacteriia; o_Coriobacteriales; f_Coriobacteriaceae; g_Enterorhabdus; s_uncultured_bacterium_g_Enterorhabdus。OTU137: k_Bacteria; p_Firmicutes; c_Clostridia; o_Clostridiales; f_Ruminococcaceae; g_Ruminococcaceae_UCG-014; s_uncultured_bacterium_g_Ruminococcaceae_UCG-014。OTU138: k_Bacteria; p_Firmicutes; c_Clostridia; o_Clostridiales; f_Ruminococcaceae; g_uncultured_bacterium_f_Ruminococcaceae; s_uncultured_bacterium_f_Ruminococcaceae。OTU139: k_Bacteria; p_Firmicutes; c_Clostridia; o_Clostridiales; f_Lachnospiraceae; g_Roseburia; s_uncultured_bacterium_g_Roseburia。OTU14: k_Bacteria; p_Firmicutes; c_Clostridia; o_Clostridiales; f_Lachnospiraceae; g_uncultured_bacterium_f_Lachnospiraceae; s_uncultured_bacterium_f_Lachnospiraceae。OTU140: k_Bacteria; p_Firmicutes; c_Clostridia; o_Clostridiales; f_Ruminococcaceae; Unclassified; Unclassified。OTU141: k_Bacteria; p_Bacteroidetes; c_Bacteroidia; o_Bacteroidales; f_Bacteroidales_S24-7_group; g_uncultured_bacterium_f_Bacteroidales_S24-7_group; s_uncultured_bacterium_f_Bacteroidales_S24-7_group。OTU142: k_Bacteria; p_Bacteroidetes; c_Bacteroidia; o_Bacteroidales; f_Bacteroidales_S24-7_group; g_uncultured_bacterium_f_Bacteroidales_S24-7_group; s_uncultured_bacterium_f_Bacteroidales_S24-7_group。OTU1425: k_Bacteria; p_Firmicutes; c_Clostridia; o_Clostridiales; f_Ruminococcaceae; g_Ruminiclostridium_5; s_uncultured_bacterium_g_Ruminiclostridium_5。OTU143: k_Bacteria; p_Firmicutes; c_Clostridia; o_Clostridiales; f_Ruminococcaceae; g_Ruminococcus_1; s_uncultured_bacterium_g_Ruminococcus_1。OTU144: k_Bacteria; p_Firmicutes; c_Clostridia; o_Clostridiales; f_Ruminococcaceae; g_Ruminococcaceae_UCG-005; s_uncultured_bacterium_g_Ruminococcaceae_UCG-005。OTU145: k_Bacteria; p_Firmicutes; c_Clostridia; o_Clostridiales; f_Lachnospiraceae; g_Lachnospiraceae_NK4A136_group; s_uncultured_bacterium_g_Lachnospiraceae_NK4A136_group。OTU146: k_Bacteria; p_Firmicutes; c_Clostridia; o_Clostridiales; f_Lachnospiraceae; g_Coprococcus_1; s_uncultured_bacterium_g_Coprococcus_1。OTU147: k_Bacteria; p_Firmicutes; c_Clostridia; o_Clostridiales; f_Ruminococcaceae; g_Ruminococcaceae_NK4A214_group; Unclassified。OTU148: k_Bacteria; p_Bacteroidetes; c_Bacteroidia; o_Bacteroidales; f_Porphyromonadaceae; g_Parabacteroides; Unclassified。OTU1484: k_Bacteria; p_Firmicutes; c_Clostridia; o_Clostridiales; f_Ruminococcaceae; g_Ruminiclostridium_9; s_uncultured_bacterium_g_Ruminiclostridium_9。OTU149: k_Bacteria; p_Bacteroidetes; c_Bacteroidia; o_Bacteroidales; f_Bacteroidales_S24-7_group; g_uncultured_bacterium_f_Bacteroidales_S24-7_group; s_uncultured_bacterium_f_

Bacteroidales_S24-7_group。OTU1491: k_Bacteria; p_Firmicutes; c_Clostridia; o_Clostridiales; f_Ruminococcaceae; g_uncultured_bacterium_f_Ruminococcaceae; s_uncultured_bacterium_f_Ruminococcaceae。OTU15: k_Bacteria; p_Bacteroidetes; c_Bacteroidia; o_Bacteroidales; f_Bacteroidales_S24-7_group; g_uncultured_bacterium_f_Bacteroidales_S24-7_group; s_uncultured_bacterium_f_Bacteroidales_S24-7_group。OTU150: k_Bacteria; p_Firmicutes; c_Clostridia; o_Clostridiales; f_Family_XIII; g_Anaerovorax; s_uncultured_bacterium_g_Anaerovorax。OTU151: k_Bacteria; p_Firmicutes; c_Clostridia; o_Clostridiales; f_Lachnospiraceae; g_uncultured_bacterium_f_Lachnospiraceae; s_uncultured_bacterium_f_Lachnospiraceae。OTU152: k_Bacteria; p_Firmicutes; c_Clostridia; o_Clostridiales; f_Ruminococcaceae; g_uncultured_bacterium_f_Ruminococcaceae; s_uncultured_bacterium_f_Ruminococcaceae。OTU153: k_Bacteria; p_Firmicutes; c_Clostridia; o_Clostridiales; f_Lachnospiraceae; g_Lachnospiraceae_NK4A136_group; s_uncultured_bacterium_g_Lachnospiraceae_NK4A136_group。OTU154: k_Bacteria; p_Actinobacteria; c_Coriobacteriia; o_Coriobacteriales; f_Coriobacteriaceae; g_uncultured_bacterium_f_Coriobacteriaceae; s_uncultured_bacterium_f_Coriobacteriaceae。OTU155: k_Bacteria; p_Firmicutes; c_Clostridia; o_Clostridiales; f_Christensenellaceae; g_uncultured_bacterium_f_Christensenellaceae; s_uncultured_bacterium_f_Christensenellaceae。OTU156: k_Bacteria; p_Firmicutes; c_Clostridia; o_Clostridiales; f_Ruminococcaceae; g_Ruminococcaceae_UCG-014; s_uncultured_bacterium_g_Ruminococcaceae_UCG-014。OTU1561: k_Bacteria; p_Firmicutes; c_Clostridia; o_Clostridiales; f_Lachnospiraceae; g_Roseburia; s_uncultured_bacterium_g_Roseburia。OTU157: k_Bacteria; p_Actinobacteria; c_Actinobacteria; o_Micrococcales; f_Micrococcaceae; g_Rothia; Unclassified。OTU158: k_Bacteria; p_Bacteroidetes; c_Bacteroidia; o_Bacteroidales; f_Bacteroidales_S24-7_group; g_uncultured_bacterium_f_Bacteroidales_S24-7_group; s_uncultured_bacterium_f_Bacteroidales_S24-7_group。OTU1588: k_Bacteria; p_Firmicutes; c_Clostridia; o_Clostridiales; f_Lachnospiraceae; g_uncultured_bacterium_f_Lachnospiraceae; s_uncultured_bacterium_f_Lachnospiraceae。OTU159: k_Bacteria; p_Firmicutes; c_Clostridia; o_Clostridiales; f_Ruminococcaceae; g_Anaerotruncus; s_uncultured_bacterium_g_Anaerotruncus。OTU1594: k_Bacteria; p_Firmicutes; c_Clostridia; o_Clostridiales; f_Lachnospiraceae; g_Blautia; s_uncultured_bacterium_g_Blautia。OTU16: k_Bacteria; p_Firmicutes; c_Negativicutes; o_Selenomonadales; f_Veillonellaceae; g_Veillonella; s_uncultured_bacterium_g_Veillonella。OTU160: k_Bacteria; p_Proteobacteria; c_Deltaproteobacteria; o_Desulfovibrionales; f_Desulfovibrionaceae; g_Desulfovibrio; Unclassified。OTU161: k_Bacteria; p_Firmicutes; c_Clostridia; o_Clostridiales; f_Ruminococcaceae; g_Papillibacter; s_uncultured_bacterium_g_Papillibacter。OTU162: k_Bacteria; p_

Firmicutes; c_Clostridia; o_Clostridiales; f_Ruminococcaceae; g_uncultured_bacterium_f_Ruminococcaceae; s_uncultured_bacterium_f_Ruminococcaceae。OTU163: k_Bacteria; p_Firmicutes; c_Clostridia; o_Clostridiales; f_Ruminococcaceae; g_Ruminococcaceae_UCG-013; s_uncultured_bacterium_g_Ruminococcaceae_UCG-013。OTU164: k_Bacteria; p_Bacteroidetes; c_Bacteroidia; o_Bacteroidales; f_Bacteroidaceae; g_Bacteroides; s_uncultured_bacterium_g_Bacteroides。OTU165: k_Bacteria; p_Firmicutes; c_Clostridia; o_Clostridiales; f_Lachnospiraceae; g_Blautia; s_uncultured_bacterium_g_Blautia。OTU166: k_Bacteria; p_Firmicutes; c_Clostridia; o_Clostridiales; f_Ruminococcaceae; g_[Eubacterium]_coprostanoligenes_group; s_uncultured_bacterium_g_[Eubacterium]_coprostanoligenes_group。OTU167: k_Bacteria; p_Firmicutes; c_Bacilli; o_Lactobacillales; f_Lactobacillaceae; g_Lactobacillus; s_uncultured_bacterium_g_Lactobacillus。OTU168: k_Bacteria; p_Bacteroidetes; c_Bacteroidia; o_Bacteroidales; f_Bacteroidales_S24-7_group; g_uncultured_bacterium_f_Bacteroidales_S24-7_group; s_uncultured_bacterium_f_Bacteroidales_S24-7_group。OTU169: k_Bacteria; p_Firmicutes; c_Clostridia; o_Clostridiales; f_Lachnospiraceae; g_uncultured_bacterium_f_Lachnospiraceae; s_uncultured_bacterium_f_Lachnospiraceae。OTU17: k_Bacteria; p_Proteobacteria; c_Betaproteobacteria; o_Burkholderiales; f_Alcaligenaceae; g_Parasutterella; s_uncultured_bacterium_g_Parasutterella。OTU170: k_Bacteria; p_Firmicutes; c_Clostridia; o_Clostridiales; f_Ruminococcaceae; g_Anaerotruncus; s_uncultured_bacterium_g_Anaerotruncus。OTU171: k_Bacteria; p_Firmicutes; c_Clostridia; o_Clostridiales; f_Lachnospiraceae; g_Lachnospiraceae_NK4A136_group; s_uncultured_bacterium_g_Lachnospiraceae_NK4A136_group。OTU172: k_Bacteria; p_Firmicutes; c_Clostridia; o_Clostridiales; f_Ruminococcaceae; g_Ruminococcaceae_UCG-013; s_uncultured_bacterium_g_Ruminococcaceae_UCG-013。OTU1729: k_Bacteria; p_Firmicutes; c_Clostridia; o_Clostridiales; f_Lachnospiraceae; g_uncultured_bacterium_f_Lachnospiraceae; s_uncultured_bacterium_f_Lachnospiraceae。OTU173: k_Bacteria; p_Firmicutes; c_Clostridia; o_Clostridiales; f_Ruminococcaceae; g_Anaerotruncus; Unclassified。OTU174: k_Bacteria; p_Firmicutes; c_Clostridia; o_Clostridiales; f_Ruminococcaceae; g_Ruminococcaceae_UCG-014; s_uncultured_bacterium_g_Ruminococcaceae_UCG-014。OTU175: k_Bacteria; p_Tenericutes; c_Mollicutes; o_Mollicutes_RF9; f_uncultured_bacterium_o_Mollicutes_RF9; g_uncultured_bacterium_o_Mollicutes_RF9; s_uncultured_bacterium_o_Mollicutes_RF9。OTU176: k_Bacteria; p_Firmicutes; c_Clostridia; o_Clostridiales; f_Lachnospiraceae; g_Coprococcus_3; s_uncultured_bacterium_g_Coprococcus_3。OTU1767: k_Bacteria; p_Firmicutes; c_Clostridia; o_Clostridiales; f_Lachnospiraceae; g_uncultured_bacterium_f_Lachnospiraceae; s_uncultured_bacterium_f_Lachnospiraceae。OTU177: k_Bacteria; p_Proteobacteria; c_

Gammaproteobacteria; o_Enterobacteriales; f_Enterobacteriaceae; g_Buchnera; Unclassified。OTU178: k_Bacteria; p_Firmicutes; c_Clostridia; o_Clostridiales; f_Ruminococcaceae; g_Butyricicoccus; s_uncultured_bacterium_g_Butyricicoccus。OTU179: k_Bacteria; p_Firmicutes; c_Clostridia; o_Clostridiales; f_Ruminococcaceae; g_Ruminococcus_1; s_uncultured_bacterium_g_Ruminococcus_1。OTU18: k_Bacteria; p_Proteobacteria; c_Gammaproteobacteria; o_Enterobacteriales; f_Enterobacteriaceae; g_Buchnera; Unclassified。OTU180: k_Bacteria; p_Firmicutes; c_Clostridia; o_Clostridiales; f_Ruminococcaceae; g_Anaerotruncus; Unclassified。OTU181: k_Bacteria; p_Actinobacteria; c_Coriobacteriia; o_Coriobacteriales; f_Coriobacteriaceae; g_Enterorhabdus; s_uncultured_bacterium_g_Enterorhabdus。OTU182: k_Bacteria; p_Firmicutes; c_Clostridia; o_Clostridiales; f_Lachnospiraceae; g_uncultured_bacterium_f_Lachnospiraceae; s_uncultured_bacterium_f_Lachnospiraceae。OTU183: k_Bacteria; p_Firmicutes; c_Clostridia; o_Clostridiales; f_Ruminococcaceae; g_Ruminiclostridium_9; s_uncultured_bacterium_g_Ruminiclostridium_9。OTU184: k_Bacteria; p_Firmicutes; c_Clostridia; o_Clostridiales; f_Lachnospiraceae; g_Lachnospiraceae_UCG-001; s_uncultured_bacterium_g_Lachnospiraceae_UCG-001。OTU185: k_Bacteria; p_Firmicutes; c_Clostridia; o_Clostridiales; f_Ruminococcaceae; g_Ruminococcaceae_UCG-014; s_uncultured_bacterium_g_Ruminococcaceae_UCG-014。OTU186: k_Bacteria; p_Firmicutes; c_Erysipelotrichia; o_Erysipelotrichales; f_Erysipelotrichaceae; g_uncultured_bacterium_f_Erysipelotrichaceae; s_uncultured_bacterium_f_Erysipelotrichaceae。OTU1861: k_Bacteria; p_Firmicutes; c_Clostridia; o_Clostridiales; f_Lachnospiraceae; g_uncultured_bacterium_f_Lachnospiraceae; s_uncultured_bacterium_f_Lachnospiraceae。OTU187: k_Bacteria; p_Firmicutes; c_Clostridia; o_Clostridiales; f_Lachnospiraceae; g_Lachnospiraceae_FCS020_group; s_uncultured_bacterium_g_Lachnospiraceae_FCS020_group。OTU188: k_Bacteria; p_Bacteroidetes; c_Bacteroidia; o_Bacteroidales; f_Bacteroidales_S24-7_group; g_uncultured_bacterium_f_Bacteroidales_S24-7_group; s_uncultured_bacterium_f_Bacteroidales_S24-7_group。OTU189: k_Bacteria; p_Firmicutes; c_Clostridia; o_Clostridiales; f_Lachnospiraceae; g_Coprococcus_1; Unclassified。OTU1894: k_Bacteria; p_Firmicutes; c_Clostridia; o_Clostridiales; f_Ruminococcaceae; g_Ruminococcaceae_UCG-014; Unclassified。OTU19: k_Bacteria; p_Firmicutes; c_Clostridia; o_Clostridiales; f_Lachnospiraceae; g_Lachnoclostridium; s_uncultured_bacterium_g_Lachnoclostridium。OTU190: k_Bacteria; p_Firmicutes; c_Clostridia; o_Clostridiales; f_Family_XIII; g_Family_XIII_UCG-001; s_uncultured_bacterium_g_Family_XIII_UCG-001。OTU191: k_Bacteria; p_Firmicutes; c_Erysipelotrichia; o_Erysipelotrichales; f_Erysipelotrichaceae; g_Erysipelatoclostridium; Unclassified。OTU192: k_Bacteria; p_Bacteroidetes; c_Bacteroidia; o_Bacteroidales; f_

Bacteroidales_S24-7_group; g_uncultured_bacterium_f_Bacteroidales_S24-7_group; s_uncultured_bacterium_f_Bacteroidales_S24-7_group。OTU193: k_Bacteria; p_Firmicutes; c_Clostridia; o_Clostridiales; f_Lachnospiraceae; g_Marvinbryantia; s_uncultured_bacterium_g_Marvinbryantia。OTU194: k_Bacteria; p_Firmicutes; c_Clostridia; o_Clostridiales; f_Lachnospiraceae; g_Roseburia; s_uncultured_bacterium_g_Roseburia。OTU1946: k_Bacteria; p_Firmicutes; c_Clostridia; o_Clostridiales; f_Ruminococcaceae; g_Ruminiclostridium_5; s_uncultured_bacterium_g_Ruminiclostridium_5。OTU195: k_Bacteria; p_Firmicutes; c_Clostridia; o_Clostridiales; f_Ruminococcaceae; g_Ruminiclostridium_6; s_uncultured_bacterium_g_Ruminiclostridium_6。OTU196: k_Bacteria; p_Firmicutes; c_Clostridia; o_Clostridiales; f_Ruminococcaceae; g_uncultured_bacterium_f_Ruminococcaceae; s_uncultured_bacterium_f_Ruminococcaceae。OTU197: k_Bacteria; p_Tenericutes; c_Mollicutes; o_Mollicutes_RF9; Unclassified; Unclassified; Unclassified。OTU198: k_Bacteria; p_Actinobacteria; c_Coriobacteriia; o_Coriobacteriales; f_Coriobacteriaceae; g_Enterorhabdus; s_uncultured_bacterium_g_Enterorhabdus。OTU199: k_Bacteria; p_Actinobacteria; c_Coriobacteriia; o_Coriobacteriales; f_Coriobacteriaceae; g_Enterorhabdus; s_uncultured_bacterium_g_Enterorhabdus。OTU2: k_Bacteria; p_Verrucomicrobia; c_Verrucomicrobiae; o_Verrucomicrobiales; f_Verrucomicrobiaceae; g_Akkermansia; s_uncultured_bacterium_g_Akkermansia。OTU20: k_Bacteria; p_Bacteroidetes; c_Bacteroidia; o_Bacteroidales; f_Bacteroidales_S24-7_group; g_uncultured_bacterium_f_Bacteroidales_S24-7_group; s_uncultured_bacterium_f_Bacteroidales_S24-7_group。OTU200: k_Bacteria; p_Firmicutes; c_Erysipelotrichia; o_Erysipelotrichales; f_Erysipelotrichaceae; g_uncultured_bacterium_f_Erysipelotrichaceae; s_uncultured_bacterium_f_Erysipelotrichaceae。OTU201: k_Bacteria; p_Firmicutes; c_Clostridia; o_Clostridiales; f_Lachnospiraceae; g_Lachnospiraceae_NK4A136_group; s_uncultured_bacterium_g_Lachnospiraceae_NK4A136_group。OTU202: k_Bacteria; p_Bacteroidetes; c_Bacteroidia; o_Bacteroidales; f_Bacteroidales_S24-7_group; g_uncultured_bacterium_f_Bacteroidales_S24-7_group; s_uncultured_bacterium_f_Bacteroidales_S24-7_group。OTU2028: k_Bacteria; p_Firmicutes; c_Clostridia; o_Clostridiales; f_Lachnospiraceae; g_Lachnoclostridium; Unclassified。OTU203: k_Bacteria; p_Firmicutes; c_Clostridia; o_Clostridiales; f_Ruminococcaceae; g_Ruminococcaceae_UCG-005; Unclassified。OTU2030: k_Bacteria; p_Firmicutes; c_Bacilli; o_Lactobacillales; f_Enterococcaceae; g_Enterococcus; Unclassified。OTU2031: k_Bacteria; p_Firmicutes; c_Clostridia; o_Clostridiales; f_Ruminococcaceae; Unclassified; Unclassified。OTU2034: k_Bacteria; p_Firmicutes; c_Clostridia; o_Clostridiales; f_Ruminococcaceae; g_Ruminiclostridium_5; s_uncultured_bacterium_g_Ruminiclostridium_5。OTU204: k_Bacteria; p_Firmicutes; c_

Erysipelotrichia; o_Erysipelotrichales; f_Erysipelotrichaceae; g_Erysipelotrichaceae_UCG-003; s_uncultured_bacterium_g_Erysipelotrichaceae_UCG-003。OTU205：k_Bacteria; p_Bacteroidetes; c_Bacteroidia; o_Bacteroidales; f_Rikenellaceae; g_Alistipes; s_uncultured_bacterium_g_Alistipes。OTU206：k_Bacteria; p_Firmicutes; c_Clostridia; o_Clostridiales; f_Ruminococcaceae; g_uncultured_bacterium_f_Ruminococcaceae; s_uncultured_bacterium_f_Ruminococcaceae。OTU207：k_Bacteria; p_Firmicutes; c_Clostridia; o_Clostridiales; f_Ruminococcaceae; g_Anaerotruncus; Unclassified。OTU208：k_Bacteria; p_Tenericutes; c_Mollicutes; o_Mollicutes_RF9; f_uncultured_bacterium_o_Mollicutes_RF9; g_uncultured_bacterium_o_Mollicutes_RF9; s_uncultured_bacterium_o_Mollicutes_RF9。OTU209：k_Bacteria; p_Firmicutes; c_Clostridia; o_Clostridiales; f_Ruminococcaceae; g_Oscillibacter; s_uncultured_bacterium_g_Oscillibacter。OTU21：k_Bacteria; p_Proteobacteria; c_Gammaproteobacteria; o_Enterobacteriales; f_Enterobacteriaceae; g_Escherichia-Shigella; s_uncultured_bacterium_g_Escherichia-Shigella。OTU210：k_Bacteria; p_Firmicutes; c_Clostridia; o_Clostridiales; f_Lachnospiraceae; g_Roseburia; s_uncultured_bacterium_g_Roseburia。OTU211：k_Bacteria; p_Firmicutes; c_Clostridia; o_Clostridiales; f_Ruminococcaceae; g_Ruminococcaceae_UCG-014; s_uncultured_bacterium_g_Ruminococcaceae_UCG-014。OTU212：k_Bacteria; p_Bacteroidetes; c_Bacteroidia; o_Bacteroidales; f_Bacteroidales_S24-7_group; g_uncultured_bacterium_f_Bacteroidales_S24-7_group; s_uncultured_bacterium_f_Bacteroidales_S24-7_group。OTU213：k_Bacteria; p_Bacteroidetes; c_Bacteroidia; o_Bacteroidales; f_Bacteroidales_S24-7_group; g_uncultured_bacterium_f_Bacteroidales_S24-7_group; s_uncultured_bacterium_f_Bacteroidales_S24-7_group。OTU214：k_Bacteria; p_Firmicutes; c_Clostridia; o_Clostridiales; f_Lachnospiraceae; Unclassified; Unclassified。OTU215：k_Bacteria; p_Firmicutes; c_Clostridia; o_Clostridiales; f_Ruminococcaceae; g_Ruminococcaceae_UCG-014; s_uncultured_bacterium_g_Ruminococcaceae_UCG-014。OTU216：k_Bacteria; p_Firmicutes; c_Clostridia; o_Clostridiales; f_Ruminococcaceae; g_Ruminococcaceae_UCG-014; Unclassified。OTU217：k_Bacteria; p_Bacteroidetes; c_Bacteroidia; o_Bacteroidales; f_Bacteroidales_S24-7_group; g_uncultured_bacterium_f_Bacteroidales_S24-7_group; s_uncultured_bacterium_f_Bacteroidales_S24-7_group。OTU218：k_Bacteria; p_Firmicutes; c_Erysipelotrichia; o_Erysipelotrichales; f_Erysipelotrichaceae; g_Erysipelatoclostridium; s_uncultured_bacterium_g_Erysipelatoclostridium。OTU219：k_Bacteria; p_Firmicutes; c_Clostridia; o_Clostridiales; f_Ruminococcaceae; g_Ruminococcaceae_UCG-009; Unclassified。OTU22：k_Bacteria; p_Firmicutes; c_Erysipelotrichia; o_Erysipelotrichales; f_Erysipelotrichaceae; g_Allobaculum; s_uncultured_bacterium_g_Allobaculum。OTU220：k_Bacteria; p_Firmicutes; c_

Clostridia; o_Clostridiales; f_Peptococcaceae; g_Peptococcus; s_uncultured_bacterium_g_Peptococcus。OTU221: k_Bacteria; p_Bacteroidetes; c_Bacteroidia; o_Bacteroidales; f_Bacteroidales_S24-7_group; g_uncultured_bacterium_f_Bacteroidales_S24-7_group; s_uncultured_bacterium_f_Bacteroidales_S24-7_group。OTU222: k_Bacteria; p_Proteobacteria; c_Gammaproteobacteria; o_Enterobacteriales; f_Enterobacteriaceae; g_Proteus; s_Proteus_mirabilis。OTU2227: k_Bacteria; p_Proteobacteria; c_Gammaproteobacteria; o_Enterobacteriales; f_Enterobacteriaceae; g_Klebsiella; Unclassified。OTU223: k_Bacteria; p_Firmicutes; c_Clostridia; o_Clostridiales; f_Ruminococcaceae; g_Ruminococcus_1; s_uncultured_bacterium_g_Ruminococcus_1。OTU224: k_Bacteria; p_Proteobacteria; c_Gammaproteobacteria; o_Pseudomonadales; f_Moraxellaceae; g_Acinetobacter; Unclassified。OTU225: k_Bacteria; p_Firmicutes; c_Clostridia; o_Clostridiales; f_Ruminococcaceae; g_Ruminococcaceae_UCG-007; Unclassified。OTU226: k_Bacteria; p_Firmicutes; c_Clostridia; o_Clostridiales; f_Lachnospiraceae; g_uncultured_bacterium_f_Lachnospiraceae; s_uncultured_bacterium_f_Lachnospiraceae。OTU227: k_Bacteria; p_Firmicutes; c_Clostridia; o_Clostridiales; f_Lachnospiraceae; g_Coprococcus_1; s_uncultured_bacterium_g_Coprococcus_1。OTU2279: k_Bacteria; p_Actinobacteria; c_Coriobacteriia; o_Coriobacteriales; f_Coriobacteriaceae; g_Enterorhabdus; s_uncultured_bacterium_g_Enterorhabdus。OTU228: k_Bacteria; p_Firmicutes; c_Clostridia; o_Clostridiales; f_Lachnospiraceae; g_uncultured_bacterium_f_Lachnospiraceae; s_uncultured_bacterium_f_Lachnospiraceae。OTU2280: k_Bacteria; p_Firmicutes; c_Clostridia; o_Clostridiales; f_Lachnospiraceae; g_[Eubacterium]_fissicatena_group; Unclassified。OTU229: k_Bacteria; p_Firmicutes; c_Clostridia; o_Clostridiales; f_Lachnospiraceae; g_Lachnospiraceae_UCG-001; s_uncultured_bacterium_g_Lachnospiraceae_UCG-001。OTU23: k_Bacteria; p_Firmicutes; c_Clostridia; o_Clostridiales; f_Ruminococcaceae; g_[Eubacterium]_coprostanoligenes_group; s_uncultured_bacterium_g_[Eubacterium]_coprostanoligenes_group。OTU230: k_Bacteria; p_Firmicutes; c_Clostridia; o_Clostridiales; f_Lachnospiraceae; g_uncultured_bacterium_f_Lachnospiraceae; s_uncultured_bacterium_f_Lachnospiraceae。OTU231: k_Bacteria; p_Bacteroidetes; c_Bacteroidia; o_Bacteroidales; f_Bacteroidales_S24-7_group; g_uncultured_bacterium_f_Bacteroidales_S24-7_group; s_uncultured_bacterium_f_Bacteroidales_S24-7_group。OTU232: k_Bacteria; p_Bacteroidetes; c_Bacteroidia; o_Bacteroidales; f_Bacteroidales_S24-7_group; g_uncultured_bacterium_f_Bacteroidales_S24-7_group; s_uncultured_bacterium_f_Bacteroidales_S24-7_group。OTU233: k_Bacteria; p_Firmicutes; c_Clostridia; o_Clostridiales; f_Ruminococcaceae; g_Ruminococcus_1; s_uncultured_bacterium_g_Ruminococcus_1。OTU234: k_Bacteria; p_Bacteroidetes; c_Bacteroidia; o_Bacteroidales; f_Bacteroidales_S24-7_group; g_ uncultured_bacterium_f_Bacteroidales_S24-7_group; s_uncultured_bacterium_f_Bacteroidales_S24-7_group。OTU235: k_Bacteria; p_Bacteroidetes; c_Bacteroidia; o_Bacteroidales; f_Bacteroidales_S24-7_group; g_uncultured_bacterium_f_Bacteroidales_S24-7_group; s_uncultured_bacterium_f_Bacteroidales_S24-7_group。OTU236: k_Bacteria; p_Firmicutes; c_Clostridia; o_Clostridiales; f_Ruminococcaceae; g_[Eubacterium]_coprostanoligenes_group; Unclassified。OTU237: k_Bacteria; p_Firmicutes; c_Bacilli; o_Lactobacillales; f_Enterococcaceae; g_Enterococcus; s_Enterococcus_faecalis。OTU238: k_Bacteria; p_Firmicutes; c_Clostridia; o_Clostridiales; f_Lachnospiraceae; g_uncultured_bacterium_f_Lachnospiraceae; s_uncultured_bacterium_f_Lachnospiraceae。OTU239: k_Bacteria; p_Firmicutes; c_Clostridia; o_Clostridiales; f_Ruminococcaceae; g_uncultured_bacterium_f_Ruminococcaceae; s_uncultured_bacterium_f_Ruminococcaceae。OTU2394: k_Bacteria; p_Firmicutes; c_Clostridia; o_Clostridiales; f_Lachnospiraceae; g_Roseburia; s_uncultured_bacterium_g_Roseburia。OTU24: k_Bacteria; p_Firmicutes; c_Clostridia; o_Clostridiales; f_Ruminococcaceae; g_[Eubacterium]_coprostanoligenes_group; s_uncultured_bacterium_g_[Eubacterium]_coprostanoligenes_group。OTU240: k_Bacteria; p_Bacteroidetes; c_Bacteroidia; o_Bacteroidales; f_Bacteroidales_S24-7_group; g_uncultured_bacterium_f_Bacteroidales_S24-7_group; s_uncultured_bacterium_f_Bacteroidales_S24-7_group。OTU241: k_Bacteria; p_Firmicutes; c_Clostridia; o_Clostridiales; f_Ruminococcaceae; g_Ruminococcaceae_UCG-010; s_uncultured_bacterium_g_Ruminococcaceae_UCG-010。OTU242: k_Bacteria; p_Firmicutes; c_Clostridia; o_Clostridiales; f_Ruminococcaceae; g_Anaerotruncus; s_uncultured_bacterium_g_Anaerotruncus。OTU243: k_Bacteria; p_Firmicutes; c_Clostridia; o_Clostridiales; f_Ruminococcaceae; g_Ruminococcaceae_UCG-013; s_uncultured_bacterium_g_Ruminococcaceae_UCG-013。OTU244: k_Bacteria; p_Actinobacteria; c_Coriobacteriia; o_Coriobacteriales; f_Coriobacteriaceae; g_uncultured_bacterium_f_Coriobacteriaceae; s_uncultured_bacterium_f_Coriobacteriaceae。OTU245: k_Bacteria; p_Firmicutes; c_Clostridia; o_Clostridiales; f_Lachnospiraceae; g_uncultured_bacterium_f_Lachnospiraceae; s_uncultured_bacterium_f_Lachnospiraceae。OTU246: k_Bacteria; p_Bacteroidetes; c_Bacteroidia; o_Bacteroidales; f_Bacteroidales_S24-7_group; g_uncultured_bacterium_f_Bacteroidales_S24-7_group; s_uncultured_bacterium_f_Bacteroidales_S24-7_group。OTU247: k_Bacteria; p_Bacteroidetes; c_Bacteroidia; o_Bacteroidales; f_Bacteroidales_S24-7_group; g_uncultured_bacterium_f_Bacteroidales_S24-7_group; s_uncultured_bacterium_f_Bacteroidales_S24-7_group。OTU248: k_Bacteria; p_Firmicutes; c_Clostridia; o_Clostridiales; f_Lachnospiraceae; g_uncultured_bacterium_f_Lachnospiraceae; s_uncultured_bacterium_f_Lachnospiraceae。OTU249: k_

Bacteria；p_Firmicutes；c_Clostridia；o_Clostridiales；f_Ruminococcaceae；g_Ruminococcaceae_NK4A214_group；s_uncultured_bacterium_g_Ruminococcaceae_NK4A214_group。OTU25：k_Bacteria；p_Bacteroidetes；c_Bacteroidia；o_Bacteroidales；f_Prevotellaceae；g_Prevotellaceae_UCG-001；s_uncultured_bacterium_g_Prevotellaceae_UCG-001。OTU250：k_Bacteria；p_Firmicutes；c_Clostridia；o_Clostridiales；f_Lachnospiraceae；g_uncultured_bacterium_f_Lachnospiraceae；s_uncultured_bacterium_f_Lachnospiraceae。OTU251：k_Bacteria；p_Firmicutes；c_Clostridia；o_Clostridiales；f_Christensenellaceae；g_Christensenellaceae_R-7_group；s_uncultured_bacterium_g_Christensenellaceae_R-7_group。OTU252：k_Bacteria；p_Firmicutes；c_Clostridia；o_Clostridiales；f_Peptococcaceae；g_uncultured_bacterium_f_Peptococcaceae；s_uncultured_bacterium_f_Peptococcaceae。OTU253：k_Bacteria；p_Bacteroidetes；c_Bacteroidia；o_Bacteroidales；f_Bacteroidales_S24-7_group；g_uncultured_bacterium_f_Bacteroidales_S24-7_group；s_uncultured_bacterium_f_Bacteroidales_S24-7_group。OTU254：k_Bacteria；p_Firmicutes；c_Clostridia；o_Clostridiales；f_Peptococcaceae；g_uncultured_bacterium_f_Peptococcaceae；s_uncultured_bacterium_f_Peptococcaceae。OTU255：k_Bacteria；p_Bacteroidetes；c_Bacteroidia；o_Bacteroidales；f_Bacteroidales_S24-7_group；g_uncultured_bacterium_f_Bacteroidales_S24-7_group；s_uncultured_bacterium_f_Bacteroidales_S24-7_group。OTU2559：k_Bacteria；p_Firmicutes；c_Clostridia；o_Clostridiales；f_Lachnospiraceae；g_Coprococcus_1；s_uncultured_bacterium_g_Coprococcus_1。OTU256：k_Bacteria；p_Firmicutes；c_Clostridia；o_Clostridiales；f_Christensenellaceae；g_Christensenellaceae_R-7_group；s_uncultured_bacterium_g_Christensenellaceae_R-7_group。OTU2560：k_Bacteria；p_Firmicutes；c_Clostridia；o_Clostridiales；f_Ruminococcaceae；g_uncultured_bacterium_f_Ruminococcaceae；s_uncultured_bacterium_f_Ruminococcaceae。OTU257：k_Bacteria；p_Firmicutes；c_Clostridia；o_Clostridiales；f_Ruminococcaceae；g_Anaerofilum；s_uncultured_bacterium_g_Anaerofilum。OTU258：k_Bacteria；p_Firmicutes；c_Clostridia；o_Clostridiales；f_Ruminococcaceae；g_Anaerotruncus；s_uncultured_bacterium_g_Anaerotruncus。OTU259：k_Bacteria；p_Firmicutes；c_Clostridia；o_Clostridiales；f_Ruminococcaceae；g_Ruminococcaceae_UCG-003；s_uncultured_bacterium_g_Ruminococcaceae_UCG-003。OTU2590：k_Bacteria；p_Firmicutes；c_Clostridia；o_Clostridiales；f_Ruminococcaceae；g_Ruminococcaceae_UCG-005；s_uncultured_bacterium_g_Ruminococcaceae_UCG-005。OTU26：k_Bacteria；p_Firmicutes；c_Bacilli；o_Lactobacillales；f_Lactobacillaceae；g_Lactobacillus；s_uncultured_bacterium_g_Lactobacillus。OTU260：k_Bacteria；p_Firmicutes；c_Clostridia；o_Clostridiales；f_Lachnospiraceae；g_uncultured_bacterium_f_Lachnospiraceae；s_uncultured_bacterium_f_Lachnospiraceae。OTU261：k_Bacteria；p_Bacteroidetes；c_Bacteroidia；o_Bacteroidales；f_Bacteroidales_S24-7_group；g_ uncultured_bacterium_f_Bacteroidales_S24-7_group; s_uncultured_bacterium_f_Bacteroidales_S24-7_group。OTU262: k_Bacteria; p_Firmicutes; c_Clostridia; o_Clostridiales; f_Lachnospiraceae; g_Roseburia; s_uncultured_bacterium_g_Roseburia。OTU263: k_Bacteria; p_Firmicutes; c_Clostridia; o_Clostridiales; f_Ruminococcaceae; g_uncultured_bacterium_f_Ruminococcaceae; s_uncultured_bacterium_f_Ruminococcaceae。OTU264: k_Bacteria; p_Bacteroidetes; c_Bacteroidia; o_Bacteroidales; f_Rikenellaceae; g_Alistipes; s_uncultured_bacterium_g_Alistipes。OTU265: k_Bacteria; p_Bacteroidetes; c_Bacteroidia; o_Bacteroidales; f_Bacteroidales_S24-7_group; g_uncultured_bacterium_f_Bacteroidales_S24-7_group; s_uncultured_bacterium_f_Bacteroidales_S24-7_group。OTU266: k_Bacteria; p_Firmicutes; c_Clostridia; o_Clostridiales; f_Lachnospiraceae; Unclassified; Unclassified。OTU267: k_Bacteria; p_Actinobacteria; c_Coriobacteriia; o_Coriobacteriales; f_Coriobacteriaceae; g_Parvibacter; s_uncultured_bacterium_g_Parvibacter。OTU268: k_Bacteria; p_Firmicutes; c_Clostridia; o_Clostridiales; f_Ruminococcaceae; g_Ruminiclostridium_9; s_uncultured_bacterium_g_Ruminiclostridium_9。OTU269: k_Bacteria; p_Firmicutes; c_Clostridia; o_Clostridiales; f_Ruminococcaceae; g_Ruminococcaceae_UCG-005; s_uncultured_rumen_bacterium。OTU27: k_Bacteria; p_Bacteroidetes; c_Bacteroidia; o_Bacteroidales; f_Bacteroidaceae; g_Bacteroides; s_uncultured_bacterium_g_Bacteroides。OTU270: k_Bacteria; p_Firmicutes; c_Clostridia; o_Clostridiales; f_Lachnospiraceae; g_Lachnospiraceae_UCG-006; s_uncultured_bacterium_g_Lachnospiraceae_UCG-006。OTU271: k_Bacteria; p_Firmicutes; c_Erysipelotrichia; o_Erysipelotrichales; f_Erysipelotrichaceae; g_Candidatus_Stoquefichus; Unclassified。OTU272: k_Bacteria; p_Proteobacteria; c_Betaproteobacteria; o_Burkholderiales; f_Comamonadaceae; g_Comamonas; Unclassified。OTU273: k_Bacteria; p_Firmicutes; c_Clostridia; o_Clostridiales; f_Lachnospiraceae; g_uncultured_bacterium_f_Lachnospiraceae; s_uncultured_bacterium_f_Lachnospiraceae。OTU2734: k_Bacteria; p_Firmicutes; c_Clostridia; o_Clostridiales; f_Ruminococcaceae; g_Ruminiclostridium_9; s_uncultured_bacterium_g_Ruminiclostridium_9。OTU2735: k_Bacteria; p_Firmicutes; c_Clostridia; o_Clostridiales; f_Lachnospiraceae; g_Lachnospiraceae_NK4A136_group; s_uncultured_bacterium_g_Lachnospiraceae_NK4A136_group。OTU274: k_Bacteria; p_Firmicutes; c_Clostridia; o_Clostridiales; f_Defluviitaleaceae; g_Defluviitaleaceae_UCG-011; s_uncultured_bacterium_g_Defluviitaleaceae_UCG-011。OTU275: k_Bacteria; p_Bacteroidetes; c_Bacteroidia; o_Bacteroidales; f_Bacteroidales_S24-7_group; g_uncultured_bacterium_f_Bacteroidales_S24-7_group; s_uncultured_bacterium_f_Bacteroidales_S24-7_group。OTU276: k_Bacteria; p_Firmicutes; c_Clostridia; o_Clostridiales; f_Family_XIII; g_[Eubacterium]_nodatum_group; Unclassified。OTU277:

k_Bacteria; p_Firmicutes; c_Clostridia; o_Clostridiales; f_Christensenellaceae; g_Christensenellaceae_R-7_group; s_uncultured_bacterium_g_Christensenellaceae_R-7_group。OTU278：k_Bacteria; p_Firmicutes; c_Clostridia; o_Clostridiales; f_Ruminococcaceae; g_Ruminiclostridium_9; s_uncultured_bacterium_g_Ruminiclostridium_9。OTU279：k_Bacteria; p_Firmicutes; c_Clostridia; o_Clostridiales; f_Lachnospiraceae; g_uncultured_bacterium_f_Lachnospiraceae; s_uncultured_bacterium_f_Lachnospiraceae。OTU28：k_Bacteria; p_Firmicutes; c_Clostridia; o_Clostridiales; f_Lachnospiraceae; g_Coprococcus_2; s_uncultured_bacterium_g_Coprococcus_2。OTU280：k_Bacteria; p_Firmicutes; c_Clostridia; o_Clostridiales; f_Lachnospiraceae; g_Roseburia; s_uncultured_bacterium_g_Roseburia。OTU281：k_Bacteria; p_Firmicutes; c_Clostridia; o_Clostridiales; f_Lachnospiraceae; g_Blautia; s_uncultured_bacterium_g_Blautia。OTU282：k_Bacteria; p_Tenericutes; c_Mollicutes; o_Mollicutes_RF9; f_uncultured_bacterium_o_Mollicutes_RF9; g_uncultured_bacterium_o_Mollicutes_RF9; s_uncultured_bacterium_o_Mollicutes_RF9。OTU283：k_Bacteria; p_Firmicutes; c_Clostridia; o_Clostridiales; f_Lachnospiraceae; g_uncultured_bacterium_f_Lachnospiraceae; s_uncultured_bacterium_f_Lachnospiraceae。OTU284：k_Bacteria; p_Firmicutes; c_Clostridia; o_Clostridiales; f_Lachnospiraceae; g_uncultured_bacterium_f_Lachnospiraceae; s_uncultured_bacterium_f_Lachnospiraceae。OTU285：k_Bacteria; p_Firmicutes; c_Clostridia; o_Clostridiales; f_Lachnospiraceae; g_Lachnospiraceae_NK4A136_group; s_uncultured_bacterium_g_Lachnospiraceae_NK4A136_group。OTU286：k_Bacteria; p_Actinobacteria; c_Coriobacteriia; o_Coriobacteriales; f_Coriobacteriaceae; g_Enterorhabdus; s_uncultured_bacterium_g_Enterorhabdus。OTU287：k_Bacteria; p_Firmicutes; c_Clostridia; o_Clostridiales; f_Ruminococcaceae; g_Ruminiclostridium_5; s_uncultured_bacterium_g_Ruminiclostridium_5。OTU2873：k_Bacteria; p_Firmicutes; c_Clostridia; o_Clostridiales; f_Family_XIII; g_Anaerovorax; s_uncultured_bacterium_g_Anaerovorax。OTU288：k_Bacteria; p_Firmicutes; c_Clostridia; o_Clostridiales; f_Ruminococcaceae; g_Ruminiclostridium_5; Unclassified。OTU2882：k_Bacteria; p_Firmicutes; c_Clostridia; o_Clostridiales; f_Lachnospiraceae; g_uncultured_bacterium_f_Lachnospiraceae; s_uncultured_bacterium_f_Lachnospiraceae。OTU289：k_Bacteria; p_Firmicutes; c_Clostridia; o_Clostridiales; f_Ruminococcaceae; g_[Eubacterium]_coprostanoligenes_group; Unclassified。OTU2896：k_Bacteria; p_Firmicutes; c_Clostridia; o_Clostridiales; f_Lachnospiraceae; g_Lachnospiraceae_NK4A136_group; s_uncultured_bacterium_g_Lachnospiraceae_NK4A136_group。OTU29：k_Bacteria; p_Bacteroidetes; c_Bacteroidia; o_Bacteroidales; f_Bacteroidaceae; g_Bacteroides; s_uncultured_bacterium_g_Bacteroides。OTU290：k_Bacteria; p_Firmicutes; c_Clostridia; o_Clostridiales; f_Lachnospiraceae; g_Coprococcus_1;

Unclassified。OTU291：k_Bacteria；p_Firmicutes；c_Clostridia；o_Clostridiales；f_Christensenellaceae；Unclassified；Unclassified。OTU292：k_Bacteria；p_Firmicutes；c_Clostridia；o_Clostridiales；f_Lachnospiraceae；g_Lachnospiraceae_NK4A136_group；s_uncultured_bacterium_g_Lachnospiraceae_NK4A136_group。OTU293：k_Bacteria；p_Tenericutes；c_Mollicutes；o_Mollicutes_RF9；f_uncultured_bacterium_o_Mollicutes_RF9；g_uncultured_bacterium_o_Mollicutes_RF9；s_uncultured_bacterium_o_Mollicutes_RF9。OTU294：k_Bacteria；p_Firmicutes；c_Clostridia；o_Clostridiales；f_Family_XIII；g_[Eubacterium]_brachy_group；s_uncultured_bacterium_g_[Eubacterium]_brachy_group。OTU295：k_Bacteria；p_Firmicutes；c_Clostridia；o_Clostridiales；f_Lachnospiraceae；g_uncultured_bacterium_f_Lachnospiraceae；s_uncultured_bacterium_f_Lachnospiraceae。OTU296：k_Bacteria；p_Firmicutes；c_Clostridia；o_Clostridiales；f_Eubacteriaceae；g_Anaerofustis；Unclassified。OTU297：k_Bacteria；p_Firmicutes；c_Clostridia；o_Clostridiales；f_Lachnospiraceae；g_Lachnospiraceae_NK4A136_group；s_uncultured_bacterium_g_Lachnospiraceae_NK4A136_group。OTU298：k_Bacteria；p_Firmicutes；c_Clostridia；o_Clostridiales；f_Ruminococcaceae；g_Ruminococcaceae_UCG-014；Unclassified。OTU299：k_Bacteria；p_Firmicutes；c_Clostridia；o_Clostridiales；f_Christensenellaceae；g_Christensenellaceae_R-7_group；s_uncultured_bacterium_g_Christensenellaceae_R-7_group。OTU2996：k_Bacteria；p_Firmicutes；c_Clostridia；o_Clostridiales；f_Ruminococcaceae；g_uncultured_bacterium_f_Ruminococcaceae；s_uncultured_bacterium_f_Ruminococcaceae。OTU3：k_Bacteria；p_Firmicutes；c_Clostridia；o_Clostridiales；f_Peptostreptococcaceae；g_Intestinibacter；s_uncultured_bacterium_g_Intestinibacter。OTU30：k_Bacteria；p_Bacteroidetes；c_Bacteroidia；o_Bacteroidales；f_Bacteroidales_S24-7_group；g_uncultured_bacterium_f_Bacteroidales_S24-7_group；s_uncultured_bacterium_f_Bacteroidales_S24-7_group。OTU300：k_Bacteria；p_Firmicutes；c_Clostridia；o_Clostridiales；f_Christensenellaceae；Unclassified；Unclassified。OTU301：k_Bacteria；p_Firmicutes；c_Clostridia；o_Clostridiales；f_Lachnospiraceae；g_Roseburia；s_uncultured_bacterium_g_Roseburia。OTU302：k_Bacteria；p_Bacteroidetes；c_Bacteroidia；o_Bacteroidales；f_Rikenellaceae；g_Alistipes；s_uncultured_bacterium_g_Alistipes。OTU303：k_Bacteria；p_Firmicutes；c_Clostridia；o_Clostridiales；f_Ruminococcaceae；g_Ruminococcaceae_UCG-005；Unclassified。OTU304：k_Bacteria；p_Firmicutes；c_Clostridia；o_Clostridiales；f_Ruminococcaceae；g_uncultured_bacterium_f_Ruminococcaceae；s_uncultured_bacterium_f_Ruminococcaceae。OTU305：k_Bacteria；p_Firmicutes；c_Clostridia；o_Clostridiales；f_Christensenellaceae；g_uncultured_bacterium_f_Christensenellaceae；s_uncultured_bacterium_f_Christensenellaceae。OTU306：k_Bacteria；p_Firmicutes；c_Clostridia；o_Clostridiales；f_Defluviitaleaceae；g_Defluviitaleaceae_UCG-011；s_uncultured_bacterium_ g_Defluviitaleaceae_UCG-011。OTU307：k_Bacteria；p_Bacteroidetes；c_Bacteroidia；o_Bacteroidales；f_Bacteroidales_S24-7_group；g_uncultured_bacterium_f_Bacteroidales_S24-7_group；s_uncultured_bacterium_f_Bacteroidales_S24-7_group。OTU308：k_Bacteria；p_Firmicutes；c_Clostridia；o_Clostridiales；f_Ruminococcaceae；g_Ruminococcaceae_UCG-014；s_uncultured_bacterium_g_Ruminococcaceae_UCG-014。OTU3080：k_Bacteria；p_Firmicutes；c_Clostridia；o_Clostridiales；f_Lachnospiraceae；g_Marvinbryantia；s_uncultured_bacterium_g_Marvinbryantia。OTU3087：k_Bacteria；p_Firmicutes；c_Clostridia；o_Clostridiales；f_Ruminococcaceae；g_uncultured_bacterium_f_Ruminococcaceae；s_uncultured_bacterium_f_Ruminococcaceae。OTU309：k_Bacteria；p_Bacteroidetes；c_Bacteroidia；o_Bacteroidales；f_Bacteroidales_S24-7_group；g_uncultured_bacterium_f_Bacteroidales_S24-7_group；s_uncultured_bacterium_f_Bacteroidales_S24-7_group。OTU31：k_Bacteria；p_Proteobacteria；c_Deltaproteobacteria；o_Desulfovibrionales；f_Desulfovibrionaceae；g_Desulfovibrio；s_uncultured_bacterium_g_Desulfovibrio。OTU310：k_Bacteria；p_Deferribacteres；c_Deferribacteres；o_Deferribacterales；f_Deferribacteraceae；g_Mucispirillum；s_uncultured_bacterium_g_Mucispirillum。OTU313：k_Bacteria；p_Firmicutes；c_Clostridia；o_Clostridiales；f_Lachnospiraceae；g_Roseburia；s_uncultured_bacterium_g_Roseburia。OTU316：k_Bacteria；p_Firmicutes；c_Clostridia；o_Clostridiales；f_Lachnospiraceae；g_Tyzzerella；s_uncultured_bacterium_g_Tyzzerella。OTU318：k_Bacteria；p_Firmicutes；c_Clostridia；o_Clostridiales；f_Lachnospiraceae；g_Lachnospiraceae_NK4A136_group；s_uncultured_bacterium_g_Lachnospiraceae_NK4A136_group。OTU319：k_Bacteria；p_Firmicutes；c_Clostridia；o_Clostridiales；f_Defluviitaleaceae；g_Defluviitaleaceae_UCG-011；s_uncultured_bacterium_g_Defluviitaleaceae_UCG-011。OTU32：k_Bacteria；p_Firmicutes；c_Clostridia；o_Clostridiales；f_Ruminococcaceae；g_Ruminococcaceae_UCG-014；s_uncultured_bacterium_g_Ruminococcaceae_UCG-014。OTU321：k_Bacteria；p_Firmicutes；c_Clostridia；o_Clostridiales；f_Ruminococcaceae；g_Ruminiclostridium_5；Unclassified。OTU323：k_Bacteria；p_Bacteroidetes；c_Bacteroidia；o_Bacteroidales；f_Bacteroidales_S24-7_group；g_uncultured_bacterium_f_Bacteroidales_S24-7_group；s_uncultured_bacterium_f_Bacteroidales_S24-7_group。OTU324：k_Bacteria；p_Firmicutes；c_Clostridia；o_Clostridiales；f_Lachnospiraceae；g_Blautia；s_uncultured_bacterium_g_Blautia。OTU325：k_Bacteria；p_Firmicutes；c_Clostridia；o_Clostridiales；f_Ruminococcaceae；g_Anaerotruncus；Unclassified。OTU328：k_Bacteria；p_Firmicutes；c_Clostridia；o_Clostridiales；f_Ruminococcaceae；g_uncultured_bacterium_f_Ruminococcaceae；s_uncultured_bacterium_f_Ruminococcaceae。OTU33：k_Bacteria；p_Firmicutes；c_Erysipelotrichia；o_Erysipelotrichales；f_Erysipelotrichaceae；g_Allobaculum；s_uncultured_bacterium_g_Allobaculum。OTU331：k_Bacteria；p_

Tenericutes; c_Mollicutes; o_Mollicutes_RF9; Unclassified; Unclassified; Unclassified。 OTU332: k_Bacteria; p_Firmicutes; c_Clostridia; o_Clostridiales; f_Ruminococcaceae; g_uncultured_bacterium_f_Ruminococcaceae; s_uncultured_bacterium_f_Ruminococcaceae。 OTU334: k_Bacteria; p_Firmicutes; c_Clostridia; o_Clostridiales; f_Lachnospiraceae; g_Coprococcus_1; Unclassified。 OTU335: k_Bacteria; p_Firmicutes; c_Clostridia; o_Clostridiales; f_Ruminococcaceae; g_Ruminococcaceae_UCG-014; s_uncultured_bacterium_g_Ruminococcaceae_UCG-014。 OTU338: k_Bacteria; p_Firmicutes; c_Clostridia; o_Clostridiales; f_Ruminococcaceae; g_Ruminococcaceae_UCG-014; s_uncultured_bacterium_g_Ruminococcaceae_UCG-014。 OTU34: k_Bacteria; p_Firmicutes; c_Clostridia; o_Clostridiales; f_Ruminococcaceae; g_Ruminococcaceae_NK4A214_group; Unclassified。 OTU341: k_Bacteria; p_Firmicutes; c_Clostridia; o_Clostridiales; f_Ruminococcaceae; g_Ruminococcaceae_UCG-014; s_uncultured_bacterium_g_Ruminococcaceae_UCG-014。 OTU342: k_Bacteria; p_Firmicutes; c_Clostridia; o_Clostridiales; f_Ruminococcaceae; g_Ruminococcaceae_UCG-014; s_uncultured_bacterium_g_Ruminococcaceae_UCG-014。 OTU344: k_Bacteria; p_Firmicutes; c_Clostridia; o_Clostridiales; f_Ruminococcaceae; g_Ruminiclostridium_5; s_uncultured_bacterium_g_Ruminiclostridium_5。 OTU345: k_Bacteria; p_Firmicutes; c_Clostridia; o_Clostridiales; f_Lachnospiraceae; Unclassified; Unclassified。 OTU346: k_Bacteria; p_Firmicutes; c_Clostridia; o_Clostridiales; f_Ruminococcaceae; g_Oscillibacter; s_uncultured_bacterium_g_Oscillibacter。 OTU347: k_Bacteria; p_Proteobacteria; c_Gammaproteobacteria; o_Chromatiales; f_Chromatiaceae; g_Rheinheimera; Unclassified。 OTU348: k_Bacteria; p_Bacteroidetes; c_Bacteroidia; o_Bacteroidales; f_Bacteroidales_S24-7_group; g_uncultured_bacterium_f_Bacteroidales_S24-7_group; s_uncultured_bacterium_f_Bacteroidales_S24-7_group。 OTU35: k_Bacteria; p_Bacteroidetes; c_Bacteroidia; o_Bacteroidales; f_Bacteroidales_S24-7_group; g_uncultured_bacterium_f_Bacteroidales_S24-7_group; s_uncultured_bacterium_f_Bacteroidales_S24-7_group。 OTU350: k_Bacteria; p_Firmicutes; c_Clostridia; o_Clostridiales; f_Ruminococcaceae; g_Ruminococcaceae_UCG-014; s_uncultured_bacterium_g_Ruminococcaceae_UCG-014。 OTU352: k_Bacteria; p_Bacteroidetes; c_Bacteroidia; o_Bacteroidales; f_Bacteroidales_S24-7_group; g_uncultured_bacterium_f_Bacteroidales_S24-7_group; s_uncultured_bacterium_f_Bacteroidales_S24-7_group。 OTU355: k_Bacteria; p_Firmicutes; c_Clostridia; o_Clostridiales; f_Ruminococcaceae; g_Ruminococcaceae_UCG-014; s_uncultured_bacterium_g_Ruminococcaceae_UCG-014。 OTU36: k_Bacteria; p_Firmicutes; c_Clostridia; o_Clostridiales; f_Lachnospiraceae; g_Fusicatenibacter; s_uncultured_bacterium_g_Fusicatenibacter。 OTU360: k_Bacteria; p_Tenericutes; c_Mollicutes; o_Mollicutes_RF9; Unclassified; Unclassified; Unclassified。

OTU361: k_Bacteria; p_Firmicutes; c_Clostridia; o_Clostridiales; f_Lachnospiraceae; g_Lachnoclostridium; s_uncultured_bacterium_g_Lachnoclostridium。OTU363: k_Bacteria; p_Firmicutes; c_Clostridia; o_Clostridiales; f_Lachnospiraceae; g_Roseburia; s_uncultured_bacterium_g_Roseburia。OTU365: k_Bacteria; p_Firmicutes; c_Clostridia; o_Clostridiales; f_Lachnospiraceae; g_Roseburia; s_uncultured_bacterium_g_Roseburia。OTU369: k_Bacteria; p_Firmicutes; c_Clostridia; o_Clostridiales; f_Lachnospiraceae; g_Roseburia; s_uncultured_bacterium_g_Roseburia。OTU37: k_Bacteria; p_Firmicutes; c_Erysipelotrichia; o_Erysipelotrichales; f_Erysipelotrichaceae; g_[Clostridium]_innocuum_group; Unclassified。OTU370: k_Bacteria; p_Firmicutes; c_Clostridia; o_Clostridiales; f_Ruminococcaceae; g_Ruminiclostridium_9; s_uncultured_bacterium_g_Ruminiclostridium_9。OTU371: k_Bacteria; p_Tenericutes; c_Mollicutes; o_Mollicutes_RF9; Unclassified; Unclassified; Unclassified。OTU372: k_Bacteria; p_Firmicutes; c_Clostridia; o_Clostridiales; f_Lachnospiraceae; g_uncultured_bacterium_f_Lachnospiraceae; s_uncultured_bacterium_f_Lachnospiraceae。OTU374: k_Bacteria; p_Firmicutes; c_Clostridia; o_Clostridiales; f_Lachnospiraceae; g_Lachnospiraceae_NK4A136_group; s_uncultured_bacterium_g_Lachnospiraceae_NK4A136_group。OTU378: k_Bacteria; p_Firmicutes; c_Clostridia; o_Clostridiales; f_Ruminococcaceae; g_Ruminococcaceae_UCG-014; s_uncultured_bacterium_g_Ruminococcaceae_UCG-014。OTU38: k_Bacteria; p_Bacteroidetes; c_Bacteroidia; o_Bacteroidales; f_Bacteroidaceae; g_Bacteroides; Unclassified。OTU383: k_Bacteria; p_Bacteroidetes; c_Bacteroidia; o_Bacteroidales; f_Bacteroidales_S24-7_group; g_uncultured_bacterium_f_Bacteroidales_S24-7_group; s_uncultured_bacterium_f_Bacteroidales_S24-7_group。OTU388: k_Bacteria; p_Firmicutes; c_Erysipelotrichia; o_Erysipelotrichales; f_Erysipelotrichaceae; g_uncultured_bacterium_f_Erysipelotrichaceae; s_uncultured_bacterium_f_Erysipelotrichaceae。OTU389: k_Bacteria; p_Firmicutes; c_Clostridia; o_Clostridiales; f_Ruminococcaceae; g_Butyricicoccus; s_uncultured_bacterium_g_Butyricicoccus。OTU39: k_Bacteria; p_Bacteroidetes; c_Bacteroidia; o_Bacteroidales; f_Bacteroidales_S24-7_group; g_uncultured_bacterium_f_Bacteroidales_S24-7_group; s_uncultured_bacterium_f_Bacteroidales_S24-7_group。OTU398: k_Bacteria; p_Firmicutes; c_Clostridia; o_Clostridiales; f_Lachnospiraceae; g_Lachnospiraceae_NK4A136_group; s_uncultured_bacterium_g_Lachnospiraceae_NK4A136_group。OTU4: k_Bacteria; p_Firmicutes; c_Erysipelotrichia; o_Erysipelotrichales; f_Erysipelotrichaceae; g_Turicibacter; s_uncultured_bacterium_g_Turicibacter。OTU40: k_Bacteria; p_Firmicutes; c_Clostridia; o_Clostridiales; f_Lachnospiraceae; g_Blautia; s_uncultured_bacterium_g_Blautia。OTU400: k_Bacteria; p_Firmicutes; c_Clostridia; o_Clostridiales; f_Ruminococcaceae; g_Ruminiclostridium_9; s_uncultured_bacterium_g_Ruminiclostridium_9。

OTU401: k_Bacteria; p_Firmicutes; c_Clostridia; o_Clostridiales; f_Lachnospiraceae; g_uncultured_bacterium_f_Lachnospiraceae; s_uncultured_bacterium_f_Lachnospiraceae。 OTU409: k_Bacteria; p_Tenericutes; c_Mollicutes; o_Mollicutes_RF9; f_uncultured_bacterium_o_Mollicutes_RF9; g_uncultured_bacterium_o_Mollicutes_RF9; s_uncultured_bacterium_o_Mollicutes_RF9。 OTU41: k_Bacteria; p_Firmicutes; c_Erysipelotrichia; o_Erysipelotrichales; f_Erysipelotrichaceae; g_Erysipelatoclostridium; Unclassified。 OTU410: k_Bacteria; p_Firmicutes; c_Clostridia; o_Clostridiales; f_Ruminococcaceae; g_Anaerotruncus; s_uncultured_bacterium_g_Anaerotruncus。 OTU419: k_Bacteria; p_Firmicutes; c_Clostridia; o_Clostridiales; f_Ruminococcaceae; g_uncultured_bacterium_f_Ruminococcaceae; s_uncultured_bacterium_f_Ruminococcaceae。 OTU42: k_Bacteria; p_Bacteroidetes; c_Bacteroidia; o_Bacteroidales; f_Bacteroidales_S24-7_group; g_uncultured_bacterium_f_Bacteroidales_S24-7_group; s_uncultured_bacterium_f_Bacteroidales_S24-7_group。 OTU43: k_Bacteria; p_Firmicutes; c_Clostridia; o_Clostridiales; f_Lachnospiraceae; g_Lachnospiraceae_NK4A136_group; s_uncultured_bacterium_g_Lachnospiraceae_NK4A136_group。 OTU44: k_Bacteria; p_Actinobacteria; c_Coriobacteriia; o_Coriobacteriales; f_Coriobacteriaceae; Unclassified; Unclassified。 OTU441: k_Bacteria; p_Firmicutes; c_Clostridia; o_Clostridiales; f_Lachnospiraceae; g_Lachnospiraceae_FCS020_group; s_uncultured_bacterium_g_Lachnospiraceae_FCS020_group。 OTU445: k_Bacteria; p_Tenericutes; c_Mollicutes; o_Mollicutes_RF9; f_uncultured_bacterium_o_Mollicutes_RF9; g_uncultured_bacterium_o_Mollicutes_RF9; s_uncultured_bacterium_o_Mollicutes_RF9。 OTU45: k_Bacteria; p_Firmicutes; c_Clostridia; o_Clostridiales; f_Lachnospiraceae; g_Lachnoclostridium; s_uncultured_organism。 OTU451: k_Bacteria; p_Bacteroidetes; c_Bacteroidia; o_Bacteroidales; f_Bacteroidaceae; g_Bacteroides; Unclassified。 OTU455: k_Bacteria; p_Saccharibacteria; Unclassified; Unclassified; Unclassified; g_Candidatus_Saccharimonas; Unclassified。 OTU46: k_Bacteria; p_Firmicutes; c_Clostridia; o_Clostridiales; f_Lachnospiraceae; g_Roseburia; s_uncultured_bacterium_g_Roseburia。 OTU462: k_Bacteria; p_Firmicutes; c_Clostridia; o_Clostridiales; f_Lachnospiraceae; g_Lachnospiraceae_NK4A136_group; s_uncultured_bacterium_g_Lachnospiraceae_NK4A136_group。 OTU47: k_Bacteria; p_Firmicutes; c_Clostridia; o_Clostridiales; f_Lachnospiraceae; g_Lachnoclostridium; s_uncultured_bacterium_g_Lachnoclostridium。 OTU48: k_Bacteria; p_Bacteroidetes; c_Bacteroidia; o_Bacteroidales; f_Bacteroidales_S24-7_group; g_uncultured_bacterium_f_Bacteroidales_S24-7_group; s_uncultured_bacterium_f_Bacteroidales_S24-7_group。 OTU49: k_Bacteria; p_Bacteroidetes; c_Bacteroidia; o_Bacteroidales; f_Prevotellaceae; g_Alloprevotella; s_uncultured_bacterium_g_Alloprevotella。 OTU493: k_Bacteria; p_Firmicutes; c_Clostridia; o_Clostridiales; f_Lachnospiraceae; g_uncultured_bacterium_f_

Lachnospiraceae；s_uncultured_bacterium_f_Lachnospiraceae。OTU5：k_Bacteria；p_Actinobacteria；c_Actinobacteria；o_Bifidobacteriales；f_Bifidobacteriaceae；g_Bifidobacterium；Unclassified。OTU50：k_Bacteria；p_Proteobacteria；c_Deltaproteobacteria；o_Desulfovibrionales；f_Desulfovibrionaceae；g_Desulfovibrio；Unclassified。OTU51：k_Bacteria；p_Firmicutes；c_Erysipelotrichia；o_Erysipelotrichales；f_Erysipelotrichaceae；g_Faecalitalea；s_uncultured_bacterium_g_Faecalitalea。OTU52：k_Bacteria；p_Firmicutes；c_Clostridia；o_Clostridiales；f_Lachnospiraceae；g_Coprococcus_1；Unclassified。OTU525：k_Bacteria；p_Firmicutes；c_Clostridia；o_Clostridiales；f_Lachnospiraceae；g_uncultured_bacterium_f_Lachnospiraceae；s_uncultured_bacterium_f_Lachnospiraceae。OTU53：k_Bacteria；p_Firmicutes；c_Erysipelotrichia；o_Erysipelotrichales；f_Erysipelotrichaceae；g_uncultured_bacterium_f_Erysipelotrichaceae；s_uncultured_bacterium_f_Erysipelotrichaceae。OTU536：k_Bacteria；p_Firmicutes；c_Clostridia；o_Clostridiales；f_Ruminococcaceae；g_uncultured_bacterium_f_Ruminococcaceae；s_uncultured_bacterium_f_Ruminococcaceae。OTU538：k_Bacteria；p_Firmicutes；c_Clostridia；o_Clostridiales；f_Lachnospiraceae；g_[Ruminococcus]_torques_group；s_uncultured_bacterium_g_[Ruminococcus]_torques_group。OTU54：k_Bacteria；p_Bacteroidetes；c_Bacteroidia；o_Bacteroidales；f_Bacteroidales_S24-7_group；g_uncultured_bacterium_f_Bacteroidales_S24-7_group；s_uncultured_bacterium_f_Bacteroidales_S24-7_group。OTU55：k_Bacteria；p_Firmicutes；c_Clostridia；o_Clostridiales；f_Lachnospiraceae；g_[Eubacterium]_xylanophilum_group；s_uncultured_bacterium_g_[Eubacterium]_xylanophilum_group。OTU551：k_Bacteria；p_Firmicutes；c_Clostridia；o_Clostridiales；f_Ruminococcaceae；g_Ruminococcaceae_UCG-014；s_uncultured_bacterium_g_Ruminococcaceae_UCG-014。OTU56：k_Bacteria；p_Firmicutes；c_Clostridia；o_Clostridiales；f_Ruminococcaceae；g_uncultured_bacterium_f_Ruminococcaceae；s_uncultured_bacterium_f_Ruminococcaceae。OTU561：k_Bacteria；p_Firmicutes；c_Clostridia；o_Clostridiales；f_Ruminococcaceae；g_Ruminiclostridium_5；s_uncultured_bacterium_g_Ruminiclostridium_5。OTU57：k_Bacteria；p_Actinobacteria；c_Coriobacteriia；o_Coriobacteriales；f_Coriobacteriaceae；g_Coriobacteriaceae_UCG-002；s_uncultured_bacterium_g_Coriobacteriaceae_UCG-002。OTU578：k_Bacteria；p_Firmicutes；c_Clostridia；o_Clostridiales；f_Ruminococcaceae；g_Ruminococcaceae_UCG-014；Unclassified。OTU58：k_Bacteria；p_Firmicutes；c_Clostridia；o_Clostridiales；f_Lachnospiraceae；g_uncultured_bacterium_f_Lachnospiraceae；s_uncultured_bacterium_f_Lachnospiraceae。OTU59：k_Bacteria；p_Firmicutes；c_Erysipelotrichia；o_Erysipelotrichales；f_Erysipelotrichaceae；g_Holdemania；Unclassified。OTU6：k_Bacteria；p_Firmicutes；c_Negativicutes；o_Selenomonadales；f_Acidaminococcaceae；g_Phascolarctobacterium；s_uncultured_bacterium_g_Phascolarctobacterium。OTU60：k_

Bacteria; p_Firmicutes; c_Clostridia; o_Clostridiales; f_Lachnospiraceae; Unclassified; Unclassified。OTU61: k_Bacteria; p_Bacteroidetes; c_Bacteroidia; o_Bacteroidales; f_Bacteroidales_S24-7_group; g_uncultured_bacterium_f_Bacteroidales_S24-7_group; s_uncultured_bacterium_f_Bacteroidales_S24-7_group。OTU62: k_Bacteria; p_Firmicutes; c_Clostridia; o_Clostridiales; f_Lachnospiraceae; g_uncultured_bacterium_f_Lachnospiraceae; s_uncultured_bacterium_f_Lachnospiraceae。OTU63: k_Bacteria; p_Bacteroidetes; c_Bacteroidia; o_Bacteroidales; f_Bacteroidales_S24-7_group; g_uncultured_bacterium_f_Bacteroidales_S24-7_group; s_uncultured_bacterium_f_Bacteroidales_S24-7_group。OTU64: k_Bacteria; p_Firmicutes; c_Clostridia; o_Clostridiales; f_Lachnospiraceae; g_Lachnospiraceae_NK4A136_group; s_uncultured_bacterium_g_Lachnospiraceae_NK4A136_group。OTU65: k_Bacteria; p_Bacteroidetes; c_Bacteroidia; o_Bacteroidales; f_Bacteroidales_S24-7_group; g_uncultured_bacterium_f_Bacteroidales_S24-7_group; s_uncultured_bacterium_f_Bacteroidales_S24-7_group。OTU658: k_Bacteria; p_Firmicutes; c_Clostridia; o_Clostridiales; f_Lachnospiraceae; g_Marvinbryantia; s_uncultured_bacterium_g_Marvinbryantia。OTU66: k_Bacteria; p_Bacteroidetes; c_Bacteroidia; o_Bacteroidales; f_Bacteroidales_S24-7_group; g_uncultured_bacterium_f_Bacteroidales_S24-7_group; s_uncultured_bacterium_f_Bacteroidales_S24-7_group。OTU662: k_Bacteria; p_Firmicutes; c_Clostridia; o_Clostridiales; f_Lachnospiraceae; g_uncultured_bacterium_f_Lachnospiraceae; s_uncultured_bacterium_f_Lachnospiraceae。OTU67: k_Bacteria; p_Actinobacteria; c_Coriobacteriia; o_Coriobacteriales; f_Coriobacteriaceae; g_uncultured_bacterium_f_Coriobacteriaceae; s_uncultured_bacterium_f_Coriobacteriaceae。OTU676: k_Bacteria; p_Firmicutes; c_Clostridia; o_Clostridiales; f_Lachnospiraceae; g_Anaerostipes; Unclassified。OTU68: k_Bacteria; p_Bacteroidetes; c_Bacteroidia; o_Bacteroidales; f_Porphyromonadaceae; g_Parabacteroides; s_uncultured_bacterium_g_Parabacteroides。OTU69: k_Bacteria; p_Firmicutes; c_Clostridia; o_Clostridiales; f_Clostridiaceae_1; g_Candidatus_Arthromitus; s_uncultured_bacterium_g_Candidatus_Arthromitus。OTU694: k_Bacteria; p_Firmicutes; c_Clostridia; o_Clostridiales; f_Lachnospiraceae; g_uncultured_bacterium_f_Lachnospiraceae; s_uncultured_bacterium_f_Lachnospiraceae。OTU7: k_Bacteria; p_Firmicutes; c_Bacilli; o_Lactobacillales; f_Lactobacillaceae; g_Lactobacillus; s_uncultured_bacterium_g_Lactobacillus。OTU70: k_Bacteria; p_Bacteroidetes; c_Bacteroidia; o_Bacteroidales; f_Prevotellaceae; g_Alloprevotella; s_uncultured_bacterium_g_Alloprevotella。OTU700: k_Bacteria; p_Proteobacteria; c_Gammaproteobacteria; o_Enterobacteriales; f_Enterobacteriaceae; g_Citrobacter; s_uncultured_bacterium_g_Citrobacter。OTU71: k_Bacteria; p_Firmicutes; c_Clostridia; o_Clostridiales; f_Lachnospiraceae; g_Lachnospiraceae_NK4A136_group; s_uncultured_bacterium_g_Lachnospiraceae_NK4A136_group。OTU713: k_Bacteria; p_Firmicutes; c_Clostridia; o_

Clostridiales; f_Lachnospiraceae; g_Roseburia; s_uncultured_bacterium_g_Roseburia。OTU72: k_Bacteria; p_Bacteroidetes; c_Bacteroidia; o_Bacteroidales; f_Bacteroidales_S24-7_group; g_uncultured_bacterium_f_Bacteroidales_S24-7_group; s_uncultured_bacterium_f_Bacteroidales_S24-7_group。OTU73: k_Bacteria; p_Actinobacteria; c_Coriobacteriia; o_Coriobacteriales; f_Coriobacteriaceae; g_Olsenella; s_uncultured_bacterium_g_Olsenella。OTU74: k_Bacteria; p_Firmicutes; c_Clostridia; o_Clostridiales; f_Ruminococcaceae; g_Ruminiclostridium_5; s_uncultured_bacterium_g_Ruminiclostridium_5。OTU743: k_Bacteria; p_Firmicutes; c_Clostridia; o_Clostridiales; f_Lachnospiraceae; g_uncultured_bacterium_f_Lachnospiraceae; s_uncultured_bacterium_f_Lachnospiraceae。OTU75: k_Bacteria; p_Firmicutes; c_Clostridia; o_Clostridiales; f_Ruminococcaceae; g_Ruminococcaceae_UCG-014; s_uncultured_bacterium_g_Ruminococcaceae_UCG-014。OTU753: k_Bacteria; p_Bacteroidetes; c_Bacteroidia; o_Bacteroidales; f_Bacteroidaceae; g_Bacteroides; s_uncultured_bacterium_g_Bacteroides。OTU76: k_Bacteria; p_Firmicutes; c_Clostridia; o_Clostridiales; f_Lachnospiraceae; g_Blautia; s_uncultured_bacterium_g_Blautia。OTU77: k_Bacteria; p_Firmicutes; c_Clostridia; o_Clostridiales; f_Ruminococcaceae; g_Ruminococcaceae_NK4A214_group; s_uncultured_bacterium_g_Ruminococcaceae_NK4A214_group。OTU78: k_Bacteria; p_Bacteroidetes; c_Bacteroidia; o_Bacteroidales; f_Bacteroidales_S24-7_group; g_uncultured_bacterium_f_Bacteroidales_S24-7_group; s_uncultured_bacterium_f_Bacteroidales_S24-7_group。OTU783: k_Bacteria; p_Firmicutes; c_Clostridia; o_Clostridiales; f_Ruminococcaceae; g_Butyricicoccus; s_uncultured_bacterium_g_Butyricicoccus。OTU79: k_Bacteria; p_Bacteroidetes; c_Bacteroidia; o_Bacteroidales; f_Bacteroidales_S24-7_group; g_uncultured_bacterium_f_Bacteroidales_S24-7_group; s_uncultured_bacterium_f_Bacteroidales_S24-7_group。OTU798: k_Bacteria; p_Firmicutes; c_Clostridia; o_Clostridiales; f_Lachnospiraceae; g_[Ruminococcus]_gauvreauii_group; s_uncultured_bacterium_g_[Ruminococcus]_gauvreauii_group。OTU8: k_Bacteria; p_Bacteroidetes; c_Bacteroidia; o_Bacteroidales; f_Bacteroidales_S24-7_group; g_uncultured_bacterium_f_Bacteroidales_S24-7_group; s_uncultured_bacterium_f_Bacteroidales_S24-7_group。OTU80: k_Bacteria; p_Firmicutes; c_Clostridia; o_Clostridiales; f_Ruminococcaceae; g_Ruminiclostridium_5; s_uncultured_bacterium_g_Ruminiclostridium_5。OTU81: k_Bacteria; p_Firmicutes; c_Clostridia; o_Clostridiales; f_Ruminococcaceae; g_uncultured_bacterium_f_Ruminococcaceae; s_uncultured_bacterium_f_Ruminococcaceae。OTU813: k_Bacteria; p_Firmicutes; c_Clostridia; o_Clostridiales; f_Lachnospiraceae; g_Lachnospiraceae_NK4A136_group; s_uncultured_bacterium_g_Lachnospiraceae_NK4A136_group。OTU82: k_Bacteria; p_Bacteroidetes; c_Bacteroidia; o_Bacteroidales; f_Bacteroidales_S24-7_group; g_uncultured_bacterium_f_Bacteroidales_S24-7_group; s_uncultured_bacterium_f_Bacteroidales_S24-7_ group。OTU83：k_Bacteria；p_Bacteroidetes；c_Bacteroidia；o_Bacteroidales；f_Bacteroidales_S24-7_group；g_uncultured_bacterium_f_Bacteroidales_S24-7_group；s_uncultured_bacterium_f_Bacteroidales_S24-7_group。OTU84：k_Bacteria；p_Bacteroidetes；c_Bacteroidia；o_Bacteroidales；f_Bacteroidales_S24-7_group；g_uncultured_bacterium_f_Bacteroidales_S24-7_group；s_uncultured_bacterium_f_Bacteroidales_S24-7_group。OTU85：k_Bacteria；p_Proteobacteria；c_Deltaproteobacteria；o_Desulfovibrionales；f_Desulfovibrionaceae；g_Desulfovibrio；s_uncultured_bacterium_g_Desulfovibrio。OTU86：k_Bacteria；p_Bacteroidetes；c_Bacteroidia；o_Bacteroidales；f_Porphyromonadaceae；g_Parabacteroides；Unclassified。OTU87：k_Bacteria；p_Bacteroidetes；c_Bacteroidia；o_Bacteroidales；f_Bacteroidales_S24-7_group；g_uncultured_bacterium_f_Bacteroidales_S24-7_group；s_uncultured_bacterium_f_Bacteroidales_S24-7_group。OTU88：k_Bacteria；p_Firmicutes；c_Clostridia；o_Clostridiales；f_Christensenellaceae；g_Christensenellaceae_R-7_group；s_uncultured_bacterium_g_Christensenellaceae_R-7_group。OTU89：k_Bacteria；p_Firmicutes；c_Clostridia；o_Clostridiales；f_Lachnospiraceae；g_Lachnospiraceae_NK4A136_group；s_uncultured_bacterium_g_Lachnospiraceae_NK4A136_group。OTU892：k_Bacteria；p_Firmicutes；c_Clostridia；o_Clostridiales；f_Lachnospiraceae；Unclassified；Unclassified。OTU9：k_Bacteria；p_Bacteroidetes；c_Bacteroidia；o_Bacteroidales；f_Bacteroidaceae；g_Bacteroides；s_uncultured_bacterium_g_Bacteroides。OTU90：k_Bacteria；p_Firmicutes；c_Clostridia；o_Clostridiales；f_Ruminococcaceae；g_Ruminococcaceae_NK4A214_group；s_uncultured_bacterium_g_Ruminococcaceae_NK4A214_group。OTU91：k_Bacteria；p_Firmicutes；c_Clostridia；o_Clostridiales；f_Christensenellaceae；g_Christensenellaceae_R-7_group；s_uncultured_bacterium_g_Christensenellaceae_R-7_group。OTU92：k_Bacteria；p_Proteobacteria；c_Deltaproteobacteria；o_Desulfovibrionales；f_Desulfovibrionaceae；g_Desulfovibrio；Unclassified。OTU93：k_Bacteria；p_Bacteroidetes；c_Bacteroidia；o_Bacteroidales；f_Prevotellaceae；g_Paraprevotella；Unclassified。OTU931：k_Bacteria；p_Firmicutes；c_Clostridia；o_Clostridiales；f_Ruminococcaceae；g_Ruminiclostridium_5；s_uncultured_bacterium_g_Ruminiclostridium_5。OTU934：k_Bacteria；p_Firmicutes；c_Clostridia；o_Clostridiales；f_Lachnospiraceae；g_uncultured_bacterium_f_Lachnospiraceae；s_uncultured_bacterium_f_Lachnospiraceae。OTU94：k_Bacteria；p_Firmicutes；c_Clostridia；o_Clostridiales；f_Ruminococcaceae；g_Ruminococcaceae_UCG-005；s_uncultured_bacterium_g_Ruminococcaceae_UCG-005。OTU95：k_Bacteria；p_Firmicutes；c_Clostridia；o_Clostridiales；f_Lachnospiraceae；g_[Eubacterium]_ruminantium_group；s_uncultured_bacterium_g_[Eubacterium]_ruminantium_group。OTU96：k_Bacteria；p_Bacteroidetes；c_Bacteroidia；o_Bacteroidales；f_Bacteroidaceae；g_Bacteroides；s_uncultured_bacterium_g_Bacteroides。OTU97：k_Bacteria；p_Firmicutes；c_Clostridia；

o_Clostridiales；f_Ruminococcaceae；g_Ruminiclostridium_5；s_uncultured_bacterium_g_Ruminiclostridium_5。OTU98：k_Bacteria；p_Firmicutes；c_Clostridia；o_Clostridiales；f_Ruminococcaceae；g_Ruminococcaceae_UCG-013；s_uncultured_bacterium_g_Ruminococcaceae_UCG-013。OTU985：k_Bacteria；p_Firmicutes；c_Clostridia；o_Clostridiales；f_Lachnospiraceae；g_Eisenbergiella；Unclassified。OTU986：k_Bacteria；p_Bacteroidetes；c_Bacteroidia；o_Bacteroidales；f_Bacteroidaceae；g_Bacteroides；s_uncultured_bacterium_g_Bacteroides。OTU99：k_Bacteria；p_Bacteroidetes；c_Bacteroidia；o_Bacteroidales；f_Bacteroidales_S24-7_group；g_uncultured_bacterium_f_Bacteroidales_S24-7_group；s_uncultured_bacterium_f_Bacteroidales_S24-7_group.

TOPSIS_Compounds

```
##基于预测生物靶标的活性成分综合评价
#录入数据并构建函数
dataset = fread("Targets_rank.txt")
entropy_positive <-function(x) {
    y = (x-min(x))/(max(x)-min(x))
    p = y/sum(y)
    entropy = -1/log(length(x)) * sum(ifelse(p == 0, 0, p * log(p)))
}
entropy_negative <-function(x) {
    y = (max(x)-x)/(max(x)-min(x))
    p = y/sum(y)
    entropy = -1/log(length(x)) * sum(ifelse(p == 0, 0, p * log(p)))
}
entropy_data_positive <-colwise(entropy_positive)(dataset[, c(2:114)])
entropy_weight_positive <-(1-entropy_data_positive)/sum(1-entropy_data_positive)

#向量规范化
vector_normalize <-function(x) {
    x/sqrt(sum(x^2))
}

#调用函数确定正理想解与负理想解
dataset_normal <-colwise(vector_normalize)(dataset[, c(2:114)])
dataset_normal_weight <- adply(dataset_normal, 1, .fun = function(x) {x * entropy_
```

weight_positive})

 best_case <-colwise(max)(dataset_normal_weight)
 worst_case <-colwise(min)(dataset_normal_weight)

 #计算目标与正、负理想方案的距离并排序
 distance_best <-adply(dataset_normal_weight,1,.fun = function(x){sqrt(sum((x - best_case)^2))})
 distance_worst <-adply(dataset_normal_weight,1,.fun = function(x){sqrt(sum((x - worst_case)^2))})
 proximity_data <-data.table(Key_compounds = dataset$Key_compounds, distance_best = distance_best$V1, distance_worst = distance_worst$V1)
 proximity_data[,proximity: = distance_worst/(distance_best + distance_worst)][order(-proximity)]
 proximity_data[,rank: = rank(-proximity)][order(rank)]
 write.csv(proximity_data,file = "Results_targets_rank.csv",quote = T)

* *

TOPSIS_Groups

 ##基于全部药效指标的各处理组综合评价
 #录入数据并构建函数
 dataset = fread("Gut_parameters_rank.txt")
 entropy_negative <-function(x){
  y = (max(x)-x)/(max(x)-min(x))
  p = y/sum(y)
  entropy = -1/log(length(x)) * sum(ifelse(p = = 0,0,p * log(p)))
 }
 entropy_data_negative <-colwise(entropy_negative)(dataset[,c(2:11)])
 entropy_weight_negative <-(1 -entropy_data_negative)/sum(1 -entropy_data_negative)

 #向量规范化
 vector_normalize <-function(x){
  x/sqrt(sum(x^2))
 }

#调用函数确定正理想解与负理想解
dataset_normal <-colwise(vector_normalize)(dataset[,c(2:11)])
dataset_normal_weight <-adply(dataset_normal,1,.fun = function(x){x * entropy_weight_negative})
best_case <-colwise(max)(dataset_normal_weight)
worst_case <-colwise(min)(dataset_normal_weight)

#计算目标与正、负理想方案的距离并排序
distance_best <-adply(dataset_normal_weight,1,.fun = function(x){sqrt(sum((x - best_case)^2))})
distance_worst <-adply(dataset_normal_weight,1,.fun = function(x){sqrt(sum((x - worst_case)^2))})
proximity_data <-data.table(Treatment = dataset$Treatment, distance_best = distance_best$V1, distance_worst = distance_worst$V1)
proximity_data[,proximity := distance_worst/(distance_best + distance_worst)][order(-proximity)]
proximity_data[,rank := rank(-proximity)][order(rank)]
write.csv(proximity_data, file = "Results_gut_parameters_rank.csv", quote = T)

* *

WGCNA_Compound_Parameter

#安装 WGCNA 包及相关功能
source("http://bioconductor.org/biocLite.R")
biocLite("affy")
biocLite("Biobase")
biocLite("tkWidgets")
biocLite("impute")
biocLite("IRanges")
library(WGCNA)
library("DBI")
library("colorspace")
library("reshape2")
library("stringr")

#录入数据并检验

```
setwd("E:/R/WGCNA'")
datTraits = read.table('WGCNA_compounds_parameters_traits.txt', head = T)
fpkm = read.table('WGCNA_compounds_parameters.txt', head = T)
head(datTraits)
head(fpkm)
datExpr <- fpkm
gsg = goodSamplesGenes(datExpr, verbose = 3)
gsgMYMallOK
```

#筛选合适的软阈值
```
powers = c(1:30)
sft = pickSoftThreshold(datExpr, powerVector = powers, verbose = 5)
power = sftMYMpowerEstimate
par(mfrow = c(1,2));
cex1 = 0.9;
plot(sftMYMfitIndices[,1], -sign(sftMYMfitIndices[,3])*sftMYMfitIndices[,2],
     xlab = "Soft Threshold (power)", ylab = "Scale Free Topology Model Fit, signed R^2", type = "n",
     main = paste("Scale independence"));
text(sftMYMfitIndices[,1], -sign(sftMYMfitIndices[,3])*sftMYMfitIndices[,2],
     labels = powers, cex = cex1, col = "red");
# this line corresponds to using an R^2 cut-off of h
abline(h = 0.85, col = "red")
# Mean connectivity as a function of the soft-thresholding power
plot(sftMYMfitIndices[,1], sftMYMfitIndices[,5],
     xlab = "Soft Threshold (power)", ylab = "Mean Connectivity", type = "n",
     main = paste("Mean connectivity"))
text(sftMYMfitIndices[,1], sftMYMfitIndices[,5], labels = powers, cex = cex1, col = "red")
```

#筛选模块(成分集)并赋予分类颜色
```
net = blockwiseModules(
   datExpr,
   power = 17,
   maxBlockSize = 500,
   TOMType = "unsigned", minModuleSize = 2,
```

```
                reassignThreshold = 0, mergeCutHeight = 0.25,
                numericLabels = TRUE, pamRespectsDendro = FALSE,
                saveTOMs = TRUE,
                saveTOMFileBase = "AS-green-FPKM-TOM",
                verbose = 3)
table(netMYMcolors)
labels2colors(netMYMcolors)
mergedColors = labels2colors(netMYMcolors)
table(mergedColors)

#模块(成分集)及其聚类图
plotDendroAndColors(netMYMdendrograms[[1]], mergedColors[netMYMblockGenes
[[1]]],
                    "Module colors",
                    dendroLabels = FALSE, hang = 0.03,
                    addGuide = TRUE, guideHang = 0.05)
datExpr_tree <-hclust(dist(datExpr), method = "mcquitty")
par(mar = c(0,5,2,0))
plot(datExpr_tree, main = "Sample clustering", sub = "", xlab = "", cex.lab = 2,
cex.axis = 1, cex.main = 1, cex.lab = 1)
Trait_colors <-numbers2colors(datTraits, signed = TRUE, centered = TRUE)
par(mar = c(1,4,3,1), cex = 0.8)
plotDendroAndColors(datExpr_tree, Trait_colors, groupLabels = names(datTraits),
                    cex.dendroLabels = 0.8,
                    cex.rowText = 0.01,
                    main = "Sample dendrogram and trait heatmap")

#模块(成分集)与性状(药效)相关性图
modulecorlors = mergedColors
nSamples = nrow(datExpr)
MEs0 = moduleEigengenes(datExpr, mergedColors) MYMeigengenes
MEs = orderMEs(MEs0)
moduleTraitCor_noFP <-cor(MEs, datTraits[,1:18], use = "p")
moduleTraitPvalue_noFP = corPvalueStudent(moduleTraitCor_noFP, nSamples)
textMatrix_noFP <-paste(signif(moduleTraitCor_noFP, 2), "\n(", signif
```

```
( moduleTraitPvalue_noFP, 1), ")", sep = "")
    par( mfrow = c(1,1), mar = c(5, 9, 3, 3))
    labeledHeatmap( Matrix = moduleTraitCor_noFP,
                    xLabels = names( datTraits[ ,1:18]),
                    yLabels = names( MEs),
                    ySymbols = names( MEs),
                    colorLabels = FALSE,
                    colors = blueWhiteRed(50),
                    textMatrix = textMatrix_noFP,
                    setStdMargins = FALSE,
                    cex.text = 0.8,
                    zlim = c(-1,1),
                    main = paste( "Module-trait relationships"))

#模块(成分集)内成分列表
probes = colnames( datExpr)
modulecorlors = mergedColors
for( i in c( "yellow", "blue", "brown", "red", "turquoise", "black", "green", "grey"))
{
    inModule = ( modulecorlors = = i)
    modProbes = probes[ inModule]
    print( modProbes)
}

#导出每个模块成分到 Cytoscape
for( i in c( "yellow", "blue", "brown", "red", "turquoise", "black", "green", "grey"))
{
    TOM = TOMsimilarityFromExpr( datExpr, power = 17)
    module = i
    probes = colnames( datExpr)
    modulecorlors = mergedColors
    inModule = ( modulecorlors = = module)
    modProbes = probes[ inModule];
modTOM = TOM[ inModule, inModule]
    dimnames( modTOM) = list( modProbes, modProbes)
    cyt = exportNetworkToCytoscape( modTOM,
```

```
            edgeFile = paste ( " CytoscapeInput-edges-", paste ( module, collapse = "-"), "
. txt", sep = ""),
            nodeFile = paste ( " CytoscapeInput-nodes-", paste ( module, collapse = "-"), "
. txt", sep = ""),
            weighted = TRUE,
            threshold = 0. 02,
            nodeNames = modProbes,
            nodeAttr = modulecorlors[ inModule] )
        }
```

* *

WGCNA_Gutdata_Parameter

```
    ##对数值型变量(药效) 与肠道微生态进行关联
    #安装 WGCNA 包及相关功能
    source( "http://bioconductor. org/biocLite. R")
    biocLite( "affy")
    biocLite( "Biobase")
    biocLite( "tkWidgets")
    biocLite( "impute")
    biocLite( "IRanges")
    library( WGCNA)
    library( "DBI")
    library( "colorspace")
    library( "reshape2")
    library( "stringr")

    #录入数据并检验
    setwd( "E:/R/WGCNA' ")
    datTraits = read. table( 'WGCNA_gut_parameters_traits. txt', head = T)
    fpkm = read. table( 'WGCNA_gut_parameters. txt', head = T)
    head( datTraits)
    head( fpkm)
    datExpr < -fpkm
    gsg = goodSamplesGenes( datExpr, verbose = 3)
    gsgMYMallOK
```

```r
#筛选合适的软阈值
powers = c(1:30)
sft = pickSoftThreshold(datExpr, powerVector = powers, verbose = 5)
power = sftMYMpowerEstimate
par(mfrow = c(1,2));
cex1 = 0.9;
plot(sftMYMfitIndices[,1], -sign(sftMYMfitIndices[,3]) * sftMYMfitIndices[,2],
     xlab = "Soft Threshold (power)", ylab = "Scale Free Topology Model Fit, signed R^2", type = "n",
     main = paste("Scale independence"));
text(sftMYMfitIndices[,1], -sign(sftMYMfitIndices[,3]) * sftMYMfitIndices[,2],
     labels = powers, cex = cex1, col = "red");
abline(h = 0.85, col = "red")
plot(sftMYMfitIndices[,1], sftMYMfitIndices[,5],
     xlab = "Soft Threshold (power)", ylab = "Mean Connectivity", type = "n",
     main = paste("Mean connectivity"))
text(sftMYMfitIndices[,1], sftMYMfitIndices[,5], labels = powers, cex = cex1, col = "red")

#筛选模块并赋予分类颜色
net = blockwiseModules(
    datExpr,
    power = 8,
    maxBlockSize = 500,
    TOMType = "signed", minModuleSize = 2,
    reassignThreshold = 0, mergeCutHeight = 0.25,
    numericLabels = TRUE, pamRespectsDendro = FALSE,
    saveTOMs = TRUE,
    saveTOMFileBase = "AS-green-FPKM-TOM",
    verbose = 3   )
print(table(netMYMcolors))
labels2colors(netMYMcolors)
mergedColors = labels2colors(netMYMcolors)
table(mergedColors)
```

#模块及其聚类图
plotDendroAndColors(netMYMdendrograms[[1]] , mergedColors[netMYMblockGenes[[1]]] ,

"Module colors",
dendroLabels = FALSE, hang = 0. 03,
addGuide = TRUE, guideHang = 0. 05)
datExpr_tree < -hclust(dist(datExpr) , method = "mcquitty")
par(mar = c(0, 5, 2, 0))
plot(datExpr_tree, main = "Sample clustering", sub = "", xlab = "", cex. lab = 2, cex. axis = 1, cex. main = 1, cex. lab = 1)
Trait _ colors < -numbers2colors (datTraits [, 4: 15] , signed = TRUE, centered = TRUE)
par(mar = c(1, 4, 3, 1) , cex = 0. 8)
plotDendroAndColors(datExpr_tree, Trait_colors, groupLabels = names(datTraits) ,

cex. dendroLabels = 0. 8,
cex. rowText = 0. 01,
main = "Sample dendrogram and trait heatmap")

#模块与性状(药效)相关性图
modulecorlors = mergedColors
nSamples = nrow(datExpr)
MEs0 = moduleEigengenes(datExpr, mergedColors) MYMeigengenes
MEs = orderMEs(MEs0)
moduleTraitCor_noFP < -cor(MEs, datTraits[, 4: 15] , use = "p")
moduleTraitPvalue_noFP = corPvalueStudent(moduleTraitCor_noFP, nSamples)
textMatrix _ noFP < -paste (signif (moduleTraitCor _ noFP, 2) , " \ n (", signif (moduleTraitPvalue_noFP, 1) , ")", sep = "")
par(mfrow = c(1, 1) , mar = c(5, 9, 3, 2))
labeledHeatmap(Matrix = moduleTraitCor_noFP,

xLabels = names(datTraits[, 4: 15]) ,
yLabels = names(MEs) ,
ySymbols = names(MEs) ,
colorLabels = FALSE,
colors = blueWhiteRed(50) ,
textMatrix = textMatrix_noFP,

```
                    setStdMargins = FALSE,
                    cex.text = 0.8,
                    zlim = c(-1,1),
                    main = paste("Module-trait relationships"))
```

#模块内 OTU 列表
```
    probes = colnames(datExpr)
    modulecorlors = mergedColors
    for(i in c("greenyellow","green","pink","salmon","black","tan","lightcyan","magenta","yellow","brown","blue","red","cyan","turquoise","midnightblue","purple","grey")){
        inModule = (modulecorlors = = i)
        modProbes = probes[inModule]
        print(modProbes)
        filename = paste("G_T modules.",i,".txt",sep = "")
        write.table(modProbes, file = filename, quote = FALSE, sep = "\t", row.names = FALSE)
    }
```

##对非数值型变量(不同药物、给药时间、给药剂量)与肠道微生态进行关联
#模块与性状(不同药物、给药时间、给药剂量)相关性图
```
    datExpr_tree <-hclust(dist(datExpr), method = "mcquitty")
    par(mar = c(0,5,2,0))
    plot(datExpr_tree, main = "Sample clustering", sub = "", xlab = "", cex.lab = 2, cex.axis = 1, cex.main = 1, cex.lab = 1)

    Trait = matrix(as.numeric(unlist(datTraits[,2:4])), nrow = nrow(datTraits[,2:4]))
    Trait_colors <-numbers2colors(Trait, signed = T, centered = TRUE)
    par(mar = c(1,4,3,1), cex = 0.8)
    plotDendroAndColors(datExpr_tree, Trait_colors, groupLabels = names(datTraits),
                    cex.dendroLabels = 0.8,
                    cex.rowText = 0.01,
                    main = "Sample dendrogram and trait heatmap")
    modulecorlors = mergedColors
    nSamples = nrow(datExpr)
    MEs0 = moduleEigengenes(datExpr, mergedColors) MYMeigengenes
```

```
MEs = orderMEs( MEs0)
moduleTraitCor_noFP < -cor( MEs, Trait, use = "p")
moduleTraitPvalue_noFP = corPvalueStudent( moduleTraitCor_noFP, nSamples)
textMatrix_ noFP  < -paste ( signif ( moduleTraitCor _ noFP, 2), " \ n ( ", signif
( moduleTraitPvalue_noFP, 1), ") ", sep = "")
par( mfrow = c( 1, 1), mar = c( 5, 9, 3, 2))
labeledHeatmap( Matrix = moduleTraitCor_noFP,
                xLabels = names( datTraits[ , 2: 4]),
                yLabels = names( MEs),
                ySymbols = names( MEs),
                colorLabels = FALSE,
                colors = blueWhiteRed( 50),
                textMatrix = textMatrix_noFP,
                setStdMargins = FALSE,
                cex. text = 0. 8,
                zlim = c( -1, 1),
                main = paste( "Module-trait relationships"))

#模块内 OTU 列表
probes = colnames( datExpr)
modulecorlors = mergedColors
for( i in c( "greenyellow", "green", "pink", "salmon", "black", "tan", "lightcyan", "
magenta", " yellow ", " brown ", " blue ", " red ", " cyan ", " turquoise ", " midnightblue ", "
purple", "grey")) {
     inModule = ( modulecorlors = = i)
     modProbes = probes[ inModule]
     print( modProbes)
     filename = paste( "G_T modules. ", i, ". txt", sep = "")
     write. table( modProbes, file = filename, quote = FALSE, sep = " \ t", row. names =
FALSE)
     }


* * * * * * * * * * * * * * * * * * * * * * * * * * * * * * * * * *
```